# 奥薗壽子の
# 超かんたん！
# 糖尿病ごはん
# [激うま]レッスン

奥薗壽子

糖尿病専門クリニック・あいそ内科院長
相磯嘉孝

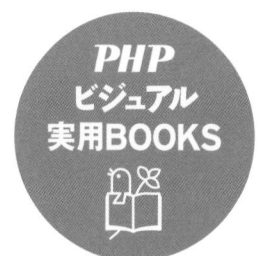

PHP
ビジュアル
実用BOOKS

## はじめに

　糖尿病の患者数、糖尿病でないにしても、このままでいると糖尿病になる可能性が高い「糖尿病予備群」といわれる人の数は、どちらも年々増え続けています。
　糖尿病が怖いのは、糖尿病であることに気づかないまま過ごしていたり、また気づいていてもそのまま何もせずにいると、糖尿病の進行に伴って合併症が引き起こされること。動脈硬化による狭心症、心筋梗塞、脳卒中、腎臓病、手足の痺れや壊疽、網膜症などなど。糖尿病になっても、それまでの生活の見直しをしない場合、何年か後に合併症が現れるリスクが高くなるといわれています。本当に怖いのは、この合併症のほうだとさえいわれているほどです。
　けれど、多くの場合、ある日突然糖尿病と診断されたとして、自分の生活の何をどう見直したらいいのかわからない、というのが正直なところではないでしょうか？　カロリー計算、食事制限、あれもだめ、これもだめといわれれば、気も滅入るし、いやにもなろうというもの。
　そこです！
　この本では、おもに糖尿病の予備群の方や血糖値が気になりだした方のために、まずできるところから少しずつ生活を変えていき、少しずつステップアップしていきながら、最終的に無理なく健康的な食生活が身につくような方法を紹介してみました。ですから、あれを食べてはだめ、これもだめというような禁止事項は極力いれていません。これからの人生、細く長く続けていくことこそ大事だと思うからです。逆にこういう習慣を取り入れてみましょう、こういうものを食べてみましょうというようなポジテイブな提案を大きな柱として進めてみました。一つ一つ実践していくことで、前向きな気持ちで暮らしていければいいなと思うからです。
　糖尿病は、実際問題、絶対に食べてはいけないものなどないのです。何でも食べていい反面、何をどのように調理し、どんなふうに食べるのかが大切になってきます。それを、ほんの少し気をつけるかつけないかで10年先の体の状態が大きく変わる病気なのです。ですから、これまでの生活そのものを見直すチャンスだと思って、まずはささやかな一歩を踏み出してみませんか？

奥薗壽子

# もくじ

はじめに ……… 2
本書の見方・使い方 ……… 8
レシピの見方 ……… 12

## LESSON 1
## まずは野菜料理を一皿 食事の最初に食べるレッスンです ……… 14

● 火を使わないスピード野菜料理
- 水菜のサラダ ……… 16
- キャベツとツナのコールスローサラダ ……… 17
- 大根の梅サラダ ……… 18
- わかめと長いもの酢の物 ……… 19

● 作り置きのきく野菜料理
- かぶの甘酢漬け ……… 20
- ゴーヤの塩昆布和え ……… 21
- れんこんのきんぴら ……… 22
- 青菜とじゃこの炒り煮 ……… 23

● さっと加熱でたっぷり食べられる野菜料理
- 焼きピーマン ……… 24
- 蒸しレタス ……… 25
- 玉ねぎのさっと炒め ……… 26
- 長ねぎの七味焼き ……… 27

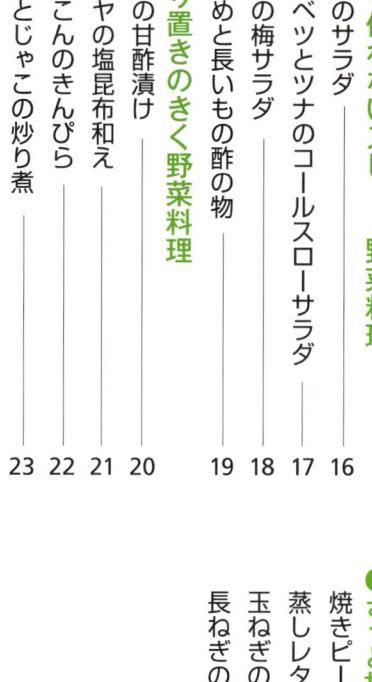

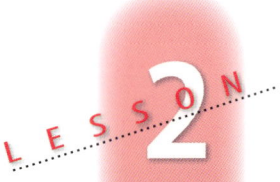

## LESSON 2
## 脂肪のことをもっと知って、おいしく食べるレッスンです

●鶏胸肉
- 甘酢炒め ― 30
- 鶏胸肉とキャベツのみそ炒め ― 32
- 鶏肉のあつあつ南蛮漬け ― 33
- トマト炒め ― 34
- ゆかり焼き ― 36
- 鶏胸肉の中華風マリネサラダ ― 37

●豚もも肉
- キャベツの豚肉巻き ― 38
- ゆで豚とキャベツのピリ辛和え ― 40
- 薄切り肉のポークチャップ ― 41
- 長ねぎと豚肉の重ね煮 ― 42

●ひき肉
- しいたけつくね ― 43
- ごろごろミートボールのトマト煮 ― 44
- ピリ辛肉そぼろの野菜巻き ― 46
- 里いものそぼろ煮 ― 47

●鮭
- 鮭のみそ焼き ― 48
- 鮭とキャベツのさっぱり蒸し ― 50
- 鮭の塩ねぎ煮 ― 51
- 鮭のみぞれ煮 ― 52

●たら
- たらのピカタ ― 54
- たらのポン酢漬け ― 55
- たらのピリ辛煮 ― 56
- たらのわかめあんかけ ― 57

●大豆製品
- 豆腐の梅照り焼き ― 58
- きのこ豆腐 ― 60
- 豆腐の卵とじ ― 61
- 厚揚げとチンゲン菜のオイスターソース炒め ― 62
- アボカド納豆 ― 63

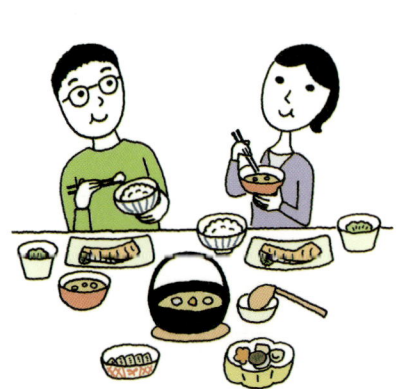

28

## LESSON 3 油を使わない料理法をマスターするレッスンです

64

● ゆでる
- 豚しゃぶサラダ — 66
- ゆで豚 — 68
- ゆで里いも — 69

● 蒸す
- 蒸し鍋 — 70
- フライパン蒸しサラダ — 72
- レンジ蒸し鶏 — 73

● 蒸し煮
- 小松菜の蒸し煮 — 74
- 白菜とツナの蒸し煮 — 76
- 和風ラタトゥイユ — 77

● 煮る
- ポトフ — 78
- 厚揚げと野菜の煮物 — 79

## LESSON 4 食物繊維のことをよく知り、賢く食べるレッスンです

80

● ごぼう
- ごぼうとひき肉の柳川 — 82
- きんぴらごはん — 84
- ごぼうつくね — 85

● こんにゃく
- こんにゃくと豚肉のねぎみそ炒め — 86
- こんにゃく入りお好み焼き — 88
- こんにゃくときのこのおかか煮 — 89

● きのこ
- きのこのトマト煮 — 90
- きのこごはん — 92
- きのこの肉巻き — 93

● わかめ
- わかめと玉ねぎの卵とじ — 94
- わかめと卵の炒め物 — 96
- わかめのナムル — 97

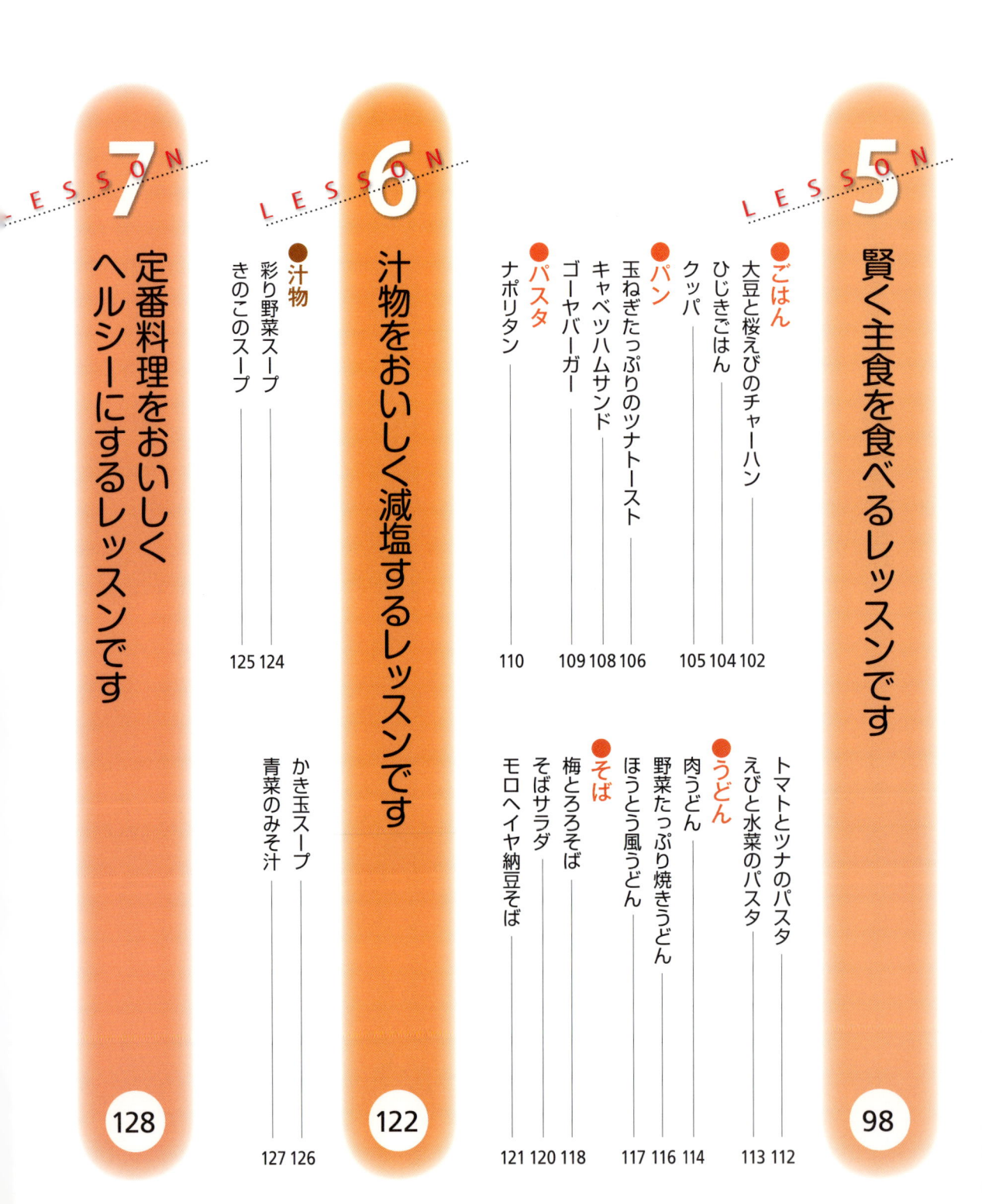

## LESSON 5 賢く主食を食べるレッスンです … 98

● ごはん
- 大豆と桜えびのチャーハン … 102
- ひじきごはん … 104
- クッパ … 105

● パン
- 玉ねぎたっぷりのツナトースト … 106
- キャベツハムサンド … 108
- ゴーヤバーガー … 109

● パスタ
- ナポリタン … 110
- トマトとツナのパスタ … 112
- えびと水菜のパスタ … 113

● うどん
- 肉うどん … 114
- 野菜たっぷり焼きうどん … 116
- ほうとう風うどん … 117

● そば
- 梅とろろそば … 118
- そばサラダ … 120
- モロヘイヤ納豆そば … 121

## LESSON 6 汁物をおいしく減塩するレッスンです … 122

● 汁物
- 彩り野菜スープ … 124
- きのこのスープ … 125
- かき玉スープ … 126
- 青菜のみそ汁 … 127

## LESSON 7 定番料理をおいしくヘルシーにするレッスンです … 128

# LESSON 8 甘い物を賢くおいしく食べるレッスンです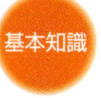

● 定番料理
- ハンバーグ — 130
- カレーライス — 132
- ミートソーススパゲッティー — 133
- 豚肉のしょうが焼き — 134
- クリームシチュー — 136
- 麻婆豆腐 — 137
- さばのみそかけ — 138
- 鮭のハーフフライ — 139

● 甘い物 — 140
- 牛乳寒天のくず餅風 — 142
- いちご大福 — 143
- りんごと豆のコンポート — 144
- コーヒーゼリー — 145

## 基本知識 糖尿病と賢くつき合うために — 146

糖尿病専門クリニック あいそ内科院長 相磯 嘉孝

- 糖尿病とその予備群は約2210万人 — 146
- 血糖値についてもっと知ろう — 148
- はじめのうちはほとんど自覚症状がない — 150
- 血糖値が高いと言われたら — 152
- 糖尿病になったら良好な血糖コントロールが大切 — 154
- 糖尿病の本当の怖さは合併症にある — 156
- 自分に必要なエネルギー量を知る — 158
- 食事療法に欠かせない3つの原則 — 160
- 塩分のとりすぎに注意する — 162
- 食物繊維は食事療法の強い味方 — 164
- 有酸素運動で血糖コントロール — 165

食材別さくいん — 167

## 本書の見方・使い方

### まずはできそうなところから
### はじめてください

　最初から完璧に食生活を改善することを目的にはしていません。本書では、小さなステップを一つ一つ上がっていくように、少しずつできるところから試してみることで、食生活への意識が変わっていけばいいなと思っているのです。

　そのためのレッスンが、全部で8個あります。しかしこれは別に1から順に進めていかなければならないというものではなく、どこからはじめていただいてもいいのです。ぱらぱらとページをめくって興味のあるところ、できそうなところ、「これなら続きそうだな」と思うところを探してみてください。

　けれどもしも、どのページから行えばいいかわからなかったら、まずはレッスン1からはじめてください。

　レッスン1は食事の最初に「野菜料理を1皿食べる」レッスンです。これは、それほど難しいことではないと思うんです。

　定食屋さんでごはんを食べる人なら、まずは小鉢の野菜料理を食べる。サラダを一品追加注文してみる。夕飯のメニューの中から野菜料理を選んで、まず最初に食べる。これって、ほんのちょっと意識するだけで、簡単にできることだと思いませんか？　毎食野菜料理を意識して食べるだけで、ある日、なんだかからだの調子がいいぞ、ということになったら自然に他のレッスンにも興味がわいてくるはずです。

## 家族みんなで食べられるレシピ！

　この本に載っている料理は、ほとんどが2人分です。糖尿病の人だけが食べればいいのだから、1人分でいいのでは？　と思われるかもしれませんが、2人分にしたのには、わけがあります。それはこの本で紹介した糖尿病食は、これを食べれば糖尿病が治るという食事ではなくて、減塩、低カロリー、低脂肪、高食物繊維の食事の提案だからです。つまり、生活習慣病や、メタボ対策にもなる料理なのです。
　ですから、家族や夫婦で、是非一緒のものを食べて、家族みんなで元気になってもらいたい、そういう願いを込めて2人分にしました（ちょっと量は多くなっても、まとめて作っておくと重宝するものに関しては、2人分より多くなっています）。
　それから、レシピの中の食材には、個数とは別にグラムも表示しています。自分の食べている量を把握するために、食材の重量を測る習慣は大切です。けれど、これも神経質にこの量で作らなければならないというものではなく、ひとつの目安と考えてください。

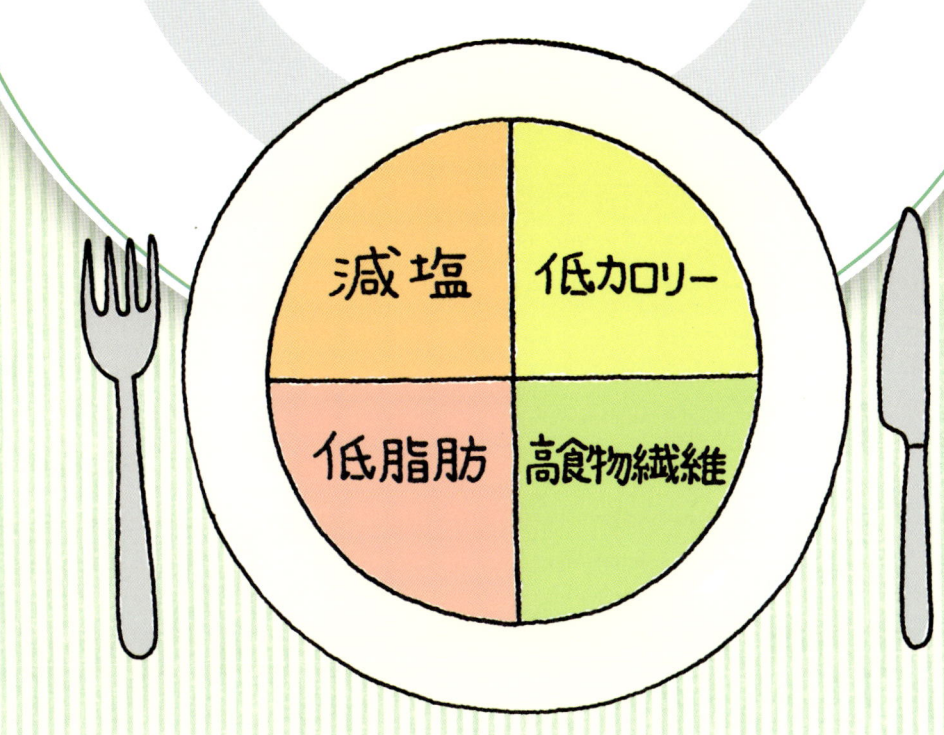

## エネルギー量、塩分量、食物繊維量

　各料理には、1人分のエネルギー量、塩分量、食物繊維量を表記しました。ここで大切なのは、調味料の計量です。食材の量は、多少多くなったり少なくなっても、それほど問題ではありませんが、油の量と調味料は、適当に入れてしまうと、エネルギー量と塩分量が大きく変わってきます。特に油は2人分で小さじ2で料理を作るようにレシピを書いています。この小さじ2というのが思ったより少ないと思います。油小さじ1のエネルギー量は37kcal。適当に入れると、つい多めに入れてしまうことになり、それが積もり積もるとカロリーオーバーにつながります。塩や醤油も然りです。

　醤油小さじ1杯分多めに入れると、それだけで塩分量が約1g変わってきます。減塩を実行する上でこの1gの塩分がとっても重要になります。油、調味料類は、きちんと計って入れる習慣を、是非つけてください。

## 糖尿病食ポイントと調理のポイント

　各料理レシピには、糖尿病食ポイントと調理のポイントを入れました。料理写真のところにあるのが糖尿病食ポイントで、早食い防止、食べ過ぎ防止、減塩のコツ、カロリーダウンのコツなど、どういう点に考慮した料理であるかを書いています。

　一方、作り方の下にある調理のポイントは、それぞれの料理を作るときのコツ、おいしく作るためのポイントなどを中心に書いています。

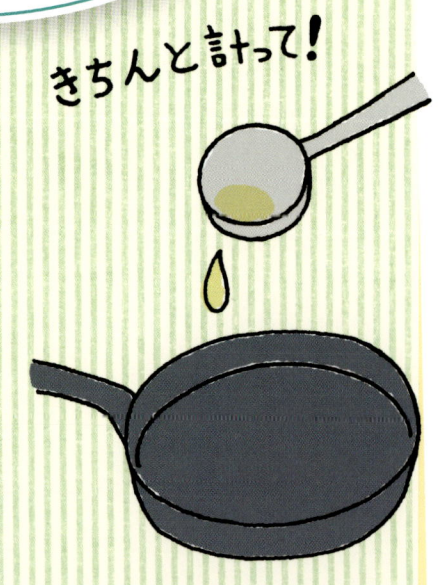

きちんと計って！

**必ずお読みください**

本書は、糖尿病の方への食事療法用のレシピではありません。

本書のタイトル、「糖尿病ごはん［激うま］レッスン」は、合併症の恐ろしい糖尿病にかからないよう、糖尿病予備群、血糖値が気になりはじめた方々に、食生活改善の習慣をおすすめするレッスンであるということを指します。

したがって、糖尿病の疑いのある方、すでに糖尿病の治療を医療機関で受けている方の、食事については、**かかりつけの主治医をはじめとする医療スタッフにご相談ください。**

また、この本のレシピは、糖尿病予防の食習慣と考え方をより身近に取り入れて頂けるよう「食品交換表」（日本糖尿病学会・編）を使っておりません。糖尿病の食事療法に役立てていただく場合は、**かかりつけの主治医をはじめとする医療スタッフにご相談の上、「食品交換表」（日本糖尿病学会・編）をご参照ください。**

## 食材メモ

料理ページの下のところに、食材の正味重量に対するエネルギー量、食物繊維量、塩分量などのミニ情報を入れました。

これで、「ああこの食材は食物繊維が多いなあ」とか、「カロリーが低いから、安心してたっぷり食べられるなあ」とか、ぱらぱらと気楽にページをめくりながら、食材に対する大まかなイメージを持っていただけたらと思います。

そうすることによって、レタスをキャベツに変えてみたり、小松菜をチンゲン菜に変えてみたり、もし仮にレシピに書かれた食材が、手元になかったとしても、違う食材に変更して作れるようになると思うからです。

## とにかく続けることが大切です。

大切なことは、とにかく続けること。

時々サボる日があったり、いやになってドカ食いする日があったりしても、まったくやめてしまわないで、またレッスン1からはじめてください。完璧でなくても、優等生でなくても、食生活を改善するためには、とにかくやれることを続ける、これが大事なことです。そのために、この本をいつも見える場所に置き、何気ないときにも手にとってぱらぱらめくってもらえたら、うれしいなと思います。

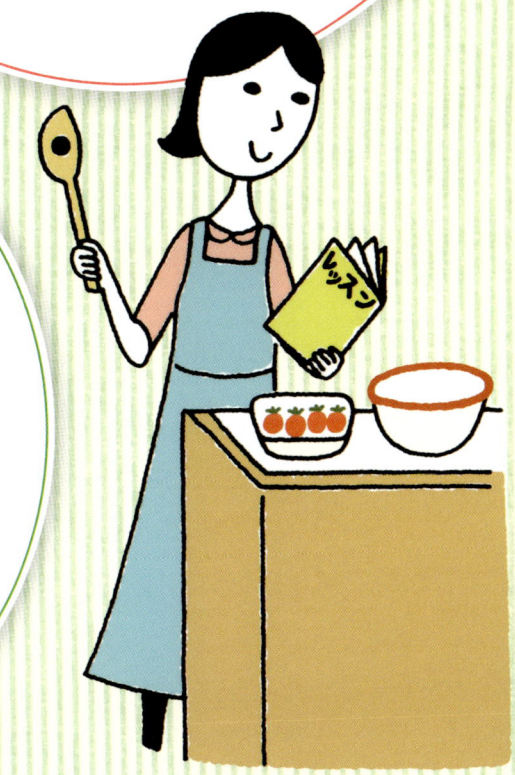

# レシピの見方

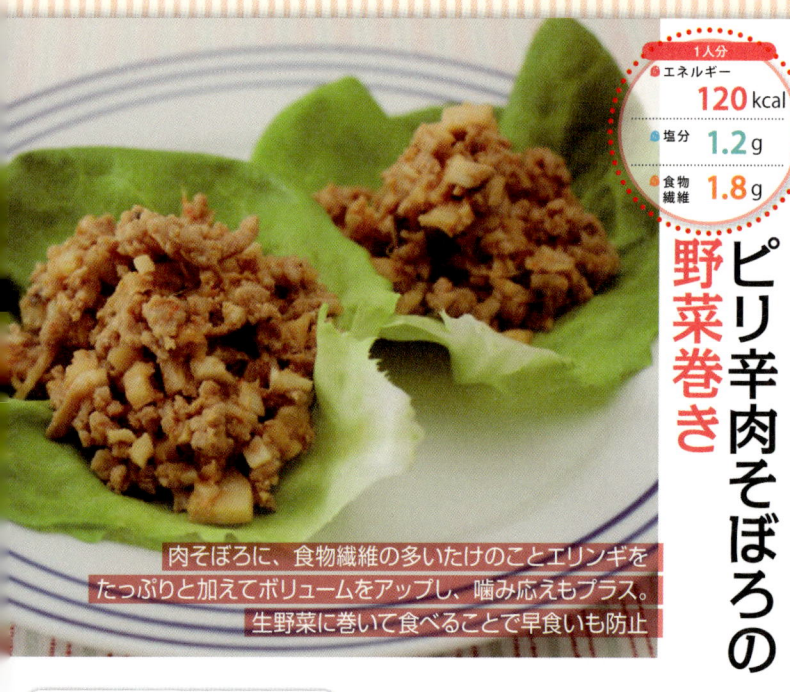

## ピリ辛肉そぼろの野菜巻き

**1人分**
- エネルギー **120 kcal**
- 塩分 **1.2 g**
- 食物繊維 **1.8 g**

● **栄養価**
1人分のエネルギー量、塩分量、食物繊維量が表示されています。

肉そぼろに、食物繊維の多いたけのことエリンギをたっぷりと加えてボリュームをアップし、噛み応えもプラス。生野菜に巻いて食べることで早食いも防止

### 材料（2人分）

A
- 豚ひき肉 ……………… 150g
- みそ …………………… 大さじ1
- オイスターソース …… 大さじ1
- 砂糖 …………………… 大さじ1
- 豆板醤 ………………… 小さじ½

B
- にんにく（すりおろし）… 1かけ
- しょうが（すりおろし）… 1かけ
- エリンギ（みじん切り）
  …………………… 1本（100g）
- 水煮たけのこ（粗みじん切り）
  …………………………… 100g

サラダ菜 ………………… ½袋（50g）

### 作り方

1 **A**をフライパンに入れてよく混ぜて火にかける。
2 ひき肉に火が通ったら、**B**を入れてさらに炒める。
3 エリンギに火が通ったら火からおろして出来上がり。サラダ菜に包んで食べる。

● **作り方**
工夫をこらしたアイデアいっぱいの作り方です。

### 調理のポイント

生のひき肉に調味料を混ぜてから火にかけることで、脂肪の少ないひき肉でもしっとり柔らかく仕上がります。一度に食べきれない分は冷凍保存も可能です。

### たけのこ

水煮たけのこ小1本（100g）の食物繊維は3.3g、エネルギー量は30kcal。水煮たけのこを常備しておけば手軽に煮物や混ぜごはんにプラスして食べ応えをアップ。噛み応えもあるので早食い防止にもぴったり。

● **食材メモ**
料理に使われている食材をピックアップして、エネルギーや塩分、食物繊維の量などの役に立つ情報を紹介しています。

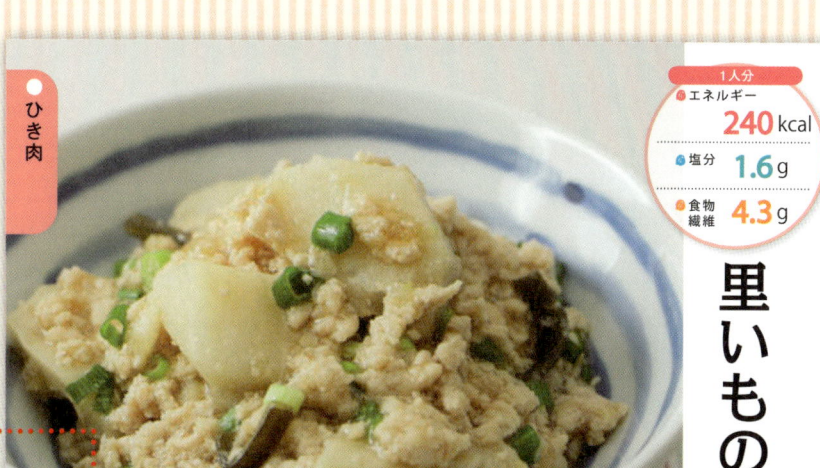

## 里いものそぼろ煮

ひき肉

1人分
- エネルギー **240** kcal
- 塩分 **1.6** g
- 食物繊維 **4.3** g

里いもの粘り成分のムチンは血糖値の上昇を穏やかに。脂肪の少ない鶏ひき肉も、里いもの粘りと片栗粉のとろみで口当たりよく食べやすくなります

### 料理の特長
紹介した料理が、なぜ糖尿病やその予備群の方にとっておすすめなのかを、コンパクトに説明しています。

### 材料
基本的に2人分の材料を表示しています。なかには作りやすい分量を表示したものもありますが、その場合は「材料（作りやすい分量）」などと表示しています。

### 材料（2人分）

A
- 鶏ひき肉 ……… 150g
- しょうゆ ……… 大さじ1
- 砂糖 ……… 大さじ½
- しょうが（すりおろし） ……… 1かけ

B
- 昆布（1cm×10cm） ……… 1枚
- 水 ……… 200cc

- 里いも ……… 4個（300g）
- 水溶き片栗粉 ……… 適宜
- 青ねぎ（小口切り） ……… 適宜

### 作り方
1. 里いもは皮をむいて食べやすい大きさに切る。
2. フライパンにAを入れてよく混ぜ、B（昆布はキッチンばさみで細く切る）を入れたら、混ぜながら火にかける。
3. 沸騰してきてひき肉に火が通ったら、里いもを入れ、ふたをして煮る。
4. 里いもが柔らかくなったら、水溶き片栗粉でとろみをつけ、青ねぎを散らして出来上がり。

#### 調理のポイント
そぼろ煮の場合も、生のひき肉に調味料を混ぜてから水を加えることで、しっとり柔らかく仕上がります。先にひき肉に火を通してから里いもを入れるのがおいしく作るコツです。ふたはぴったり閉まるものを使ってください。

**鶏ひき肉** もも、胸、ささみとひき肉の部位が選べるようになってきました。胸肉のひき肉は、脂肪が少なく低カロリーなうえにうまみが多く、価格も安いのでおすすめです。

### 調理のポイント
手間をかけずにおいしい料理に仕上げるさまざまな調理の工夫を紹介しています。まずは紹介した料理を作ることでコツを覚え、ほかの料理にも応用してみてください。

# LESSON 1

## まずは野菜料理を一皿 食事の最初に食べるレッスンです

糖尿病というと摂取カロリーを制限して、何をどれだけ食べればいいか、日々頭を悩ませることになるイメージがあります。けれど、いきなりすべてを完璧にやろうとすると、食べるほうも作るほうも大変。がんばりすぎて途中で挫折するよりは、まずはできることからできる範囲でやり、小さなことでもいいから、よい習慣を長続きさせることが大事だと思うのです。

その小さな最初の一歩が野菜を一皿分食べること。しかも、食事の最初に食べること。野菜料理を食事のはじめに一皿食べるメリットはたくさんあります。

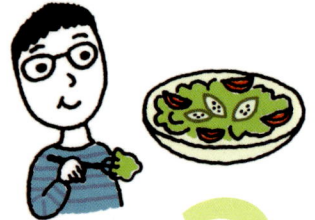

### 1 血糖値の上昇を穏やかにする

野菜に含まれる食物繊維の働きで、腸からの糖質の吸収が穏やかになるため、血糖値の上昇も穏やかになります。

### 2 早食い防止

おなかがすいていると、とかく目の前にあるものをがつがつと食べてしまいがちです。とりあえず野菜料理を一皿食べることで、空腹感が落ち着きますので、あとの料理をゆっくり食べることができます。

### 3 食べすぎ防止

噛むことによって、脳の満腹中枢が刺激されます。ですから、しっかり噛まないと食べられない野菜を最初に食べることで、あとの食事の量の物足りなさを解消することができます。

### 4 空腹は野菜を美味に変える

空腹は最高の調味料です。野菜嫌いな人も、食事前の空腹のときに食べることで、おいしく食べられるようになるはずです。

### 5 カリウムたっぷりで減塩効果

野菜にたっぷり含まれるカリウムには、ナトリウムを体外に排出するのを助ける働きがあります。つまり、血圧の改善効果も期待できるというわけです。

### 6 1日300gの野菜が無理なく食べられる

毎食一皿約100gを目安に野菜を食べる習慣をつければ、1日300gの野菜が無理なく食べられるようになります。

> さて、野菜料理を一皿食べることのよさがわかったところで、いよいよ実践です。ひと言で野菜料理を一品増やすといっても、準備するのもなかなか大変なのが現実問題。そこで無理なく野菜料理を一皿食べるためのレッスンです。
> 全部を一度にやらなくても大丈夫。できることから試してみてください。

## 1 すぐに食べられる野菜を買い置きする

ミニトマト、きゅうり、カット野菜（サラダ用にカットされた野菜）、ベビーリーフなど、冷蔵庫から出すだけで食べられる野菜を買い置きしておけば、とりあえず野菜を食べられるはず。

## 2 ゆでたり、カットしたりすぐ食べられる状態にしておく

ほうれん草、ブロッコリー、里いもなどは、まとめてゆでておくと便利です。水菜、レタス、大根、かぶ、にんじんなどは、切って保存容器に入れておくだけでも重宝します。にんじんや大根などは、スティック野菜として、そのままポリポリかじってもおいしいものです。

## 3 常備菜は薄味で

きんぴらやコールスローサラダ、野菜のマリネなど、作り置きすると重宝しますが、この場合、味を濃くしてしまうと、たっぷり食べられなくなります。なるべく薄味に仕上げ、2～3日程度で食べきるようにするのがコツです。

## 4 ドレッシングやマヨネーズに注意

油脂の多いものはおいしいのですが、どうしてもカロリーが高くなってしまうのが玉にきず。最近はノンオイルのもの、油の量を減らしたものも市販されているし、ポン酢しょうゆなどを、上手に利用しましょう。

## 5 うまみを利用しておいしく減塩

かつお節やごま、こんぶなど、うまみ成分を含むものを加えると、薄味でも野菜をおいしく食べることができます。

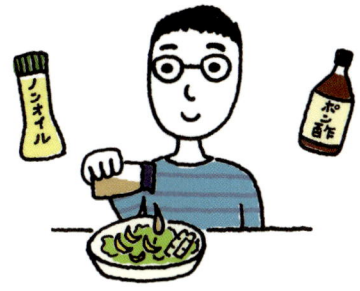

## 6 外食のときには野菜ジュースも

外食のときは、野菜料理を一品選ぶか、野菜料理がセットになっている定食ものを選び、最初に食べるのがおすすめ。そういうものがないときは、野菜汁100％ジュース（果汁の入っていないもの）などを利用するのも手です。

## 7 野菜専用のお皿を作ろう！

野菜100g程度が入る野菜専用のお皿を作り、毎食それにのるだけの野菜を食べるようにすれば、楽しく野菜を食べる習慣がつくかと思います。

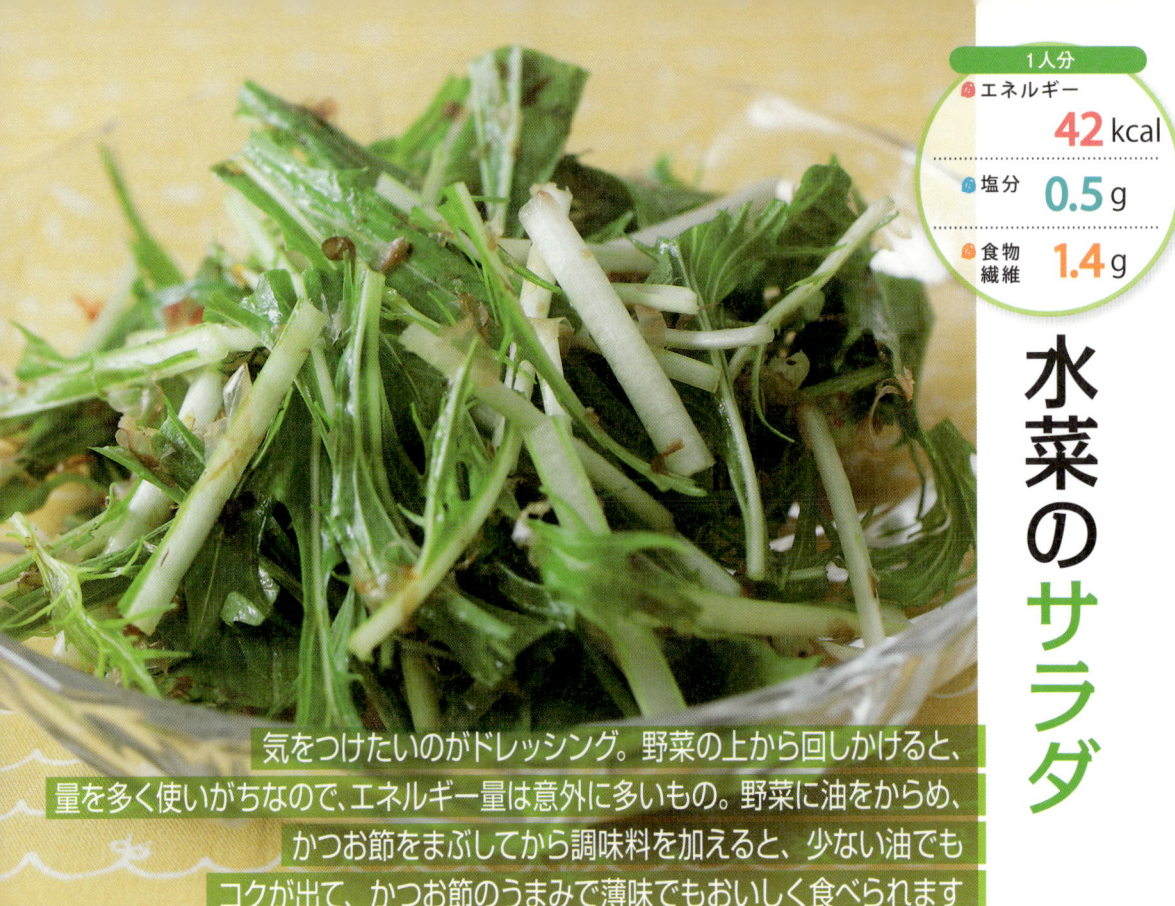

| 1人分 | |
|---|---|
| エネルギー | **42** kcal |
| 塩分 | **0.5** g |
| 食物繊維 | **1.4** g |

# 水菜のサラダ

気をつけたいのがドレッシング。野菜の上から回しかけると、量を多く使いがちなので、エネルギー量は意外に多いもの。野菜に油をからめ、かつお節をまぶしてから調味料を加えると、少ない油でもコクが出て、かつお節のうまみで薄味でもおいしく食べられます

## 材料（2人分）

- 水菜（ざく切り） ½束（100g）
- かつお節 1パック（5g）
- しょうゆ 小さじ1
- ごま油 小さじ1

## 作り方

1. 水菜はごま油とかつお節をまぶす。
2. 食べる直前にしょうゆをかける。

### 調理のポイント

ごま油はオリーブ油でも。かつお節の代わりにちりめんじゃこ、粉チーズ、ハムなどうまみのあるものを。水菜以外にはレタス、白菜、ベビーリーフなどでも同様にできます。

**水菜** ½束（100g）に含まれる食物繊維は3g、エネルギー量は23kcalです。免疫力を高めるβカロテンやビタミンCも豊富。しゃきしゃきした食感を生かすことで、早食いと食べすぎの防止効果が期待できます。

野菜料理

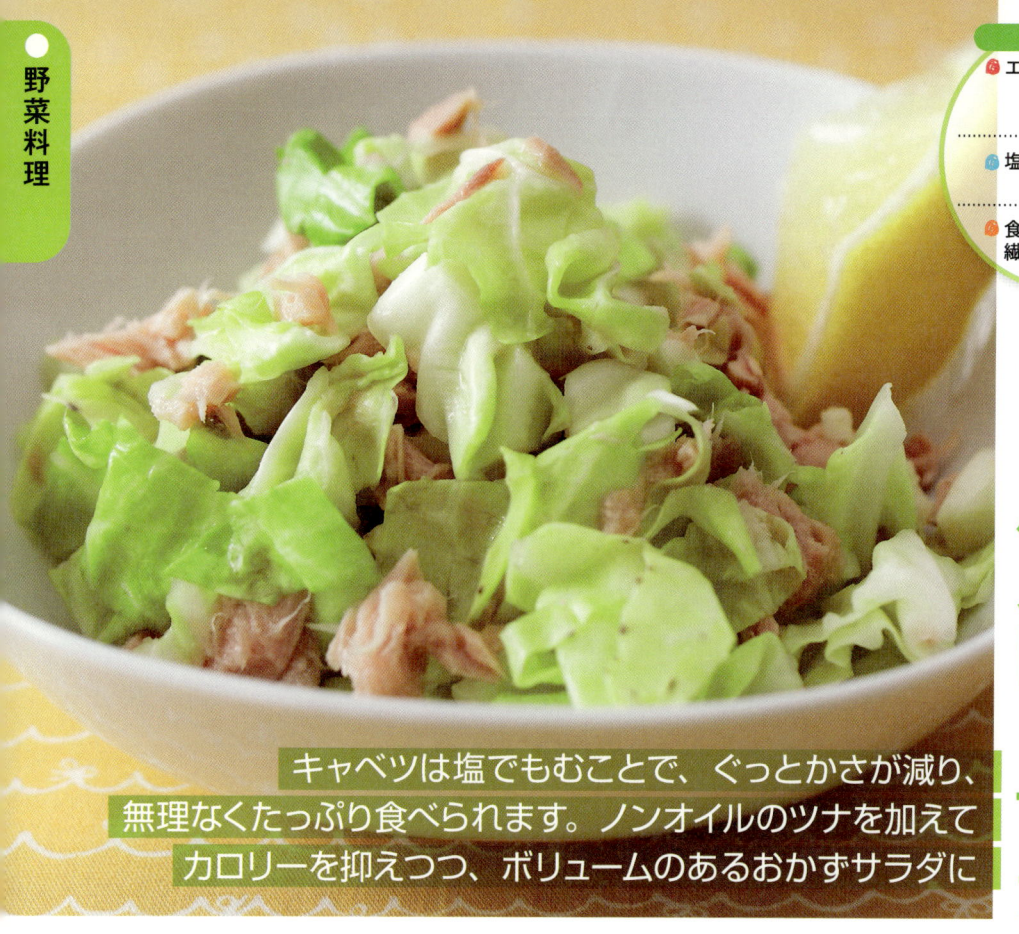

## キャベツとツナのコールスローサラダ

1人分
- エネルギー 52 kcal
- 塩分 1.7 g
- 食物繊維 1.8 g

キャベツは塩でもむことで、ぐっとかさが減り、無理なくたっぷり食べられます。ノンオイルのツナを加えてカロリーを抑えつつ、ボリュームのあるおかずサラダに

### 材料（2人分）

A ┌ キャベツ（太めのせん切り）………… ¼個（200g）
　└ 塩 ……………………………………………… 小さじ½
ツナ缶（ノンオイル）……………………………… 小1缶
レモン汁 ………………………………………………… 好みで

### 作り方

1. Aのキャベツは太めのせん切りにして、塩とともにポリ袋に入れて軽くもむ。
2. 1にツナを入れて軽く混ぜれば出来上がり。
3. 器に盛って、好みでレモン汁をかける。

#### 調理のポイント

キャベツに塩をふったら、軽くもんで5分くらいおくのがコツ。自然にしんなりしてくるので、少ない塩でも上手に塩もみができます。

**キャベツ** ⅛個（約100g）に含まれる食物繊維は1.8g、エネルギー量は23kcalです。胃粘膜を保護するビタミンUが豊富で、胃腸の弱い人にもおすすめ。免疫力を高めるビタミンCも豊富です。

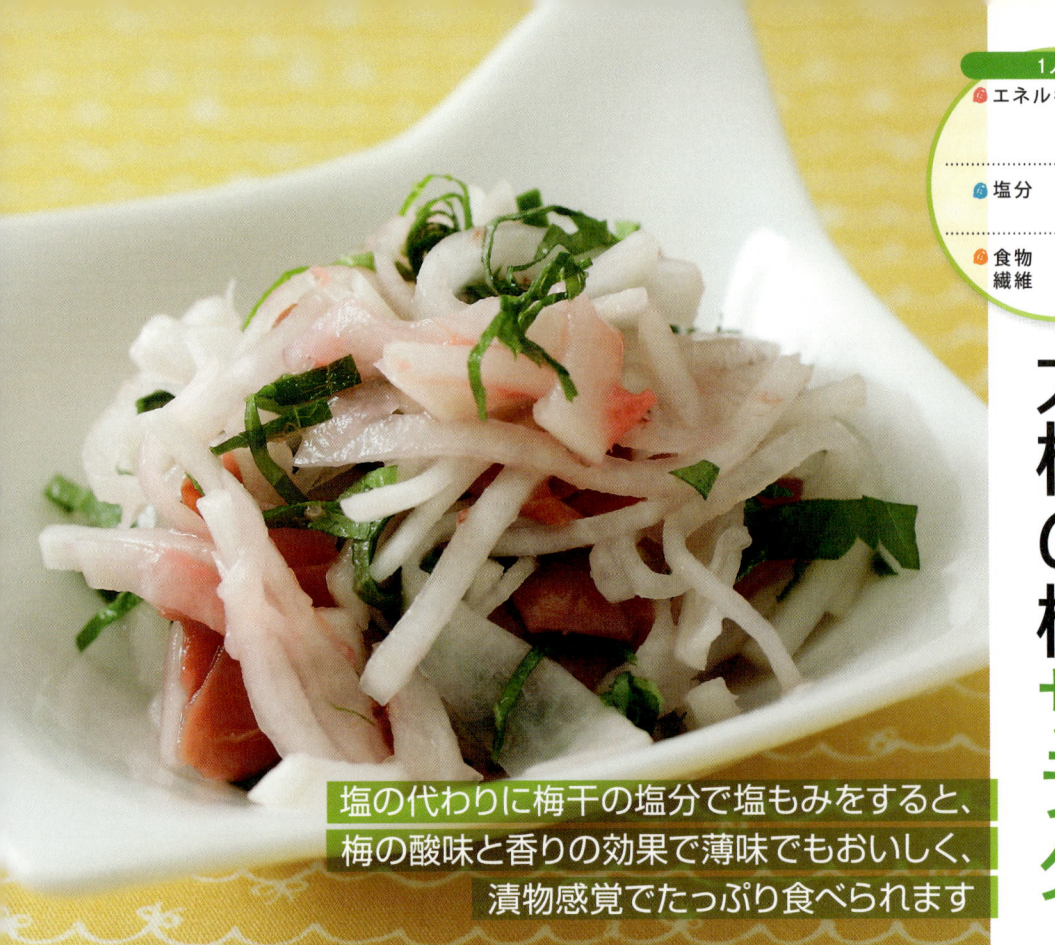

| 1人分 | |
|---|---|
| エネルギー | 21 kcal |
| 塩分 | 1.0 g |
| 食物繊維 | 1.7 g |

# 大根の梅サラダ

塩の代わりに梅干の塩分で塩もみをすると、梅の酸味と香りの効果で薄味でもおいしく、漬物感覚でたっぷり食べられます

### 材料（2人分）

| | |
|---|---|
| 大根（せん切り） | 10cm（200g） |
| 梅干（減塩タイプ） | 1個 |
| 青じそ（せん切り） | 10枚（8g） |
| しょうゆ | 少々 |

### 作り方

1. 大根はせん切りにし、梅干（種ごと）とともにポリ袋に入れ、もむ。
2. せん切りにした青じそを混ぜ、しょうゆを混ぜて出来上がり。

    ＊梅干がすっぱすぎるときは、みりん少々を加えます。

### 調理のポイント

果肉の柔らかい梅干を使うのがポイント。ポリ袋に梅干を種ごと入れ、袋の中で野菜と一緒にもむときれいに梅干がつぶれます。梅干は減塩タイプのものを。

**青じそ** 5枚（4g）に含まれる食物繊維は0.3g、エネルギー量は約1kcalです。免疫力を高めるβカロテンが豊富です。サラダ、和え物だけでなく、炒め物や汁物に加えるとよい香りの効果で薄味でもおいしく食べられます。

野菜料理

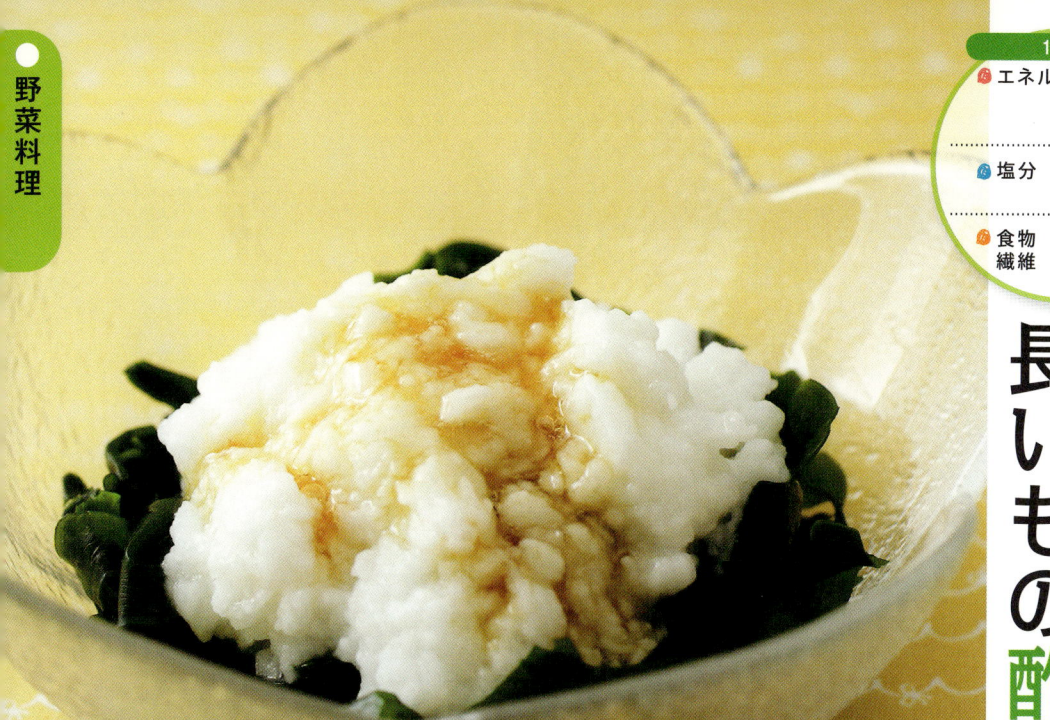

| 1人分 | |
|---|---|
| エネルギー | 40 kcal |
| 塩分 | 0.8 g |
| 食物繊維 | 1.3 g |

# わかめと長いもの酢の物

食物繊維が多く低カロリーのわかめ。常温保存でき、短時間で戻るカットわかめがおすすめ。血糖値の上昇を穏やかにしてくれる長いもと酢との組み合わせはベストトリオ

### 材料（2人分）

- カットわかめ　…… 5g
- 長いも（たたいてつぶす）…… 5cm（100g）
- ポン酢しょうゆ　…… 大さじ1

### 作り方

1. カットわかめは水で戻し、水気を絞って器に盛る。
2. 長いもは皮をむいてポリ袋に入れ、めん棒でたたいてつぶす。
3. 袋の口を縛り、袋の角を切ってわかめの上に絞り出す。
4. ポン酢しょうゆをかけて出来上がり。

### 調理のポイント

長いもをポリ袋に入れて袋の上からたたいてつぶせば、手も汚れず、洗い物も増えません。袋の口を縛ってから、袋の角を切って絞り出すのがコツ。

**長いも**　約5cm（100g）に含まれる食物繊維は1g、エネルギー量は約65kcalです。ネバネバの主成分のムチンは、水溶性食物繊維の仲間。胃粘膜を保護し、血糖値の上昇を穏やかにしてくれます。

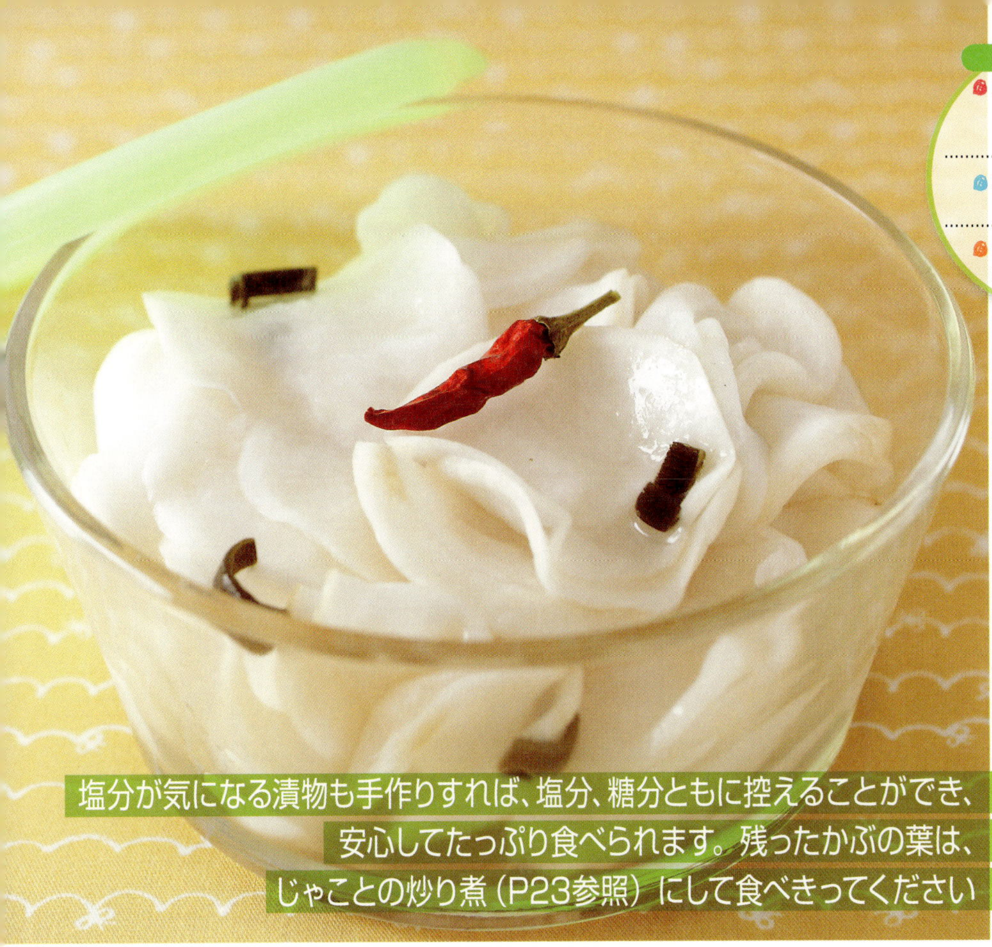

# かぶの甘酢漬け

| 1人分 | |
|---|---|
| エネルギー | 63 kcal |
| 塩分 | 2.3 g |
| 食物繊維 | 3.7 g |

塩分が気になる漬物も手作りすれば、塩分、糖分ともに控えることができ、安心してたっぷり食べられます。残ったかぶの葉は、じゃことの炒り煮（P23参照）にして食べきってください

## 材料（4人分）

- A
  - かぶ（うす切り） 中2個（約400g）
  - 塩 小さじ1
- B
  - 酢 大さじ3
  - 砂糖 大さじ1
  - 昆布（1cm×10cm） 1枚
- 赤唐辛子 適宜

## 作り方

1. Aのかぶは葉を落とし、薄切りにして塩をまぶしてもむ。
2. さっと水で塩気を流し、水気を絞る。
3. B（昆布はキッチンばさみで細く切る）を混ぜたものに漬けて出来上がり。

＊作り置きできるので、分量は多めになっています。

### 調理のポイント

かぶは塩もみしたあと、さっと水洗いして塩を落とすことで減塩できます。かぶのほかに、大根、キャベツ、白菜などでもおいしくできます。保存は冷蔵庫で約2週間。

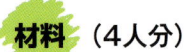

かぶ 小1個（根の部分約100g）の食物繊維は1.5g、エネルギー量は約20kcalで、たっぷり食べても低カロリー。葉はβカロテン、ビタミンC、カルシウム、鉄分、食物繊維が豊富なので、捨てずにおいしく食べましょう。

野菜料理

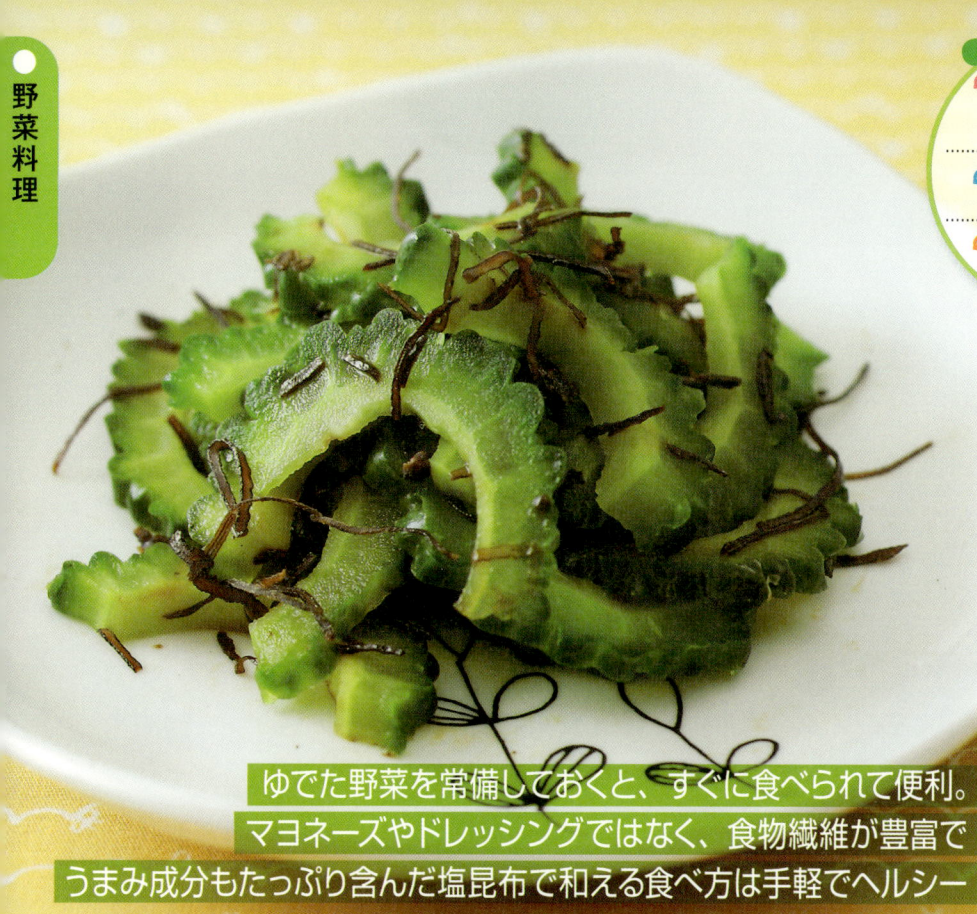

| 1人分 | |
|---|---|
| エネルギー | **20** kcal |
| 塩分 | **0.5** g |
| 食物繊維 | **1.6** g |

## ゴーヤの塩昆布和え

ゆでた野菜を常備しておくと、すぐに食べられて便利。
マヨネーズやドレッシングではなく、食物繊維が豊富で
うまみ成分もたっぷり含んだ塩昆布で和える食べ方は手軽でヘルシー

### 材料（2人分）

| | |
|---|---|
| ゴーヤ | ½本（100g） |
| 塩昆布 | 5g |
| かつお節 | 1パック（5g） |

### 作り方

1. ゴーヤは半分に切って種とわたを出し、端から薄切りにする。
2. さっとゆでて水にとり、粗熱をとる。
3. かつお節と塩昆布で和えて出来上がり。

#### 調理のポイント！

塩昆布で和えて、5分ほどおいて味をなじませるのがコツ。塩昆布が野菜の水分でしんなりし、野菜にうまみがからみます。ゆでたほうれん草、ブロッコリー、小松菜、チンゲン菜など、どんな野菜でもOK。

**ゴーヤ** 約½本（100g）に含まれる食物繊維は2.6g、エネルギー量は17kcal。βカロテン、ビタミンCが豊富。血糖値を安定させる効果が期待できる植物性インスリンが豊富ということから最近、注目されています。

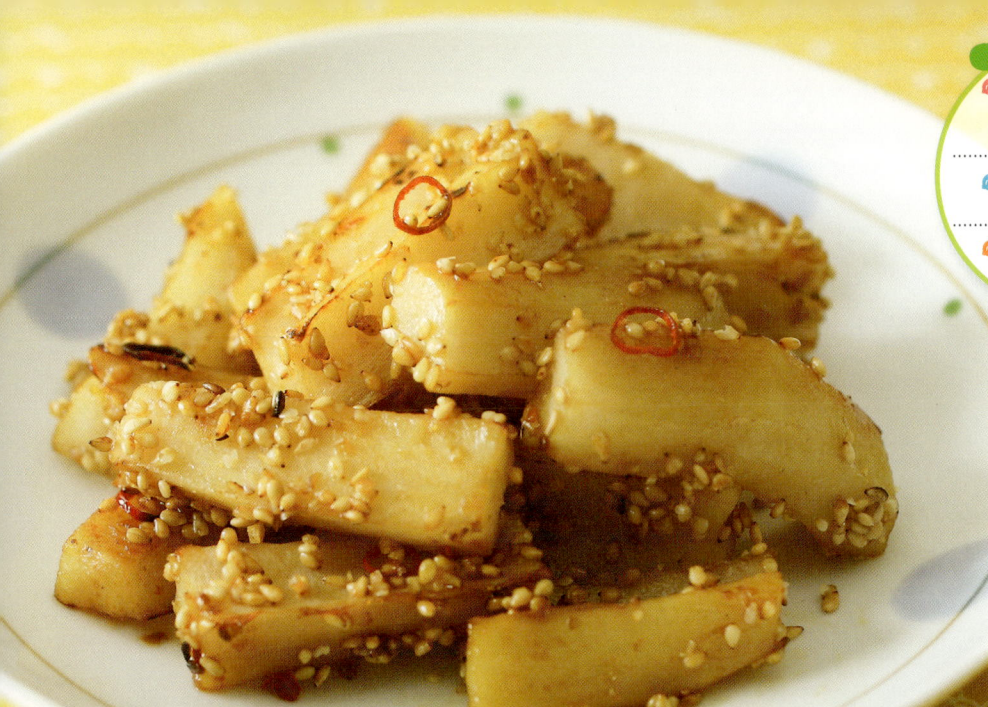

| 1人分 | |
|---|---|
| エネルギー | **98** kcal |
| 塩分 | **1.4** g |
| 食物繊維 | **1.4** g |

# れんこんのきんぴら

食物繊維が多く食べ応えのある根菜は、まとめてきんぴらにしておくと重宝。野菜の風味を生かし、ごはんなしで食べられるくらいの薄味にするのがコツ。ごまや唐辛子などの香りや辛味でアクセントをつけると薄味が気になりません

### 材料（2人分）

| | |
|---|---|
| れんこん（縦に切る） | 小1節（100g） |
| ごま油 | 小さじ1 |
| 赤唐辛子（輪切り） | 適宜 |
| しょうゆ | 大さじ1 |
| みりん | 大さじ1 |
| 白ごま | 大さじ1 |

### 作り方

1. れんこんは縦に大きめに切り、さっと水にさらす。
2. フライパンにごま油と赤唐辛子を入れてれんこんを炒める。
3. れんこんが透き通ってきたら、しょうゆとみりんを入れてからめる。
4. 最後にごまをまぶして出来上がり。

### 調理のポイント

れんこんは縦に切ると歯応えがよく、早食い防止になり、噛むことで満腹感も得られます。ふたをせずじっくり炒めることで、れんこん本来のうまみや甘味が引き出せます。

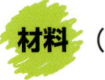

**れんこん** 小1節（100g）に含まれる食物繊維は2g、エネルギー量は66kcal。エネルギー代謝を促進するビタミンB₁、免疫力アップが期待できるビタミンCが豊富。独特の食感を生かし、ひき肉やごはんに混ぜると早食い防止にも。

野菜料理

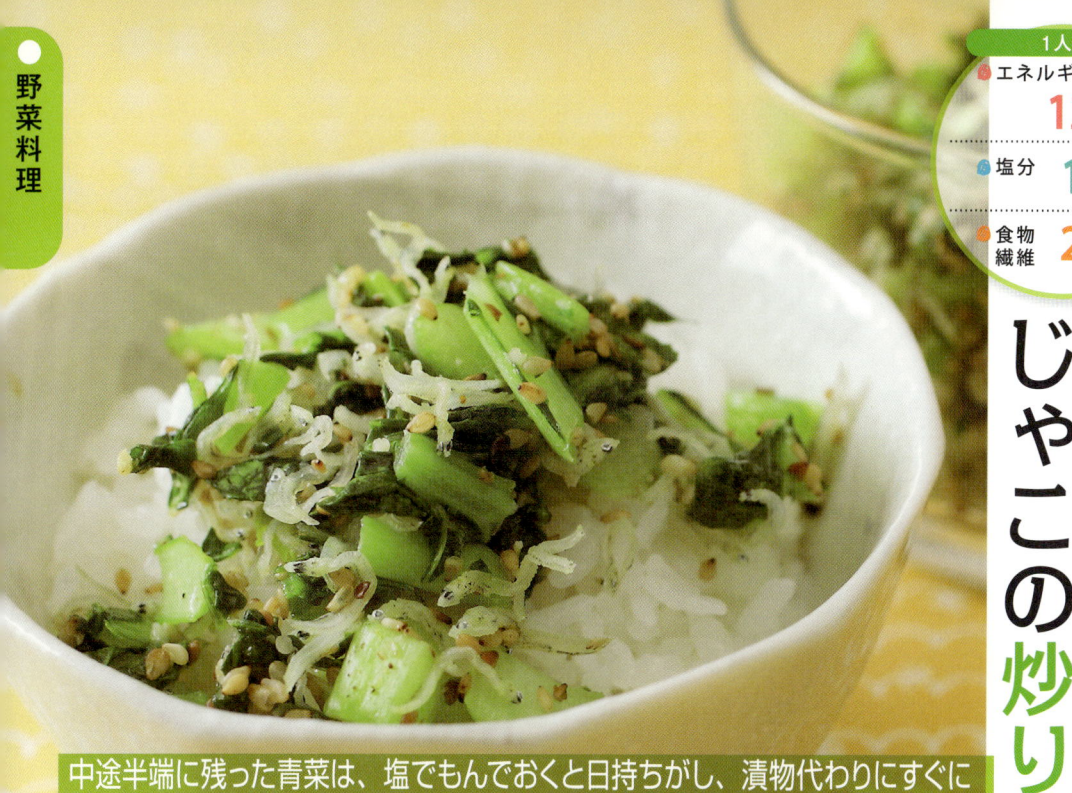

## 青菜とじゃこの炒り煮

1人分
- エネルギー 120 kcal
- 塩分 1.6 g
- 食物繊維 2.7 g

中途半端に残った青菜は、塩でもんでおくと日持ちがし、漬物代わりにすぐに食べられます。少量の油でさっと炒めるとβカロテンの吸収がよくなり、ちりめんじゃこで噛み応えがプラスされ早食い防止になります

### 材料（4人分）

- A ┌ 小松菜（ざく切り） ……… 1束（200g）
　　└ 塩 …………………………… 小さじ½
- ごま油 ……………………………… 小さじ2
- ちりめんじゃこ ……………………… 20g
- 白ごま ……………………………… 大さじ2

### 作り方

1 Aの小松菜はざく切りにして塩でもみ、水気を絞る。

2 フライパンにごま油を入れて小松菜をさっと炒め、ちりめんじゃこも入れて炒め、最後にごまを混ぜて出来上がり。

＊作り置きできるので、分量は多めになっています。

### 調理のポイント

小松菜以外にもチンゲン菜、水菜、大根やかぶの葉などでも同様にできます。ごはんにかけるだけでなく、卵焼きに混ぜたり、チャーハンの具やお弁当にも重宝。保存は冷蔵庫で3〜4日。

**小松菜** 約½束（100g）で食物繊維は1.9g、エネルギー量は14kcal。免疫力アップが期待できるβカロテン、ビタミンCが豊富。カルシウム、鉄分などのミネラルも多く含みます。アクがないので下ゆでなしで調理できるのもうれしい。

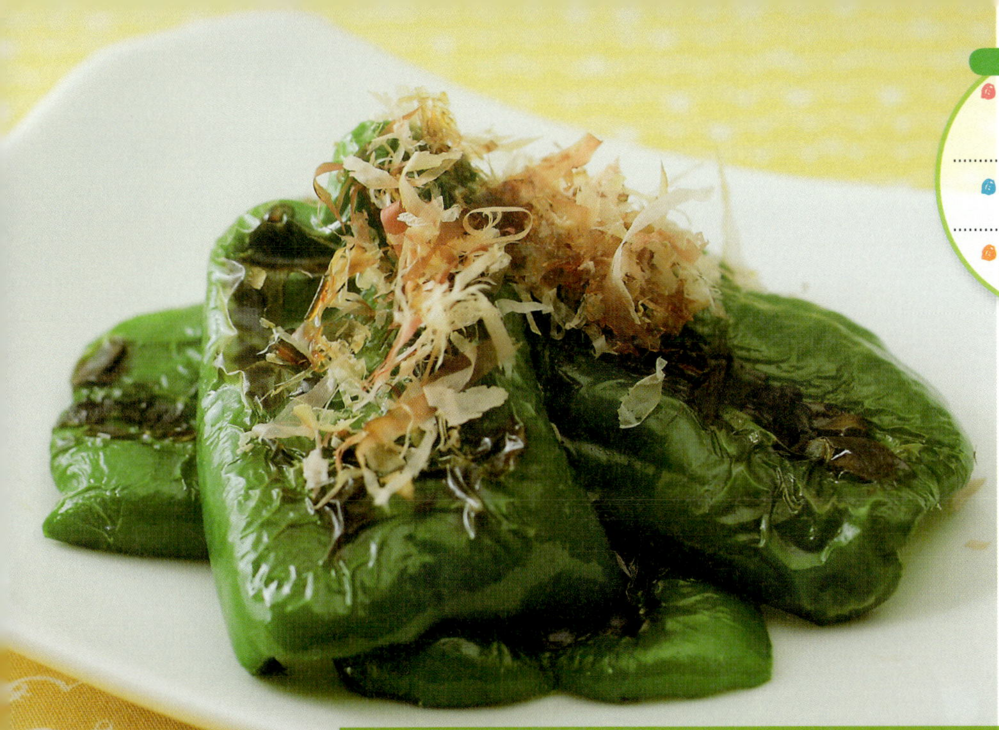

# 焼きピーマン

**1人分**
- エネルギー 20 kcal
- 塩分 0.1 g
- 食物繊維 1.2 g

魚焼きグリルを使うと蒸し焼きになるので、ピーマン特有の香りが抜けて、しっとり柔らかくなり、炒めるよりも食べやすくなります。ノンオイルで調理できるのもうれしいところ

## 材料（2人分）

| | |
|---|---|
| ピーマン（縦2つに切る） | 4個（100g） |
| かつお節 | 1パック（5g） |
| しょうゆ | 少々 |

## 作り方

1. ピーマンは縦2つに切って種を出し、魚焼きグリルで両面をこんがりと焼く。
2. 器に盛り、かつお節をふって、しょうゆをかければ出来上がり。

### 調理のポイント

オーブントースターでも同様に焼くことができます。おかかじょうゆ以外にも、しょうがじょうゆやポン酢しょうゆもよく合います。

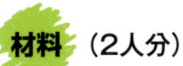

ピーマン 約2個（50g）に含まれる食物繊維は約1.2g、エネルギー量は11kcalです。βカロテン、ビタミンCを多く含み、独特の香り成分ピラジンには血液サラサラ効果が期待されています。

野菜料理

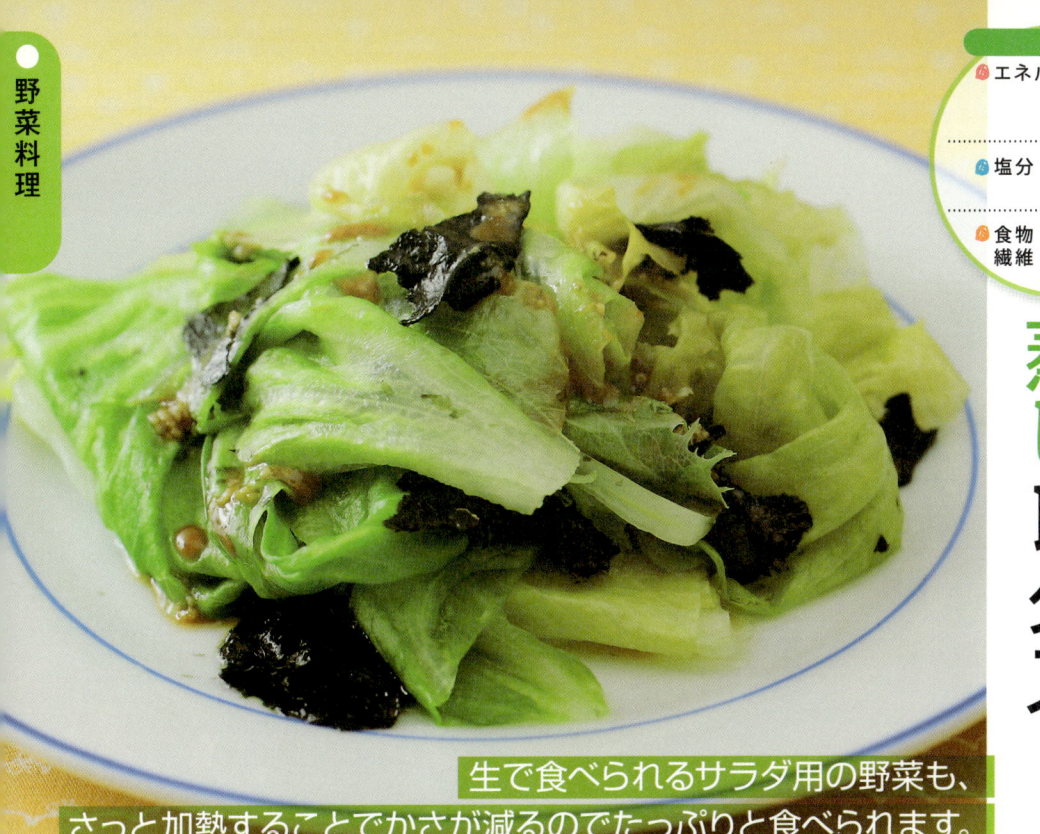

**1人分**
- エネルギー **12** kcal
- 塩分 **0.9** g
- 食物繊維 **0.8** g

# 蒸しレタス

生で食べられるサラダ用の野菜も、さっと加熱することでかさが減るのでたっぷりと食べられます。寒い季節にもホットサラダならからだを冷やしません

## 材料（2人分）

| | |
|---|---|
| レタス（手でちぎる） | ½玉（100g） |
| 焼きのり（手でちぎる） | 適宜 |
| しょうゆ | 小さじ2 |

## 作り方

1. レタスは、食べやすい大きさに手でちぎる。
2. フライパンを熱くしたところにレタスを入れ、水（大さじ1〜2）をふり入れたらすぐにふたをする。
3. レタスの色が鮮やかになったら、ふたを開け、ちぎった焼きのりを全体に混ぜる。
4. 水気を切って器に盛って、しょうゆをかけたら出来上がり。

### 調理のポイント

フライパンを使って、少量の水を入れふたをして蒸し焼きにするだけなので手軽です。さっと加熱し、あつあつを食べるのがコツ。

**レタス** 約½玉（100g）に含まれる食物繊維は1.1g、エネルギー量は12kcalです。約95％が水分ですが、しゃきしゃきした食感とクセのない味が特徴。低カロリーなので安心してたっぷり食べられます。

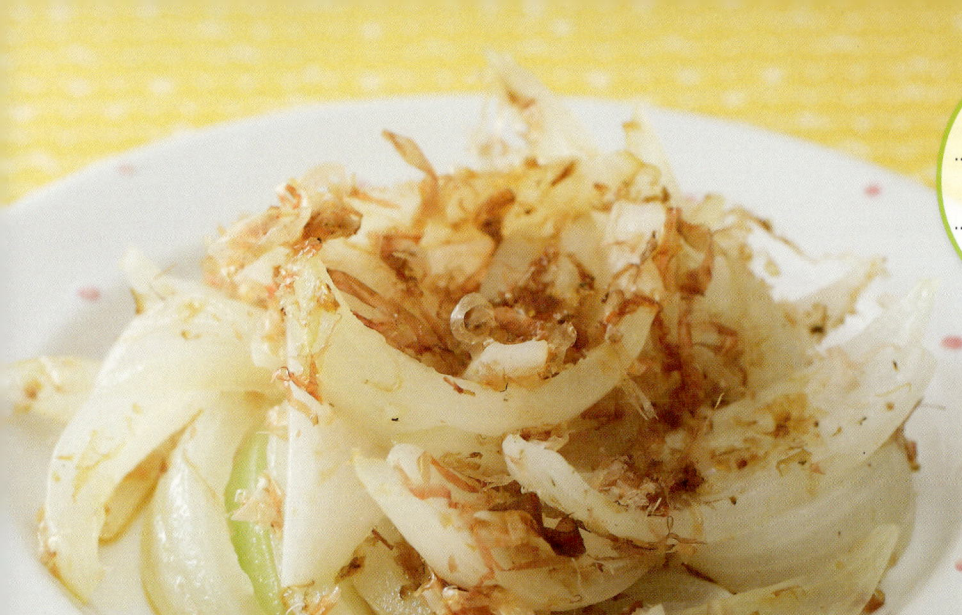

| 1人分 | |
|---|---|
| エネルギー | **60** kcal |
| 塩分 | **0.8** g |
| 食物繊維 | **1.2** g |

## 玉ねぎのさっと炒め

少ない油でさっと炒めたあと、ふたをして蒸し焼きにする
炒め蒸しは、香りや味も逃げず、
少しの調味料でおいしく食べられ減塩にも

### 材料（2人分）

| | |
|---|---|
| 玉ねぎ（くし切り） | 中1個（150g） |
| ごま油 | 小さじ1 |
| かつお節 | 1パック（5g） |
| ポン酢しょうゆ | 大さじ1 |

### 作り方

1. 玉ねぎはくし切りにする。
2. フライパンにごま油を入れて玉ねぎをさっと炒め、ふたをして弱火で1〜2分蒸し焼きにする。
3. かつお節をまぶして取り出し、ポン酢しょうゆをかければ出来上がり。

**調理のポイント**

玉ねぎ以外にもブロッコリー、グリーンアスパラガス、オクラ、ピーマンなど、アクの少ない野菜なら同様に作れます。ぴったりとふたをするのがポイント。焦げつきそうになったら、水（大さじ2〜3）を足してください。

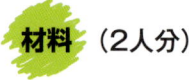 玉ねぎ　大½個（100g）に含まれる食物繊維は1.6g、エネルギー量は37kcal。玉ねぎに含まれる硫化アリルはビタミンB₁の吸収を高めエネルギー代謝を促進。血液サラサラ効果で動脈硬化予防も期待できます。

野菜料理

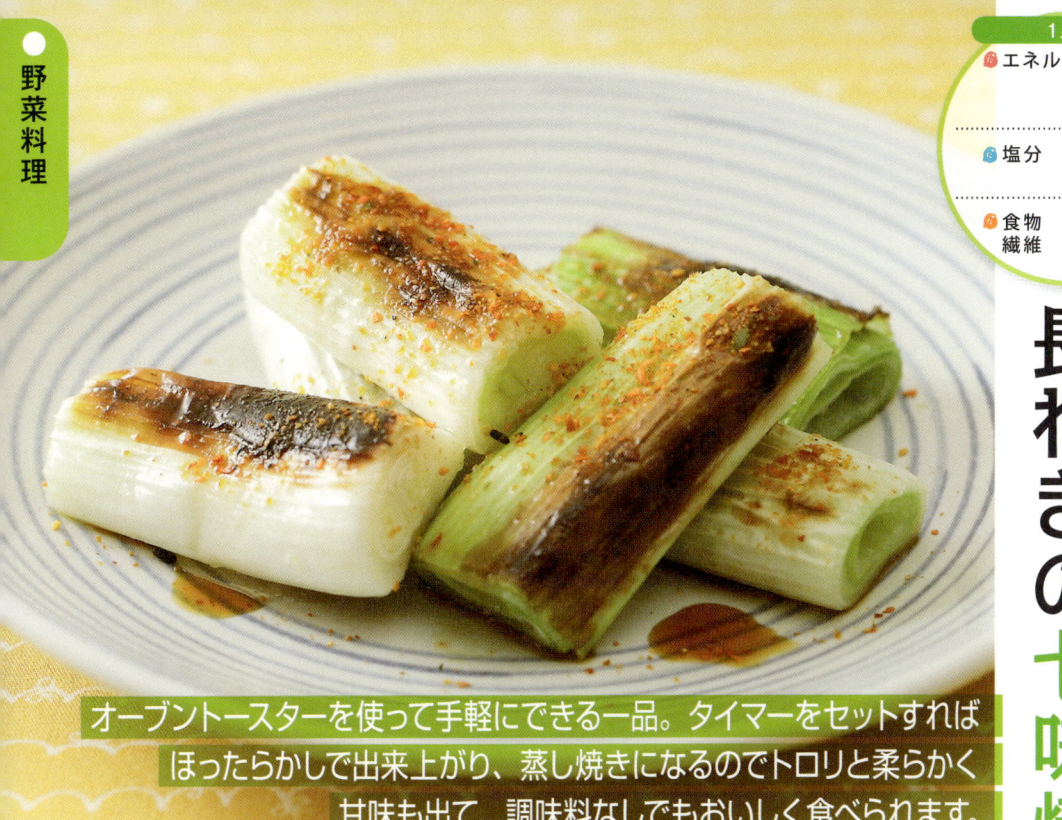

# 長ねぎの七味焼き

1人分
- エネルギー 47 kcal
- 塩分 0.2 g
- 食物繊維 2.2 g

オーブントースターを使って手軽にできる一品。タイマーをセットすればほったらかしで出来上がり、蒸し焼きになるのでトロリと柔らかく甘味も出て、調味料なしでもおいしく食べられます。物足りないときは七味唐辛子でアクセントを

### 材料（2人分）

- A
  - 長ねぎ（3cm長さに切る） ……… 2本（200g）
  - ごま油 ……… 小さじ1
  - 塩 ……… 少々
- 七味唐辛子 ……… 適宜

### 作り方

1 Aの長ねぎは3cm長さに切り、ごま油と塩をまぶしておく。
2 オーブントースターでこんがりと焼く。
3 取り出して、七味唐辛子をかけて出来上がり。

**調理のポイント**

ほんの少しの油を表面にまぶして焼くことで、乾燥せずにしっとり、素早く焼き上がります。

**長ねぎ**　細いもの1本（100g）に含まれる食物繊維は2.2g、エネルギー量は28kcal。豊富に含む硫化アリルはコレステロール増加を抑え、動脈硬化の予防効果が期待できます。青い部分はビタミン、ミネラルが豊富です。

# LESSON 2

## 脂肪のことをもっと知って、おいしく食べるレッスンです

糖尿病の食事といえばカロリー制限。とにかく食べる量を減らしく、摂取エネルギー量を減らすというのが一般的な考えです。けれど、いきなり食べる量を減らすとなると、見た目の量の少なさや、満腹感のなさなどで気持ちも暗くなり、食べる楽しみが奪われてしまいがち。そこでこの章では、食べる量を減らすのではなく、脂肪の少ない食材を賢く料理して、全体のボリュームを下げずに摂取エネルギー量だけを抑える方法をレクチャーしたいと思います。

## 肉類

脂肪の多い肉類はうまみも多く、トロリとした食感でおいしいもの。けれど、脂肪が多い食材を食べると、あっという間にとても高いエネルギーをとることになります。

もちろん脂肪の多い部位を食べてはいけないというわけではなく、ほんの少しの量をおいしく食べる、というように食べ方を見直してはいかがでしょうか。

一方、脂肪の少ない部位は、同じ100kcalでも、脂肪の多い部位に比べれば倍近くの量を食べられますね。そうなると、その分満足感も得やすくなります。

とは言え、「でも、脂肪の少ないものはパサパサして、おいしくないのでは？」と思う方もいるかもしれません。

> まずは100kcalでどれくらい食べられるかの比較です。脂肪を多く含むものは、それだけカロリーが高くなるので、同じ100kcalをとるのでも、少しの量しか食べられません。

| | |
|---|---|
| 若鶏もも肉（皮あり） | 50g |
| 若鶏もも肉（皮なし） | 86g |
| 若鶏胸肉（皮あり） | 53g |
| 若鶏胸肉（皮なし） | 93g |
| 豚ばら肉 | 23g |
| 豚肩ロース肉 | 39g |
| 豚もも肉（赤身） | 70g |
| 和牛ばら肉 | 19g |
| 和牛サーロイン | 20g |
| 和牛ひれ肉 | 45g |

## 魚類

脂肪の少ない魚には、たら、ひらめ、かれいがあります。その中でも、たらは一年中安価で手に入りやすいので取り上げました。

さばやさんまなどの青背の魚は、脂が多く高カロリーに思えますが、これらの魚はEPAやDHAなどのからだによい不飽和脂肪酸を含んでいるので、食べすぎないように気をつければ、おすすめの食材です。鮭はEPA、DHAを豊富に含むので脂肪量は極端に少なくありませんが、一年を通して価格が安定し、手に入りやすい魚です。

いえいえ、実はちょっとしたコツさえ押さえれば、脂肪の少ない部位も、しっとり柔らかく、おいしく食べることができるのです。脂肪の少ない部位をおいしく料理するコツは次の3つ。

❶ 加熱しすぎない
❷ 火が通りやすい工夫をする
❸ 表面に粉をまぶす

脂肪の少ない肉類は短時間で加熱することで、しっとり柔らかく食べられます。そのためには、あらかじめフライパンをしっかり熱くしてから肉を入れる、ゆでるときは必ず沸騰したところに入れる、そんなささやかなことが大切です。

また、火が通りやすいようにするためには、薄切りになったものを使うとか、鶏肉なら厚みが均一になるように切ることなどがポイントです。

また、表面に小麦粉や片栗粉をまぶすと、水分や脂肪の流出を防いでくれるので、しっとり柔らかく食べることができるのです。

### 100kcalの目安量は

- さば ▶ **50**g（半身の⅓）
- 白鮭 ▶ **75**g（小1切れ）
- さんま ▶ **32**g（約⅓尾）
- たら ▶ **130**g（1切れ）
- ぶり ▶ **39**g（½切れ）

## 豆製品

豆製品は、低脂肪で主菜にも副菜にもなり、また、献立にうまく取り入れることで、手軽に食事をボリュームアップできるのがいいところです。

下の表を見ると、同じ豆腐でも絹ごし豆腐のほうがたっぷり食べられ、豆腐と厚揚げでは油で揚げていない分、豆腐のほうがたっぷり食べられることがわかります。

納豆は、比較的脂肪の多い食品に分類されますが、一食につき、一パック（約50g）を目安にし、食べすぎなければ食物繊維も多く、手軽に食べられる食品です。

### 100kcalの目安量は

| | |
|---|---|
| 木綿豆腐 | 139g（約½丁弱） |
| 絹ごし豆腐 | 179g（約½丁強） |
| 厚揚げ | 67g（約¼枚） |
| 納豆 | 50g（約1パック） |

# 甘酢炒め

揚げずに焼くことでカロリーダウン。
野菜をたっぷり加えて物足りなさをカバー。
野菜の噛み応えを残すことで
早食い防止になります

**1人分**
- エネルギー **224** kcal
- 塩分 **1.1** g
- 食物繊維 **1.6** g

## 材料（2人分）

**A**
- 鶏胸肉（皮なし） —— 1枚（200g）
- 塩・こしょう —— 各少々
- 片栗粉 —— 大さじ1

- 玉ねぎ（くし切り） —— ½個（100g）
- ピーマン（短冊切り） —— 2個（50g）
- ごま油 —— 小さじ2

**B**
- ケチャップ —— 大さじ1
- 砂糖 —— 大さじ1
- 酢 —— 大さじ1
- オイスターソース —— 大さじ½
- 水 —— 大さじ3
- 片栗粉 —— 小さじ1
- しょうが（すりおろし） —— 1かけ

## 作り方

1. **A**の鶏肉はそぎ切りにし、塩、こしょうをもみ込み、片栗粉をまぶす。
2. フライパンにごま油の半量を入れ、玉ねぎとピーマンを炒め、一度取り出す。
3. あいたフライパンに残りのごま油を足し、鶏肉をこんがりと焼く。
4. **B**を合わせたものを一度に入れてからめたら、取り出しておいた野菜を戻し、混ぜ合わせて出来上がり。

### 調理のポイント

鶏肉に片栗粉をまぶして焼くと、つるりとした柔らかい食感になります。

---

**鶏胸肉** もも肉に比べ脂肪が少なく、たんぱく質が多いのが特徴。1人分100gは、胸肉約½枚です。皮を取り除いて調理することで、さらにヘルシーになります。

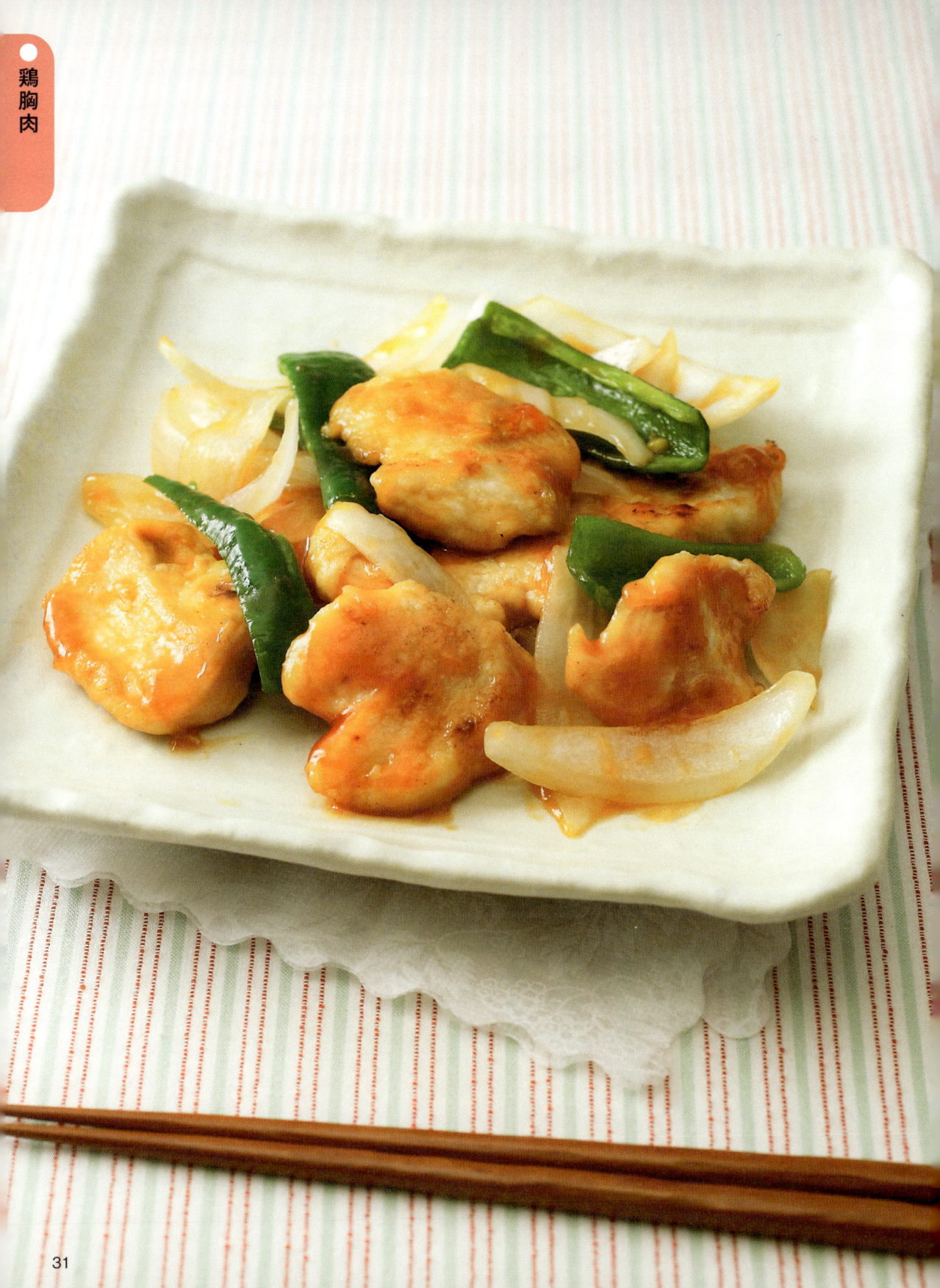

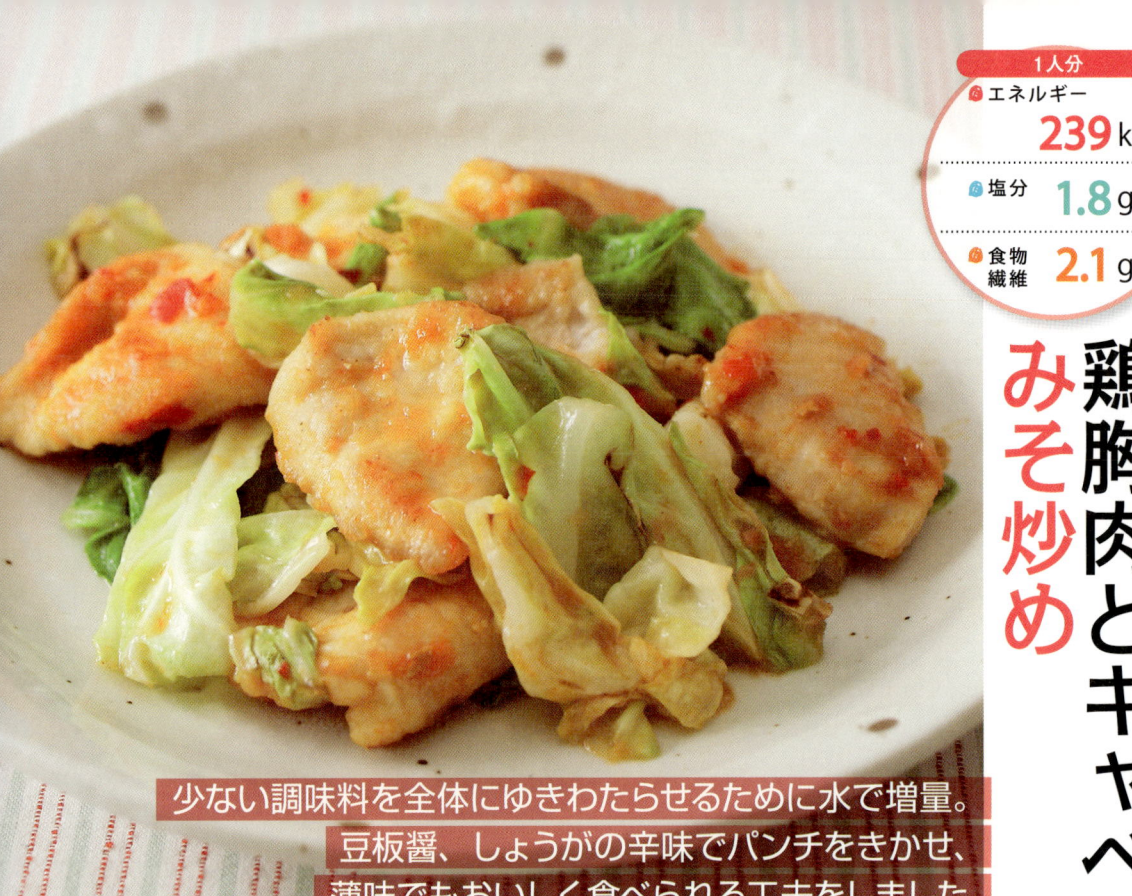

**1人分**
- エネルギー **239** kcal
- 塩分 **1.8** g
- 食物繊維 **2.1** g

# 鶏胸肉とキャベツのみそ炒め

少ない調味料を全体にゆきわたらせるために水で増量。豆板醤、しょうがの辛味でパンチをきかせ、薄味でもおいしく食べられる工夫をしました

## 材料（2人分）

- A
  - 鶏胸肉（皮なし） ……… 1枚（200g）
  - 塩・こしょう ……… 各少々
  - 小麦粉 ……… 大さじ1
- B
  - みそ ……… 大さじ1
  - みりん ……… 大さじ1
  - 砂糖 ……… 小さじ1
  - 豆板醤 ……… 小さじ½
  - しょうが（すりおろし） ……… 1かけ
  - 水 ……… 大さじ2
- キャベツ（ざく切り） ……… ⅛個
- ごま油 ……… 小さじ2

## 作り方

1. Aの鶏肉はそぎ切りにして、塩、こしょうをもみ込み、小麦粉をまぶす。
2. フライパンにごま油の半量を入れ、キャベツをさっと炒めたら、すぐにふたをして蒸し焼きにする。
3. キャベツがしんなりしたら取り出す。
4. あいたフライパンに残りのごま油を入れ、鶏肉をこんがりと焼く。
5. キャベツを戻し入れ、Bを回し入れたら出来上がり。

### 調理のポイント

鶏胸肉は小麦粉をまぶして焼き、香ばしさをプラス。調味料もうまくからみます。キャベツは蒸し焼きにすると、少しの油で早くくたっとなります。

**砂糖、みりん、蜂蜜**
砂糖大さじ1（9g）のエネルギー量は35kcal、みりん大さじ1（18g）は43kcal、蜂蜜大さじ1（21g）は62kcalです。使用量、用途に応じて使い分けるのがおすすめ。

# 鶏肉のあつあつ南蛮漬け

鶏胸肉

**1人分**
- エネルギー **209** kcal
- 塩分 **1.7** g
- 食物繊維 **1.1** g

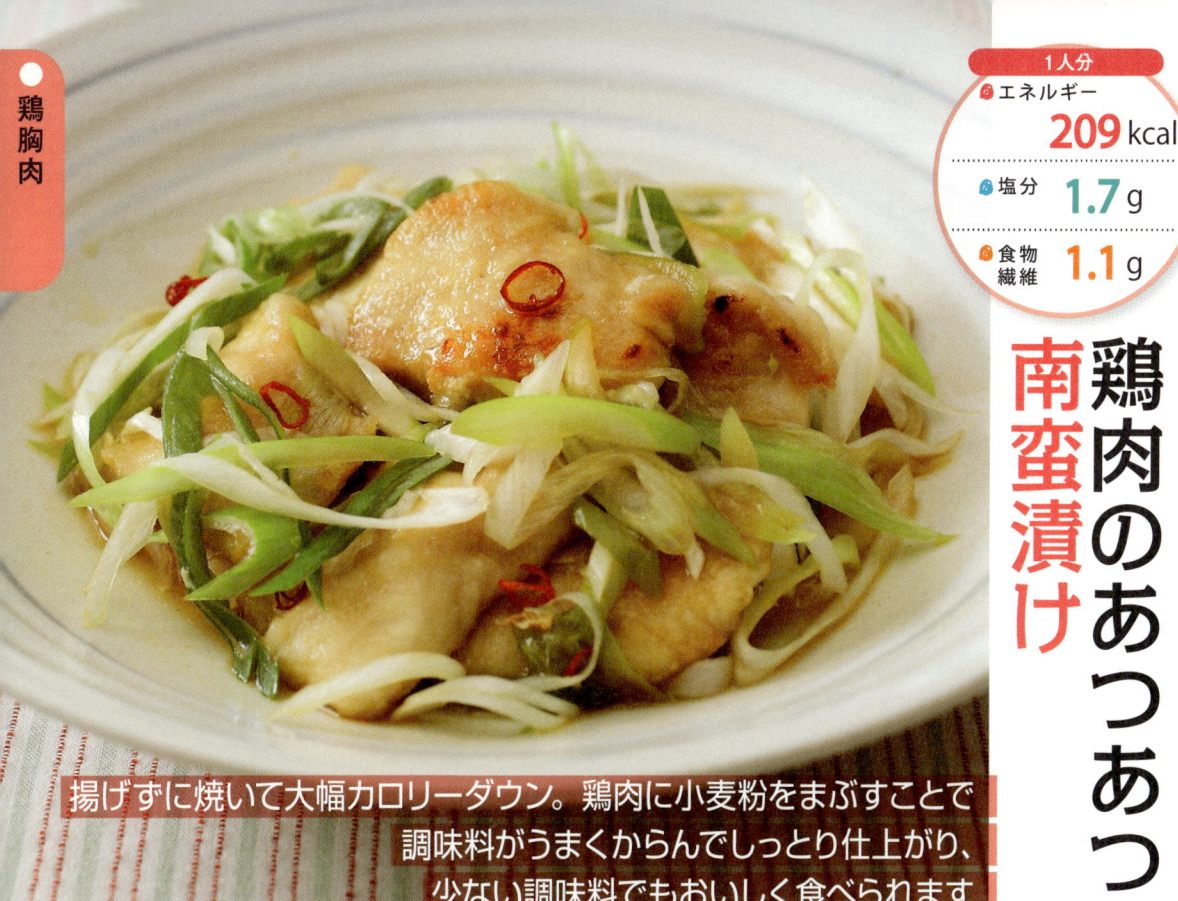

揚げずに焼いて大幅カロリーダウン。鶏肉に小麦粉をまぶすことで調味料がうまくからんでしっとり仕上がり、少ない調味料でもおいしく食べられます

## 材料（2人分）

- A
  - 鶏胸肉（皮なし） 1枚（200g）
  - 塩・こしょう 各少々
  - 小麦粉 大さじ1
- B
  - 酢 大さじ1
  - しょうゆ 大さじ1
  - みりん 小さじ1
  - 水 大さじ1
  - 赤唐辛子（輪切り） 適宜
- 長ねぎ（斜め薄切り） 1本
- ごま油 小さじ2

## 作り方

1. Aの鶏肉は一口大にそぎ切りにし、塩、こしょうをもみ込み、小麦粉をまぶす。
2. フライパンにごま油を入れて火にかけ、鶏肉を焼く。
3. 鶏肉がこんがり焼けたら長ねぎを加え、Bを混ぜたたれを入れ、ひと煮立ちしたら全体を混ぜて出来上がり。

### 調理のポイント

合わせ調味料をフライパンに入れることで、一気に鶏肉に味がからみ、酸味がまろやかに仕上がります。長ねぎは加熱することで甘味が出ます。

**赤唐辛子** 辛味成分のカプサイシンによるピリリとした辛さで、薄味でもおいしく食べられます。煮込み料理には大きいまま、炒め物には輪切りにしたものを。

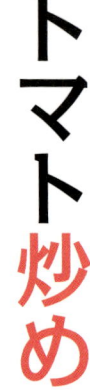

# トマト炒め

トマトはうまみ成分を豊富に含むので、料理のうまみをアップさせ、薄味でもおいしく食べられます。青じそとともに抗酸化作用の強いビタミンをたっぷり含んでいるので、血液を健康に保ち、動脈硬化予防の効果も期待できます

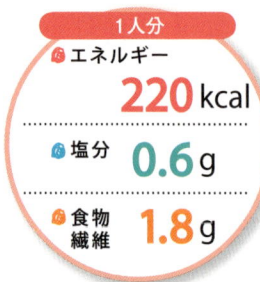

**1人分**
- エネルギー 220 kcal
- 塩分 0.6 g
- 食物繊維 1.8 g

### 材料（2人分）

A ┌ 鶏胸肉（皮なし） ……………… 1枚（200g）
　 └ 塩・こしょう・小麦粉 ……………………… 各少々
トマト（くし切り） ………………………………… 1個
粉チーズ ……………………………………… 大さじ1
青じそ（細切り） …………………………………… 10枚
オリーブ油 ……………………………………… 小さじ2

### 作り方

1. Aの鶏肉は食べやすい大きさのそぎ切りにする。
2. 塩、こしょうをもみ込み、小麦粉をまぶし、オリーブ油でこんがりと焼く。
3. トマトを入れてさっと炒める。
4. 火を止めて、青じそを混ぜてから粉チーズをふって出来上がり。

**調理のポイント**
鶏肉に小麦粉をまぶしたあと、余分な粉をしっかりはたいておくと、少しの油でも上手に焼くことができます。

**粉チーズ** 粉のパルメザンチーズ大さじ1に含まれる塩分は約0.2g、エネルギー量は29kcal。手軽にコクとうまみがプラスでき、塩をふるより減塩になります。

●鶏胸肉

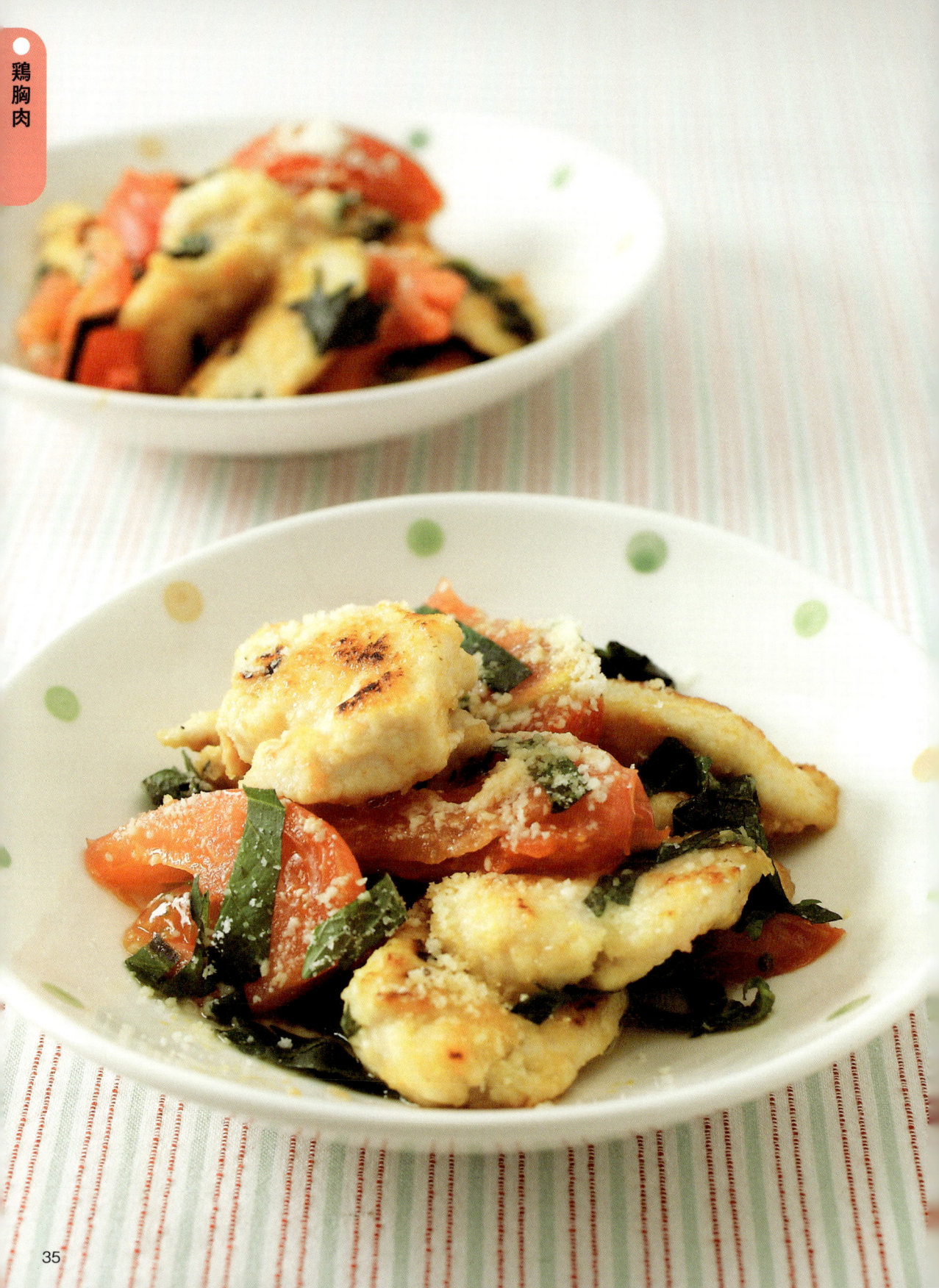

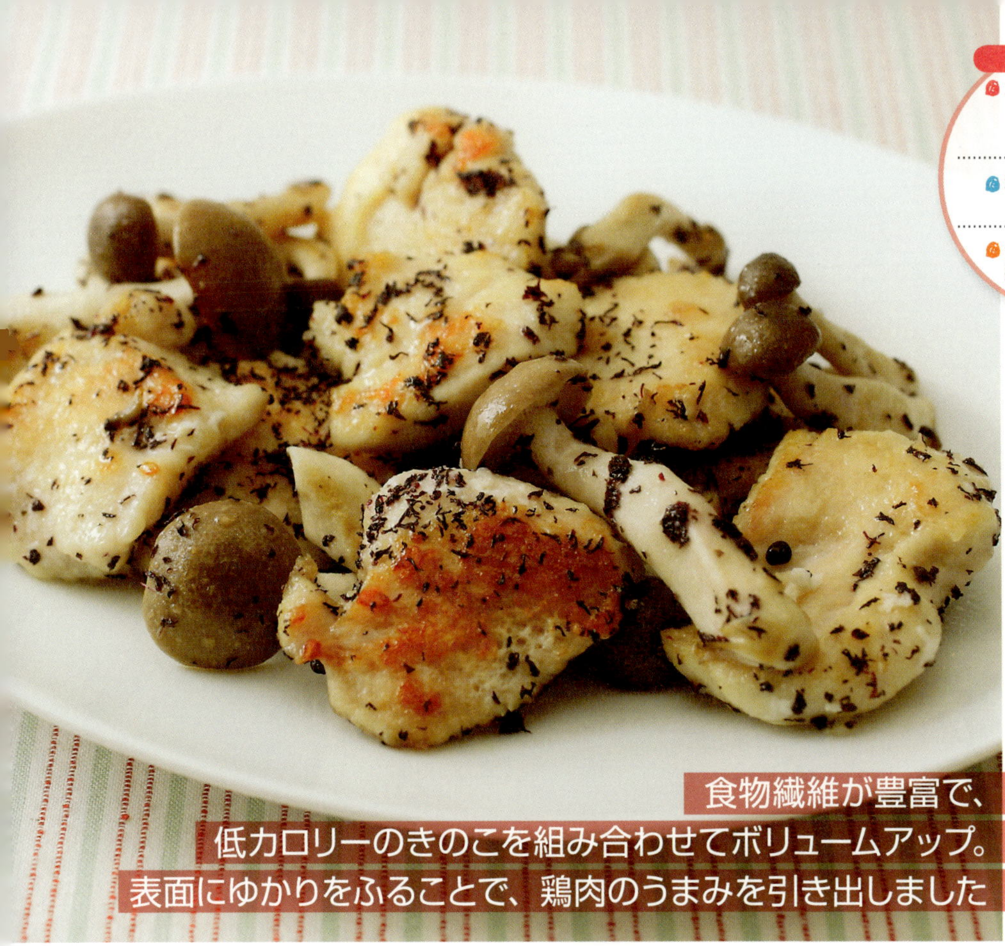

## ゆかり焼き

| 1人分 | |
|---|---|
| エネルギー | 195 kcal |
| 塩分 | 1.3 g |
| 食物繊維 | 2.0 g |

食物繊維が豊富で、低カロリーのきのこを組み合わせてボリュームアップ。表面にゆかりをふることで、鶏肉のうまみを引き出しました

### 材料（2人分）

- A
  - 鶏胸肉（皮なし） ……… 1枚（200g）
  - 小麦粉 ……… 大さじ1
- しめじ（小房に分ける） ……… 1パック
- ゆかり ……… 小さじ1
- ごま油 ……… 大さじ1

### 作り方

1. Aの鶏肉は一口大のそぎ切りにし、小麦粉をまぶす。
2. フライパンにごま油を入れて、鶏肉をこんがり焼く。
3. しめじを加えて炒める。
4. ゆかりをふって味を調えて出来上がり。

### 調理のポイント

きのこを入れたあと、ふたをせずじっくり炒めると水っぽくならず、きのこのうまみが引き出せます。きのこはしめじ以外でもよく、何種類か混ぜるのもおすすめ。

ゆかり小さじ½で塩分は約1gと、塩の約半分です（商品によって誤差はあります）。酸味や香りも減塩効果があり、料理の最後にふりかけるのがコツ。

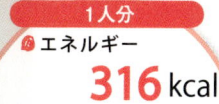

鶏胸肉

| 1人分 |
| --- |
| エネルギー **316** kcal |
| 塩分 **1.7** g |
| 食物繊維 **1.3** g |

# 鶏胸肉の中華風マリネサラダ

揚げずにゆでてマリネ液に漬けて大幅カロリーダウン。
きゅうりは大きめに切って早食い防止に。
食べ応えもアップします

### 材料（2人分）

- A
  - 鶏胸肉（皮なし）……… 1枚（200g）
  - 塩・こしょう ……………………… 各少々
  - 片栗粉 …………………………… 大さじ1
- B
  - しょうゆ ………………………… 大さじ1
  - 酢 ………………………………… 大さじ1
  - みりん …………………………… 小さじ1
  - ごま油 …………………………… 小さじ1
- きゅうり（乱切り）………………………… 1本
- ミニトマト（半分に切る）……………… 10個

### 作り方

1. Aの鶏肉は一口大のそぎ切りにして、塩、こしょうをもみ込み、片栗粉をまぶす。
2. 鍋に湯を沸かし1をゆで、Bに漬け込む。
3. 食べる直前にミニトマトときゅうりを混ぜたら出来上がり。

### 調理のポイント

鶏肉に片栗粉をまぶしてゆでることで、つるりとした柔らかい食感に仕上がります。鶏肉を湯に入れたら、あまり触らずにゆでると片栗粉がはがれず、上手にゆで上がります。

---

**酢**　調味料に酢を加えると、食材のうまみを引き立ててくれます。また、酢を使うと、おいしく減塩できます。血流がよくなり、血糖値が安定して、動脈硬化の予防効果も期待できます。

# キャベツの豚肉巻き

塩もみしたキャベツを肉で巻くことで、見た目、食べ応えともボリュームアップ。ほんの少しのスライスチーズでコクがアップし、肉の量の物足りなさをカバーしました

**1人分**
- エネルギー **289** kcal
- 塩分 **1.6** g
- 食物繊維 **2.0** g

## 材料（2人分）

| | | |
|---|---|---|
| A | キャベツ（せん切り） | ¼個（200g） |
| | 塩 | 小さじ½弱 |
| 豚もも薄切り肉 | | 150g |
| スライスチーズ | | 3枚 |
| 小麦粉 | | 大さじ1 |
| ごま油 | | 小さじ2 |
| ウスターソース | | 大さじ1 |

## 作り方

1. **A**のキャベツは、塩で軽くもみ、水気を絞る。
2. 豚肉の上に3つに切ったスライスチーズをのせ、その上に**1**をのせて端から巻き、小麦粉をまぶす。
3. ごま油を引いたフライパンで転がしながら焼く。
4. 焼き上がりにソースをからめて出来上がり。

### 調理のポイント

せん切りにしたキャベツに塩をまぶしたら、5分ほどおいてから水気を絞ると、少ない塩でも上手に塩もみができます。しゃぶしゃぶ用のような薄切り肉を使うと、たくさん作れます。

---

**スライスチーズ** 1枚（17g）の塩分は0.5g、エネルギー量は58kcalです。ゆでた野菜にちぎってのせるだけで、調味料代わりになります。

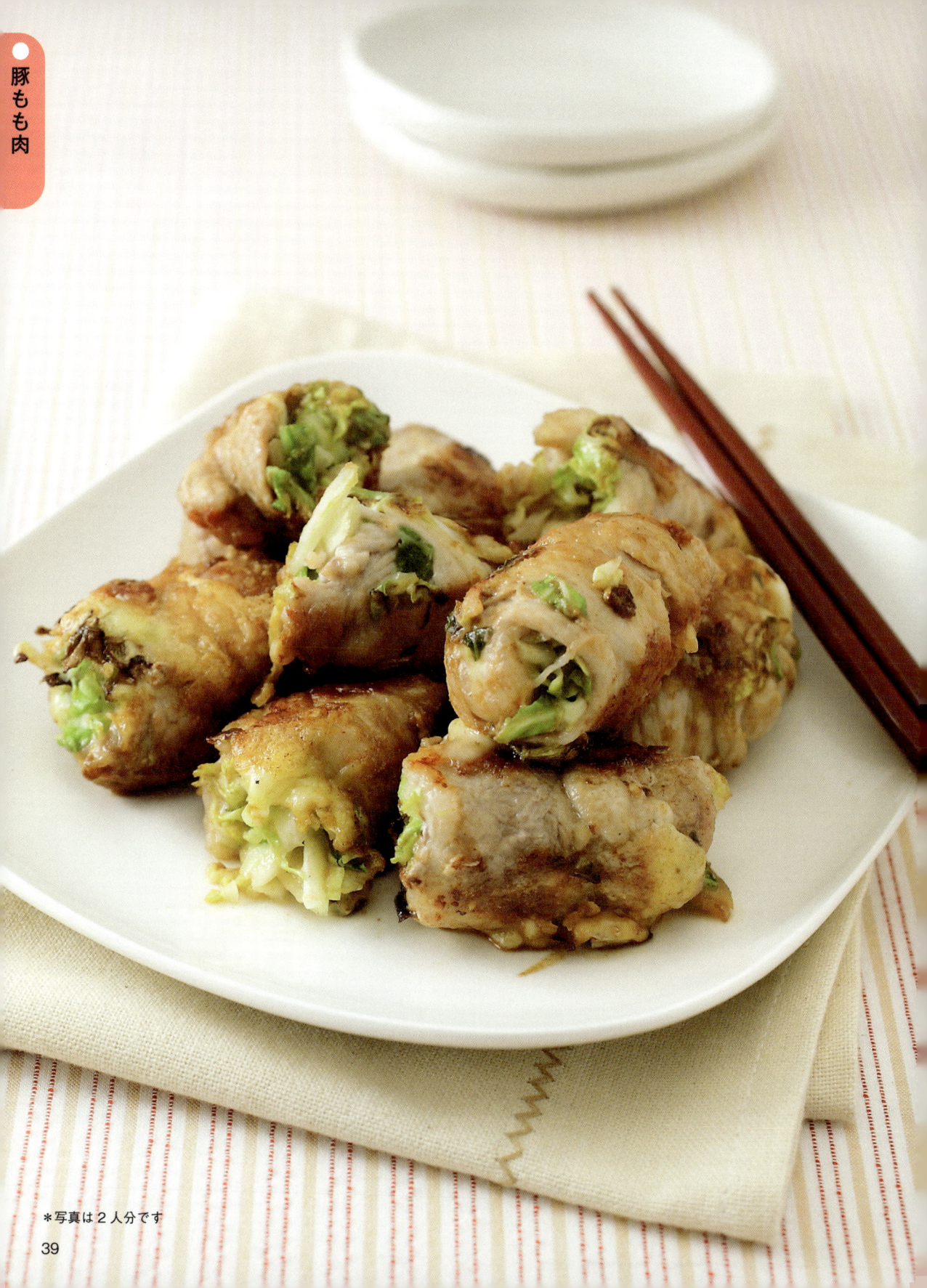

豚もも肉

＊写真は2人分です

| 1人分 | |
|---|---|
| エネルギー | 196 kcal |
| 塩分 | 1.8 g |
| 食物繊維 | 1.2 g |

# ゆで豚とキャベツのピリ辛和え

豚肉に片栗粉をまぶしてゆでると、脂の少ない部位でもしっとり柔らかい口当たりに。少しの調味料でしっかり味がからみます。ゆでたキャベツでボリュームアップ。早食い防止にもなります

## 材料（2人分）

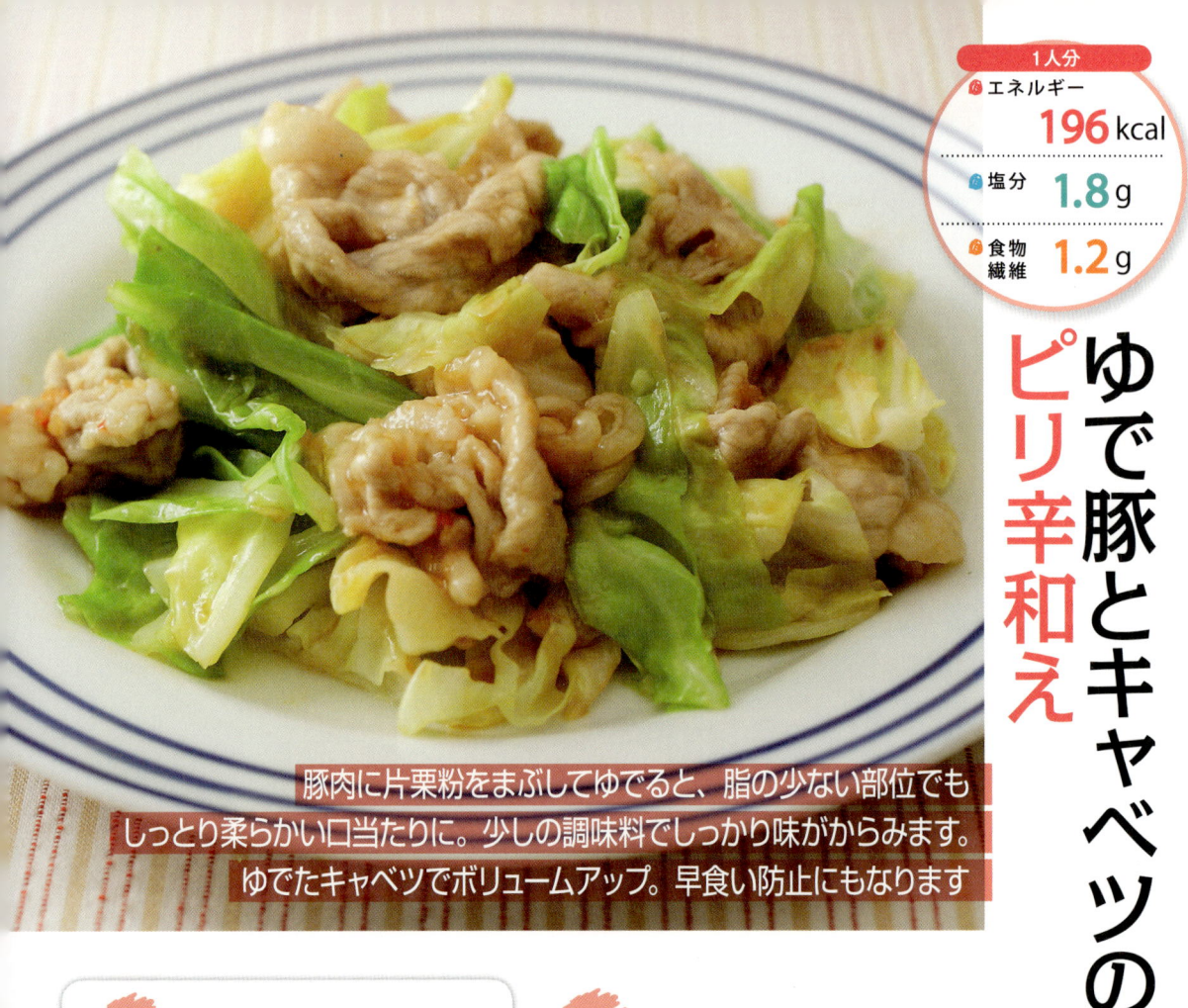

- A
  - 豚もも薄切り肉　150g
  - 塩・こしょう　各少々
  - 片栗粉　大さじ1
- B
  - しょうゆ　大さじ1
  - ごま油　小さじ1
  - にんにく（すりおろし）　1かけ
  - 豆板醤　小さじ¼
- キャベツ　⅛個（100g）

## 作り方

1. Aの豚肉は一口大に切り、塩、こしょうをもみ込み、片栗粉をまぶす。
2. キャベツはざく切りにする。
3. 鍋に湯を沸かしキャベツをゆでる。
4. 穴あきおたまで取り出したら、豚肉を1枚ずつばらばらにしてゆでる。
5. ボウルにBを混ぜ合わせ、キャベツと豚肉を和えたら出来上がり。

### 調理のポイント

片栗粉をまぶした豚肉は、1枚ずつ広げながらゆで、熱いうちに合わせ調味料で和えるのがコツです。
ゆでたキャベツはしっかり水気を絞り、食べる直前に混ぜると水っぽくなりません。

**豆板醤**　辛味成分のカプサイシンが、脂肪や糖質の代謝を促進。辛さを加えることで薄味でもおいしく食べられます。小さじ1に1gの塩分を含むので入れすぎには注意。

**豚もも肉**

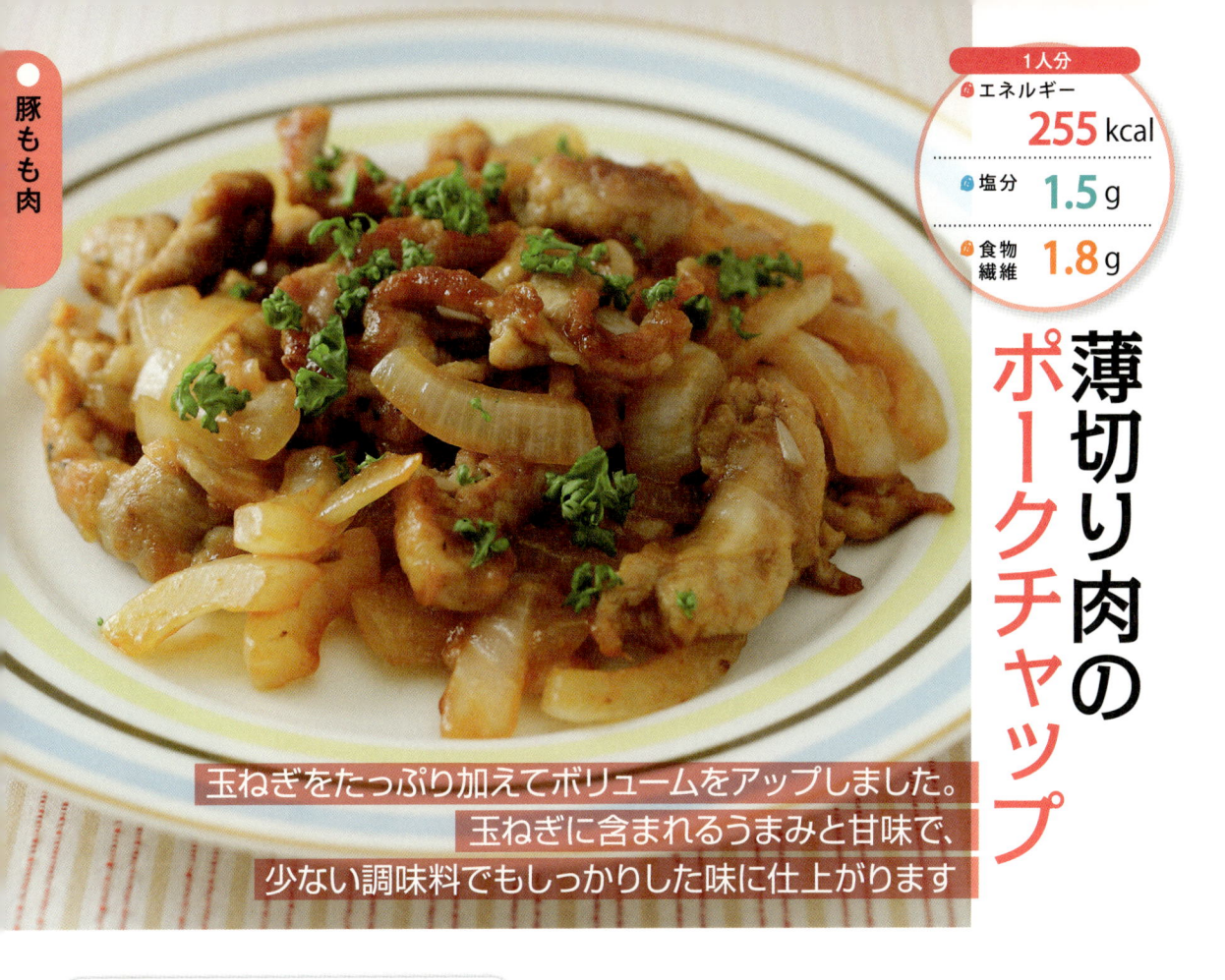

# 薄切り肉のポークチャップ

| 1人分 | |
|---|---|
| エネルギー | **255** kcal |
| 塩分 | **1.5** g |
| 食物繊維 | **1.8** g |

玉ねぎをたっぷり加えてボリュームをアップしました。玉ねぎに含まれるうまみと甘味で、少ない調味料でもしっかりした味に仕上がります

## 材料（2人分）

- A
  - 豚もも薄切り肉 ……… 150g
  - 塩・こしょう ……… 各少々
  - 小麦粉 ……… 大さじ1
- B
  - ウスターソース ……… 大さじ1
  - ケチャップ ……… 大さじ1
  - 水 ……… 大さじ1
  - 辛子 ……… 小さじ1
- 玉ねぎ（1cm幅に切る） ……… 1個
- オリーブ油 ……… 小さじ2
- パセリ（みじん切り） ……… 適宜

## 作り方

1. **A**の豚肉は食べやすい大きさに切り、塩、こしょうをもみ込み、小麦粉をまぶす。
2. フライパンにオリーブ油を入れて、豚肉を炒める。
3. 豚肉に火が通ったら、玉ねぎを入れてさっと炒め、ふたをして弱火で蒸し焼きにする。
4. 玉ねぎがしんなりしたら、混ぜ合わせた**B**を回し入れ、パセリを散らして出来上がり。

### 調理のポイント

玉ねぎは繊維を断ち切るように1cm幅に切ると、短時間でしんなりと柔らかくなり、肉となじむので肉の少なさをカバーできます。

**ケチャップ** 大さじ1に含まれる塩分は0.5g、エネルギー量は18kcal。大さじ2が、しょうゆ小さじ1の塩分量とほぼ同じ。大さじ2でトマト1個分のリコピンをとることができます。

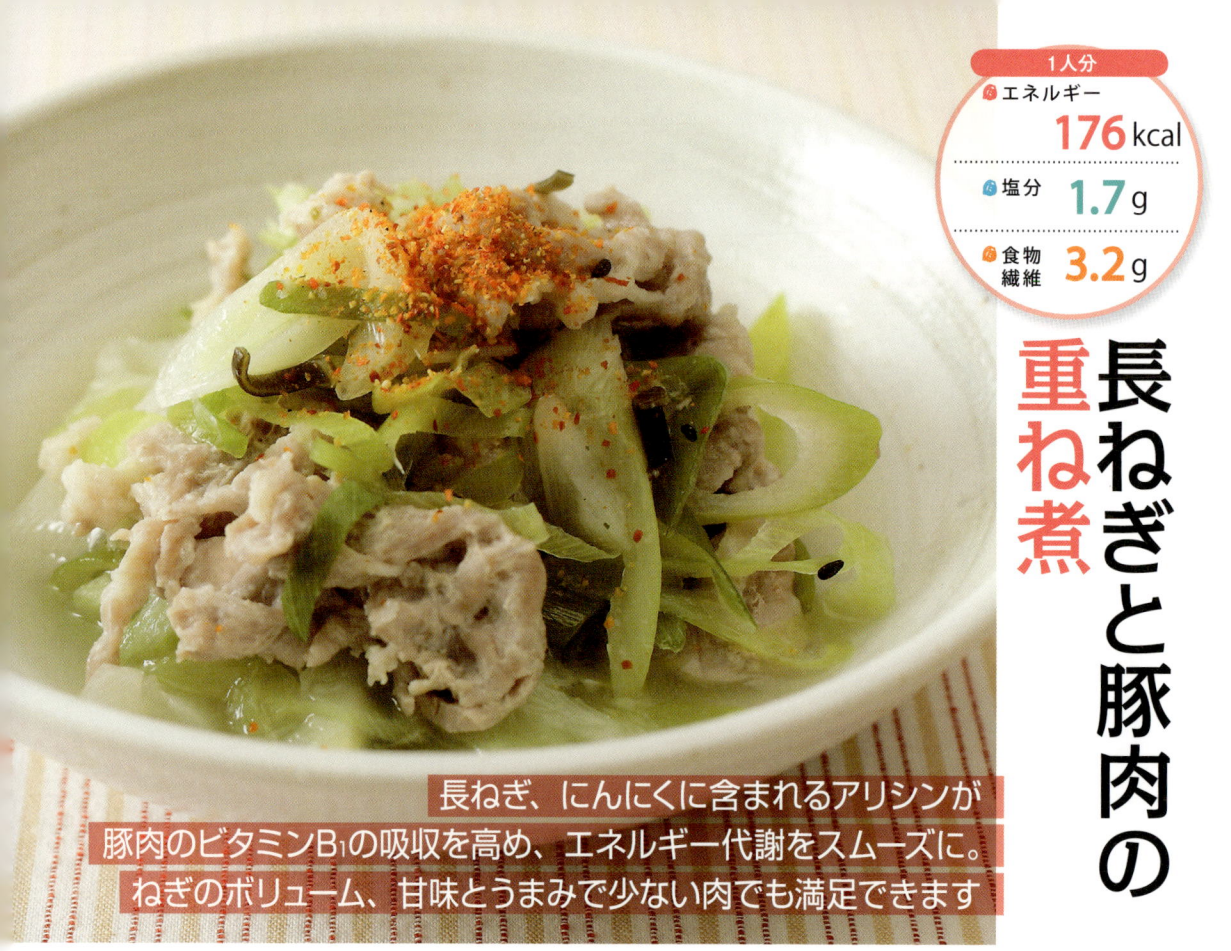

| 1人分 | |
|---|---|
| エネルギー | 176 kcal |
| 塩分 | 1.7 g |
| 食物繊維 | 3.2 g |

# 長ねぎと豚肉の重ね煮

長ねぎ、にんにくに含まれるアリシンが豚肉のビタミンB₁の吸収を高め、エネルギー代謝をスムーズに。ねぎのボリューム、甘味とうまみで少ない肉でも満足できます

## 材料（2人分）

A
- 豚もも薄切り肉（一口大） 150g
- 塩 小さじ½
- にんにく（すりおろし） 1かけ

- 長ねぎ（斜め薄切り） 2本（200g）
- 昆布（1cm×10cm） 1枚
- 水 100cc
- 七味唐辛子 好みで

## 作り方

1. 豚肉は塩とにんにくをよくもみ込む。
2. 鍋に豚肉とねぎと昆布（キッチンばさみで細く切る）を段々に重ねて入れたら、水を入れ、ふたをして火にかける。
3. ねぎがくたっとなるまで煮る。
4. 器に盛り、好みで七味唐辛子をかけて出来上がり。

### 調理のポイント

少ない水で蒸し煮にするので、ふたはぴったり閉まるものを使うのがポイント。
豚肉に塩をもみ込んでおくことで、脂肪の少ないもも肉でも、しっとり柔らかく煮上がります。

**にんにく** ねぎ類の中で最も多くアリシンを含み、血液サラサラ効果や、脂肪の分解促進などの効果が期待できます。

豚もも肉・ひき肉

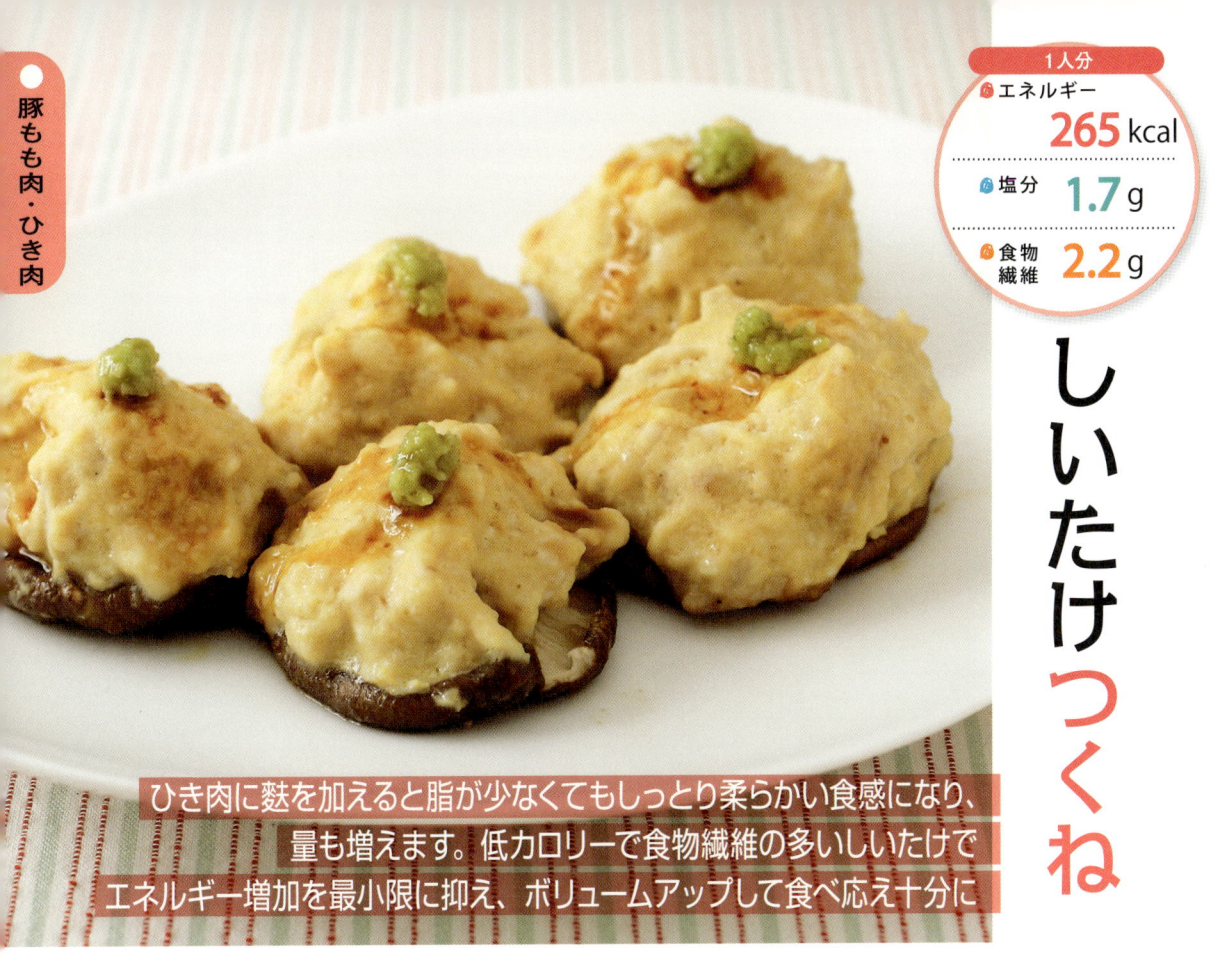

**1人分**
- エネルギー **265** kcal
- 塩分 **1.7** g
- 食物繊維 **2.2** g

# しいたけつくね

ひき肉に麩を加えると脂が少なくてもしっとり柔らかい食感になり、量も増えます。低カロリーで食物繊維の多いしいたけでエネルギー増加を最小限に抑え、ボリュームアップして食べ応え十分に

## 材料（2人分）

A
- 麩 ……… 10g
- 水 ……… 大さじ2〜3

B
- 鶏ひき肉 ……… 200g
- 卵 ……… 1個
- しょうが（すりおろし）……… 1かけ
- しょうゆ ……… 大さじ1
- 片栗粉 ……… 大さじ1

C
- しいたけ ……… 10個
- 片栗粉 ……… 少々

- 水 ……… 大さじ2〜3
- わさび、しょうゆ ……… 各少々

## 作り方

1. Cのしいたけは軸を取りかさの内側に片栗粉をふり、切り取った軸はみじん切りにする。
2. ボウルにAの麩を砕いて入れ、水で湿らせる。Bとしいたけの軸を加えてよく混ぜ、しいたけの上にのせて形を整える。
3. フライパンにしいたけを下にして入れ、水を加えてすぐにふたをして5〜10分ほど蒸し焼きにする。
4. ひき肉に火が通ったら器に盛って、わさびをのせて、しょうゆ少々をかけて出来上がり。

### 調理のポイント

砕いた麩にまず水分を加えて湿らせてからひき肉に混ぜるのが、しっとり柔らかい食感にするコツ。少量の水で蒸し焼きにするので、ぴったり閉まるふたを使ってください。

**しいたけ** 生しいたけ約4〜5個（50g）に含まれる食物繊維は1.7g、エネルギー量は9kcalです。低カロリーで噛み応えもあるので、早食い、食べすぎ防止の強い味方です。

# ごろごろミートボールのトマト煮

脂肪の少ない赤身のひき肉を使い、焼かずに煮込むことで、脂質を大幅にカット。玉ねぎ、しめじなどを加えることで、食物繊維と食べ応えをアップさせました

**1人分**
- エネルギー **335** kcal
- 塩分 **2.7** g
- 食物繊維 **5.1** g

## 材料（2人分）

A
- 豚ひき肉 ……………… 150g
- 玉ねぎ（みじん切り） ……… 大 ½ 個（100g）
- 卵 …………………… 1個
- 片栗粉 ……………… 大さじ1
- 塩・こしょう ………… 各少々

- にんにく（みじん切り） …… 1かけ
- 玉ねぎ（薄切り） ……… 大 ½ 個（100g）
- しめじ（小房に分ける） …… 1パック

B
- トマト水煮缶 ………… ½ 缶
- 水 …………………… ½ カップ
- 塩 …………………… 少々

- しょうゆ …………… 大さじ1
- パセリ（みじん切り） ……… 好みで
- オリーブ油 ………… 小さじ2

## 作り方

1. **A**をよく混ぜる。
2. フライパンにオリーブ油とにんにくを入れて火にかけ、いい香りがしてきたら玉ねぎを入れて炒める。
3. **B**を入れ、ふたをして弱火で煮る。
4. 玉ねぎがしんなりしたら、**1**をスプーンで落とし入れる。
5. ミートボールに火が通るまでふたをして煮る。
6. しめじも入れ、しょうゆで味を調える。
7. 器に盛って、パセリをかけて出来上がり。

### 調理のポイント

フライパンは口径が広いので、ミートボールが重ならずに入り、均一に火が通ります。トマトソースの上で蒸し煮にするので、ぴったり閉まるふたを使ってください。

**トマト水煮缶** 生のトマトと栄養価はほとんど変わらず、一年中価格も安定しているので、買い置きしておくと便利です。使い残しは冷凍保存が可能です。

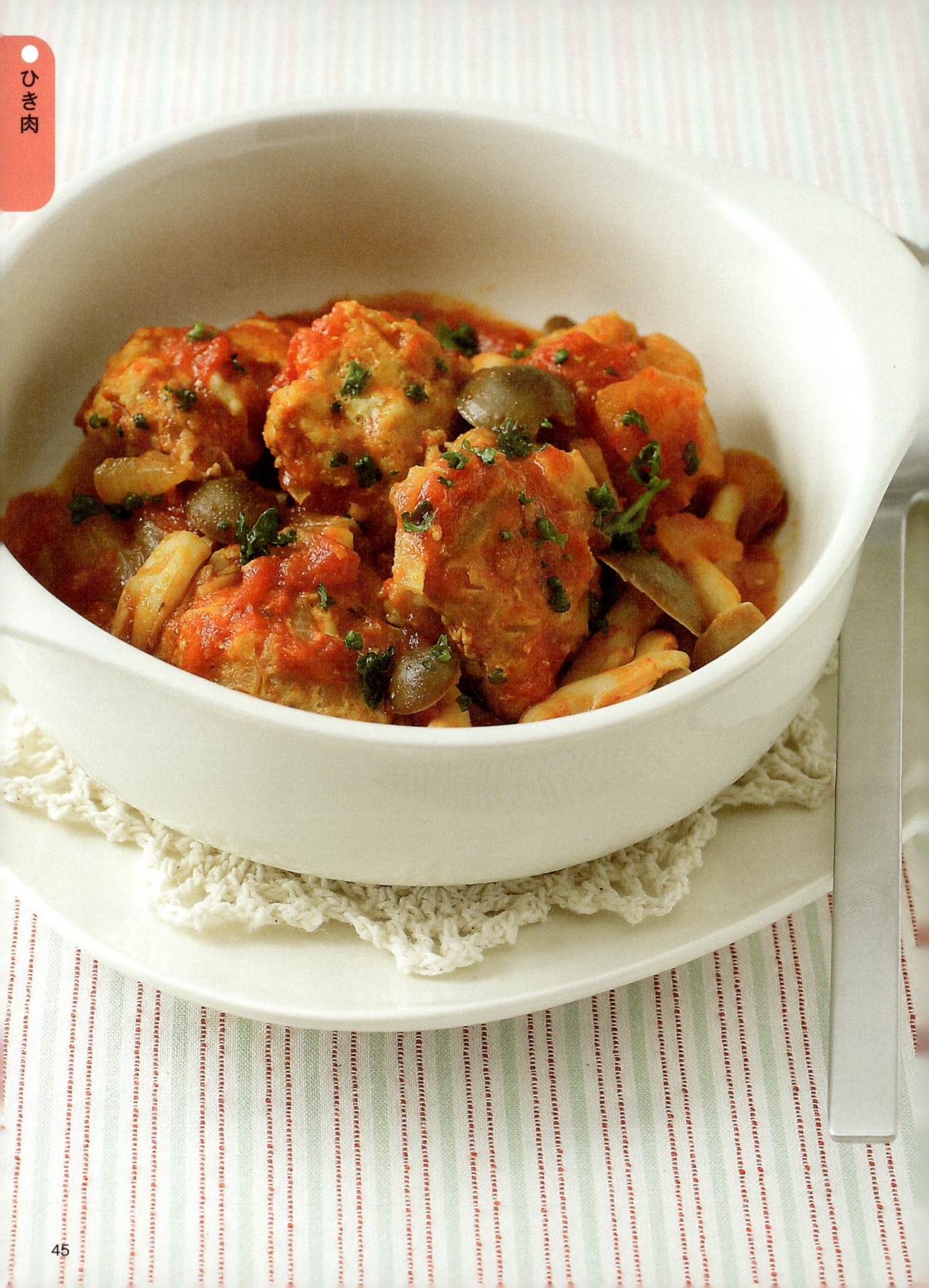

ひき肉

# ピリ辛肉そぼろの野菜巻き

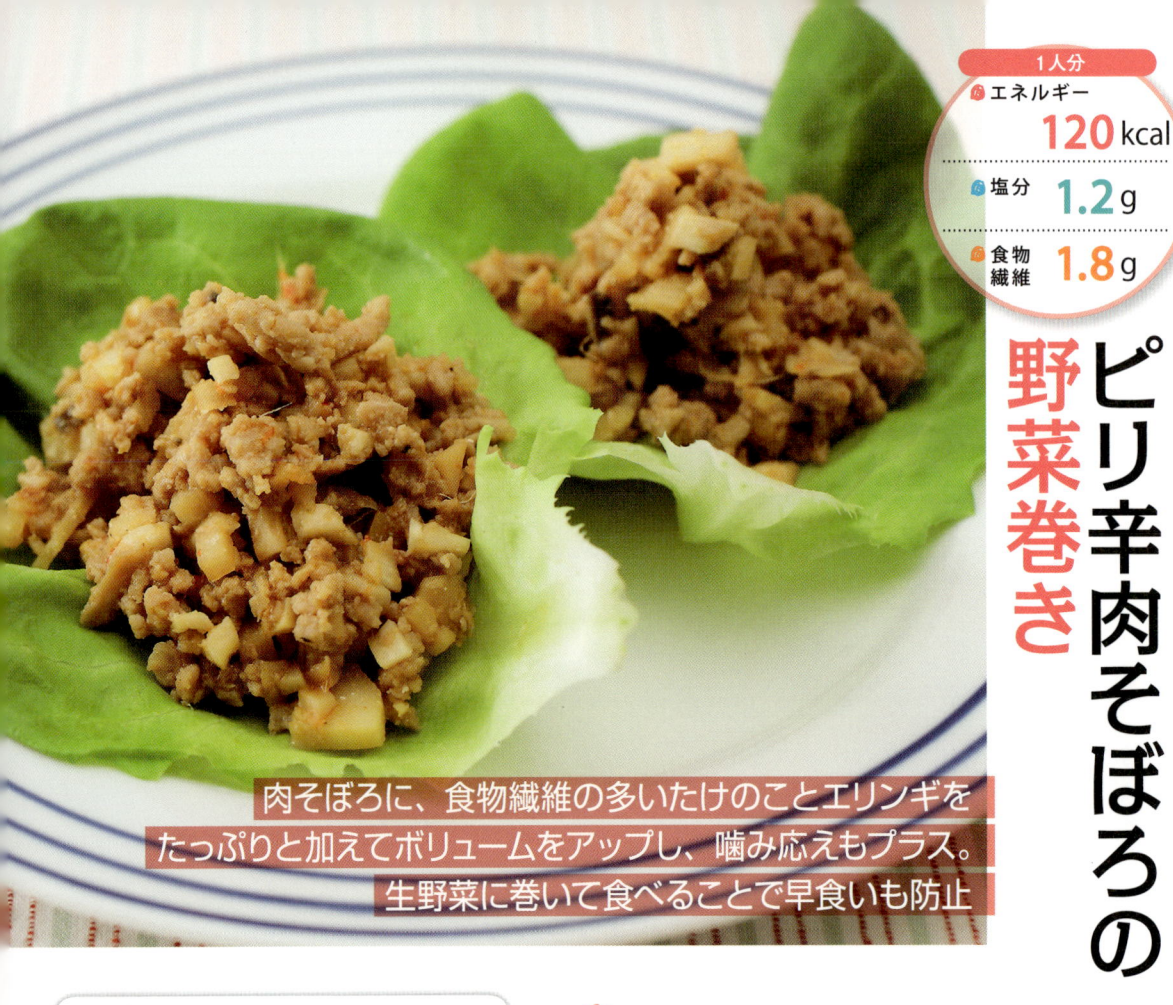

**1人分**
- エネルギー **120** kcal
- 塩分 **1.2** g
- 食物繊維 **1.8** g

肉そぼろに、食物繊維の多いたけのことエリンギをたっぷりと加えてボリュームをアップし、噛み応えもプラス。生野菜に巻いて食べることで早食いも防止

## 材料（2人分）

**A**
- 豚ひき肉 ……………… 150g
- みそ ………………… 大さじ1
- オイスターソース …… 大さじ1
- 砂糖 ………………… 大さじ1
- 豆板醤 ……………… 小さじ½

**B**
- にんにく（すりおろし） 1かけ
- しょうが（すりおろし） 1かけ
- エリンギ（みじん切り） 1本（100g）
- 水煮たけのこ（粗みじん切り） 100g

- サラダ菜 ½袋（50g）

## 作り方

1. **A**をフライパンに入れてよく混ぜて火にかける。
2. ひき肉に火が通ったら、**B**を入れてさらに炒める。
3. エリンギに火が通ったら火からおろして出来上がり。サラダ菜に包んで食べる。

### 調理のポイント

生のひき肉に調味料を混ぜてから火にかけることで、脂肪の少ないひき肉でもしっとり柔らかく仕上がります。一度に食べきれない分は冷凍保存も可能です。

**たけのこ** 水煮たけのこ小1本（100g）の食物繊維は3.3g、エネルギー量は30kcal。水煮たけのこを常備しておけば手軽に煮物や混ぜごはんにプラスして食べ応えをアップ。噛み応えもあるので早食い防止にもぴったり。

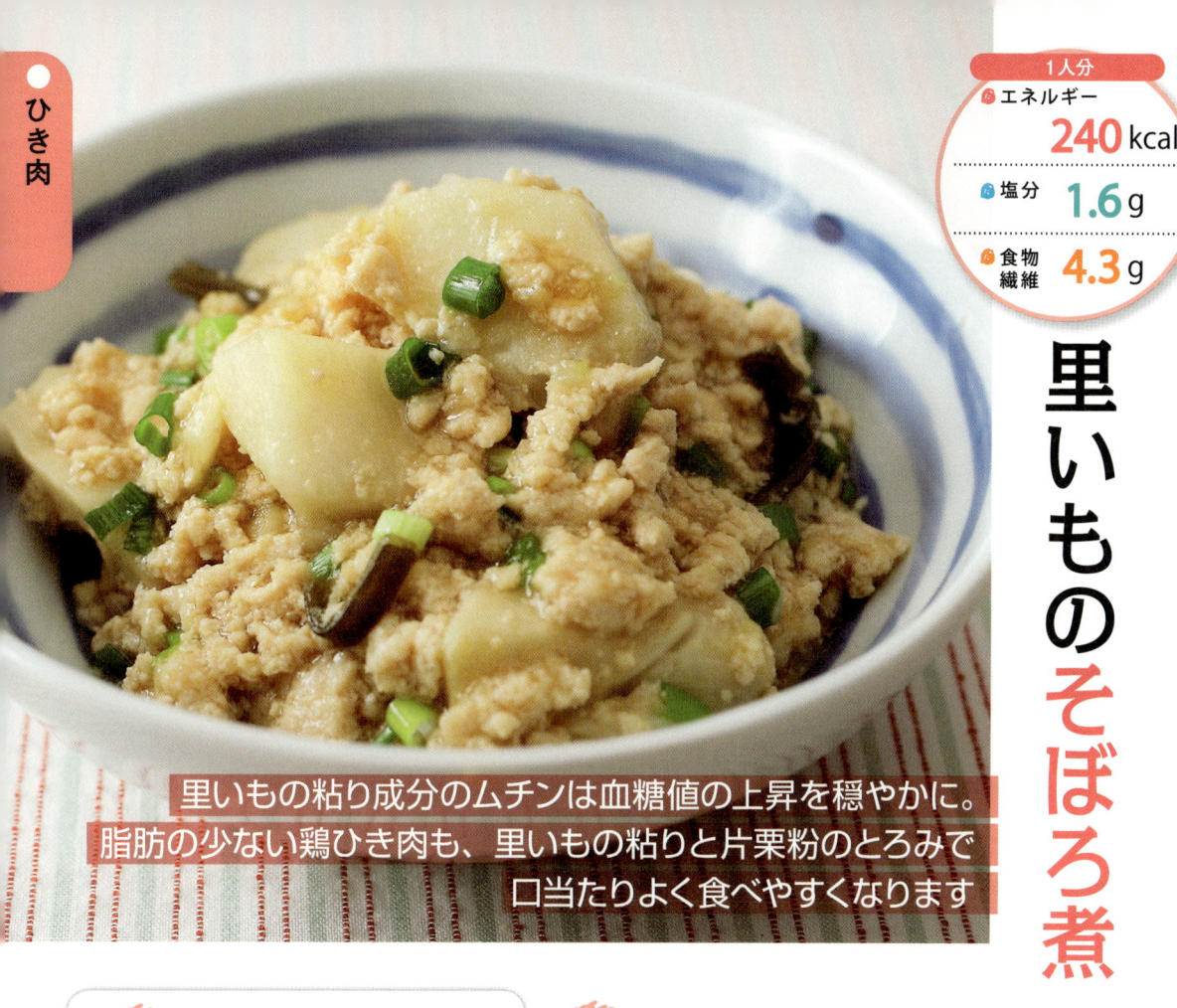

ひき肉

| 1人分 | |
|---|---|
| エネルギー | **240** kcal |
| 塩分 | **1.6** g |
| 食物繊維 | **4.3** g |

# 里いものそぼろ煮

里いもの粘り成分のムチンは血糖値の上昇を穏やかに。
脂肪の少ない鶏ひき肉も、里いもの粘りと片栗粉のとろみで
口当たりよく食べやすくなります

## 材料（2人分）

- A
  - 鶏ひき肉 ……………… 150g
  - しょうゆ ……………… 大さじ1
  - 砂糖 …………………… 大さじ½
  - しょうが（すりおろし）
    ………………………… 1かけ
- B
  - 昆布（1cm×10cm） … 1枚
  - 水 ……………………… 200cc
- 里いも ………… 4個（300g）
- 水溶き片栗粉 …………… 適宜
- 青ねぎ（小口切り）……… 適宜

## 作り方

1. 里いもは皮をむいて食べやすい大きさに切る。
2. フライパンにAを入れてよく混ぜ、B（昆布はキッチンばさみで細く切る）を入れたら、混ぜながら火にかける。
3. 沸騰してきてひき肉に火が通ったら、里いもを入れ、ふたをして煮る。
4. 里いもが柔らかくなったら、水溶き片栗粉でとろみをつけ、青ねぎを散らして出来上がり。

### 調理のポイント

そぼろ煮の場合も、生のひき肉に調味料を混ぜてから水を加えることで、しっとり柔らかく仕上がります。先にひき肉に火を通してから里いもを入れるのがおいしく作るコツです。ふたはぴったり閉まるものを使ってください。

**鶏ひき肉** もも、胸、ささみとひき肉の部位が選べるようになってきました。胸肉のひき肉は、脂肪が少なく低カロリーなうえにうまみが多く、価格も安いのでおすすめです。

# 鮭のみそ焼き

焼いてからみそを塗ることで、みそ漬けにするより減塩できます。ねぎなどの野菜を一緒に焼くと栄養バランスがよくなり、食物繊維もとれます

**1人分**
- エネルギー 215 kcal
- 塩分 1.6 g
- 食物繊維 1.9 g

## 材料（2人分）

A
- 生鮭 ......... 2切れ
- 塩・酒 ......... 各少々

B
- みそ ......... 大さじ1
- みりん ......... 大さじ1
- 砂糖 ......... 小さじ1

白ごま ......... 小さじ1

## 作り方

1. Aの鮭に塩と酒をふりかけ、10分ほどおく。
2. 魚焼きグリルで鮭をこんがり焼く。
3. Bを混ぜ合わせる。
4. 鮭が焼き上がったら、3を塗って、焦げ色がつくまで焼く。
5. 器に取り出して、ごまをふったら出来上がり。

＊長ねぎをぶつ切りにしてごま油をまぶしたものを、一緒に焼いて添えています（作り方はP27参照）。

### 調理のポイント

鮭を焼いてから、みそを塗るのがコツ。最初から塗って焼くと、鮭に火が通る前にみそが焦げてしまうので要注意。
みそにゆずの皮のすりおろし、おろししょうが、刻みねぎなどを混ぜてもおいしいです。

**鮭** 鮭の脂肪にはEPA、DHAがたっぷり。動脈硬化や血栓の予防効果が期待できます。塩鮭は塩分に注意。

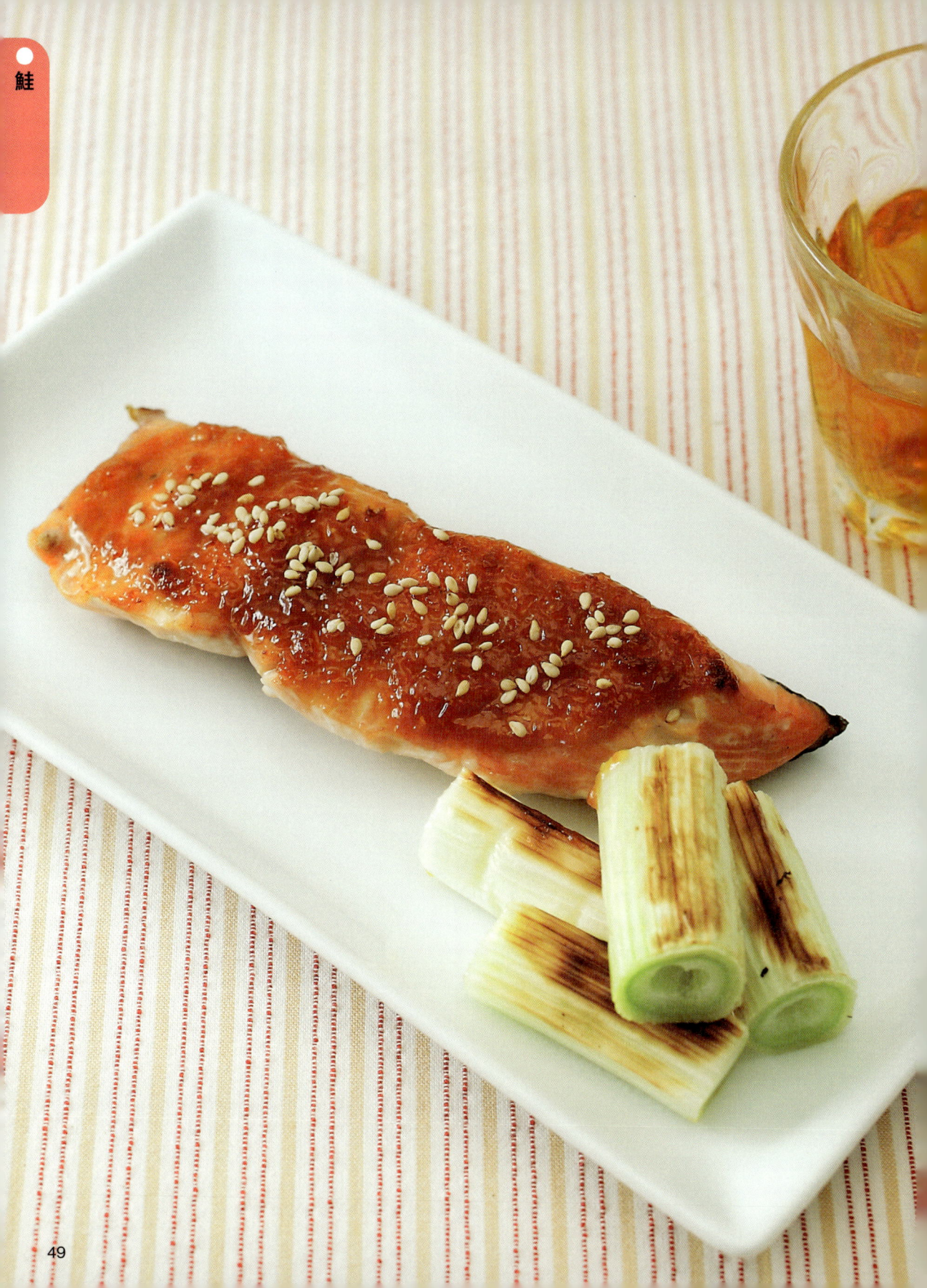

鮭

## 鮭とキャベツのさっぱり蒸し

**1人分**
- エネルギー **167** kcal
- 塩分 **2.2** g
- 食物繊維 **1.9** g

野菜の上で蒸し焼きにすると、鮭がふっくら柔らかく仕上がります。キャベツは加熱するとかさが減り、鮭のうまみがしっかりしみてたっぷりおいしく食べられます

### 材料（2人分）

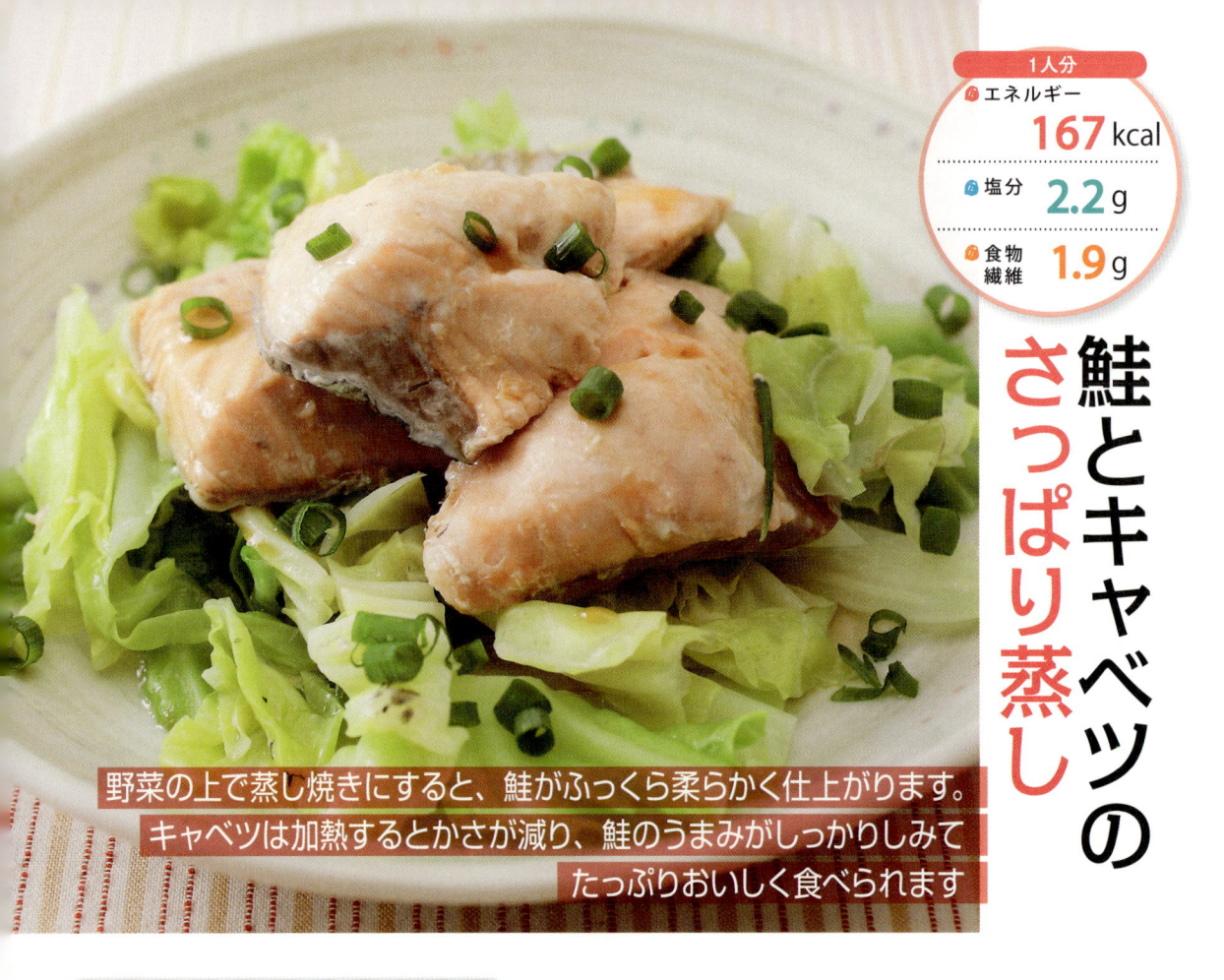

- A
  - 生鮭 ── 2切れ
  - 塩 ── 少々
- キャベツ（ざく切り） ── ¼個
- 水 ── 100cc
- ポン酢しょうゆ ── 大さじ2
- 青ねぎ（小口切り） ── 適宜

### 作り方

1. 生鮭は塩をふり、5分くらいおき、キャベツはざく切りにする。
2. フライパンにキャベツと水を入れて火にかける。
3. 沸騰したら、キャベツの上に鮭をのせ、ふたをして中火で蒸す。
4. 鮭に火が通ったら器に取り、青ねぎを散らして、ポン酢しょうゆをかければ出来上がり。

### 調理のポイント

フライパンひとつで蒸すので簡単。ふたはぴったり閉まるものを使うのがコツ。
キャベツ以外に白菜、きのこ、チンゲン菜など、アクが少なく火の通りが早い野菜なら同様に調理できます。

**ポン酢しょうゆ** 大さじ1の塩分量は約1.3gで、しょうゆの約半分です（商品によって誤差はあります）。かんきつ類の香りや酸味を上手に使えばおいしく減塩できます。

鮭

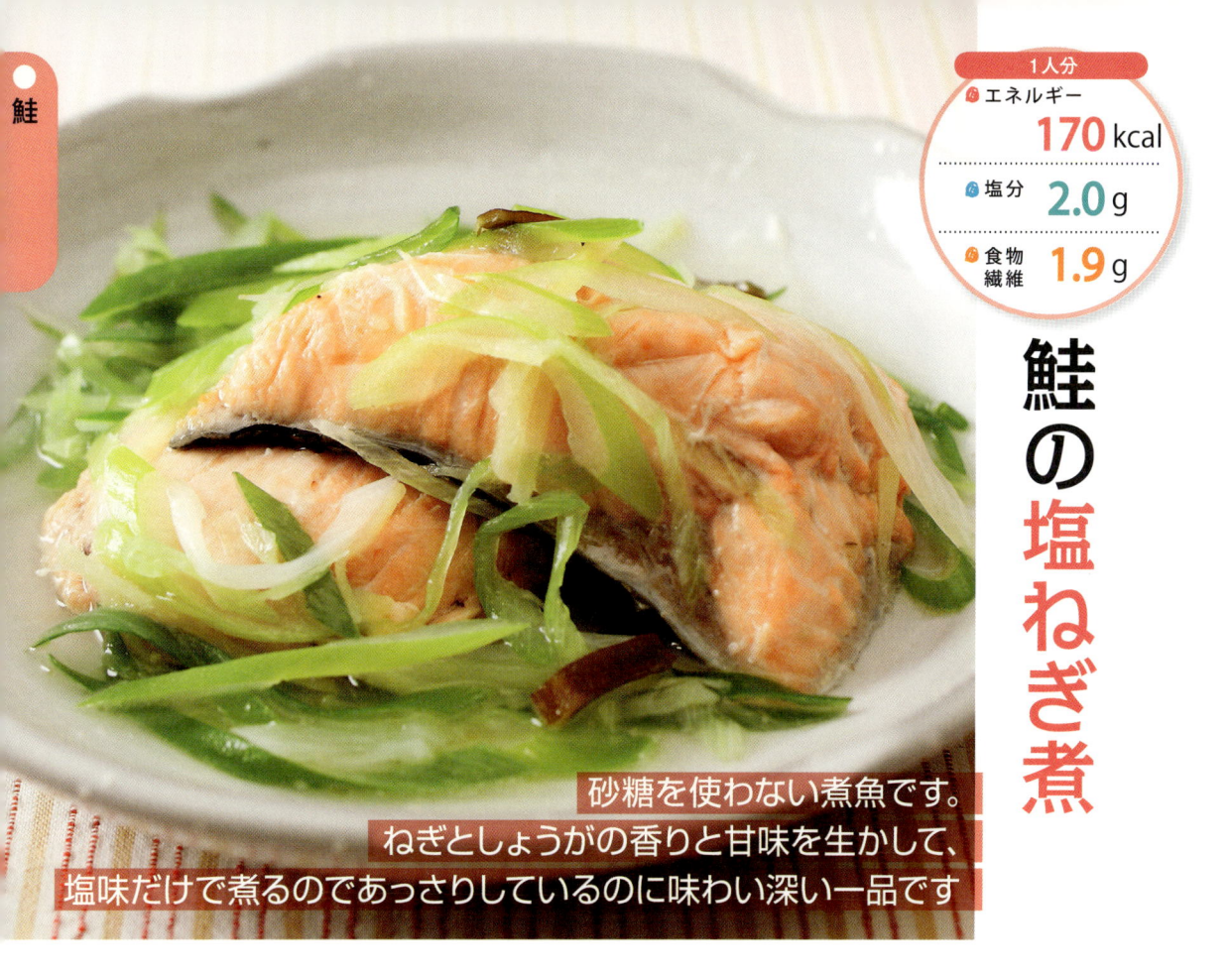

| 1人分 | |
|---|---|
| エネルギー | **170** kcal |
| 塩分 | **2.0** g |
| 食物繊維 | **1.9** g |

# 鮭の塩ねぎ煮

砂糖を使わない煮魚です。
ねぎとしょうがの香りと甘味を生かして、
塩味だけで煮るのであっさりしているのに味わい深い一品です

## 材料（2人分）

- A
  - 生鮭　　　　　　　　　　　2切れ
  - 塩　　　　　　　　　　　　少々
- B
  - 水　　　　　　　　　　　　150cc
  - 昆布（1cm×10cm）　　　　1枚
  - 塩　　　　　　　　　　　　小さじ½
- 長ねぎ（縦半分に切って斜め薄切り）
  　　　　　　　　　　　　　1本（100g）
- しょうが（せん切り）　　　　1かけ
- ごま油　　　　　　　　　　　小さじ1

## 作り方

1. 長ねぎは、縦半分に切って、斜め薄切り（緑のところも全部使う）、しょうがはせん切りにする。鮭は塩をふって5分ほどおく。

2. フライパンにB（昆布はキッチンばさみで細く切る）を入れて火にかけ、煮立ったところに水気を拭いた鮭を入れる。

3. 軽く煮汁をかけたら、長ねぎとしょうがをのせてふたをする。5〜10分蒸し煮にし、鮭に火が通ったら、ごま油を回しかけて出来上がり。

### 調理のポイント

煮汁を火にかけ、煮立ったところに鮭を入れるのがおいしく作るコツ。鮭の上にたっぷりとねぎとしょうがをのせることで、落としぶた代わりになります。

**しょうが**　辛味成分が血行をよくし、新陳代謝を高めてくれます。また、食欲をそそる香りがあるので、薄味の料理でもおいしく食べられます。

# 鮭のみぞれ煮

通常、一度揚げてから煮るのを、焼いてから煮ることでカロリーダウン。
表面にまぶした小麦粉の効果で少しの調味料でもうまくからまり、コクもプラス。魚料理といえども満足感十分

**1人分**
エネルギー **216** kcal
塩分 **1.7** g
食物繊維 **2.2** g

## 材料（2人分）

A
- 生鮭 ……… 2切れ
- 塩 ……… 少々
- 小麦粉 ……… 大さじ1

B
- 水 ……… 100cc
- しょうゆ ……… 大さじ1
- みりん ……… 大さじ1
- しょうが（すりおろし） ……… 1かけ

- 大根（すりおろし） ……… 約10cm（200g）
- 青ねぎ（小口切り） ……… 適宜
- ごま油 ……… 小さじ1

## 作り方

1. **A**の生鮭は塩をふって5分ほどおき、軽く水気を拭いて小麦粉をまぶす。大根は皮をむいてすりおろし、水気を切る。
2. フライパンにごま油を入れ、**1**の鮭を両面こんがりと焼く。出てきた脂を拭き取ったら、**B**を一度に入れてさっと煮る。
3. 大根おろしを鮭の上にのせたらふたをしてさらに煮る。
4. 大根おろしが温かくなったら、さっと混ぜて器に取り出し、彩りに青ねぎを散らして出来上がり。

### 調理のポイント

鮭を焼いたフライパンについた汚れや余分な脂をキッチンペーパーで拭いてから、煮汁を入れると、生臭みのないすっきりした味に仕上がります。大根おろしは最後に加え、加熱しすぎないのがおいしく仕上げるコツ。

**大根おろし** 大根5cm（約100g）の食物繊維は1.4g、エネルギー量は18kcalです。大根おろしの辛味とうまみで、薄味でもおいしく食べられるので、調味料代わりにたっぷり使いたいもの。

鮭

# たらのピカタ

| 1人分 | |
|---|---|
| エネルギー | 211 kcal |
| 塩分 | 0.8 g |
| 食物繊維 | 1.4 g |

卵の入った衣をつけて焼くことで、食べ応えアップ。
青のりの香りで薄味でもおいしく食べられるとともに、食物繊維を効率よくとれます

## 材料（2人分）

A
- 生だら　2切れ（200g）
- 塩・こしょう　各少々
- 小麦粉　大さじ1

B
- 卵　1個
- 小麦粉　大さじ2
- 青のり　大さじ1

サラダ油　小さじ2
サラダ菜、ミニトマトなど　適宜

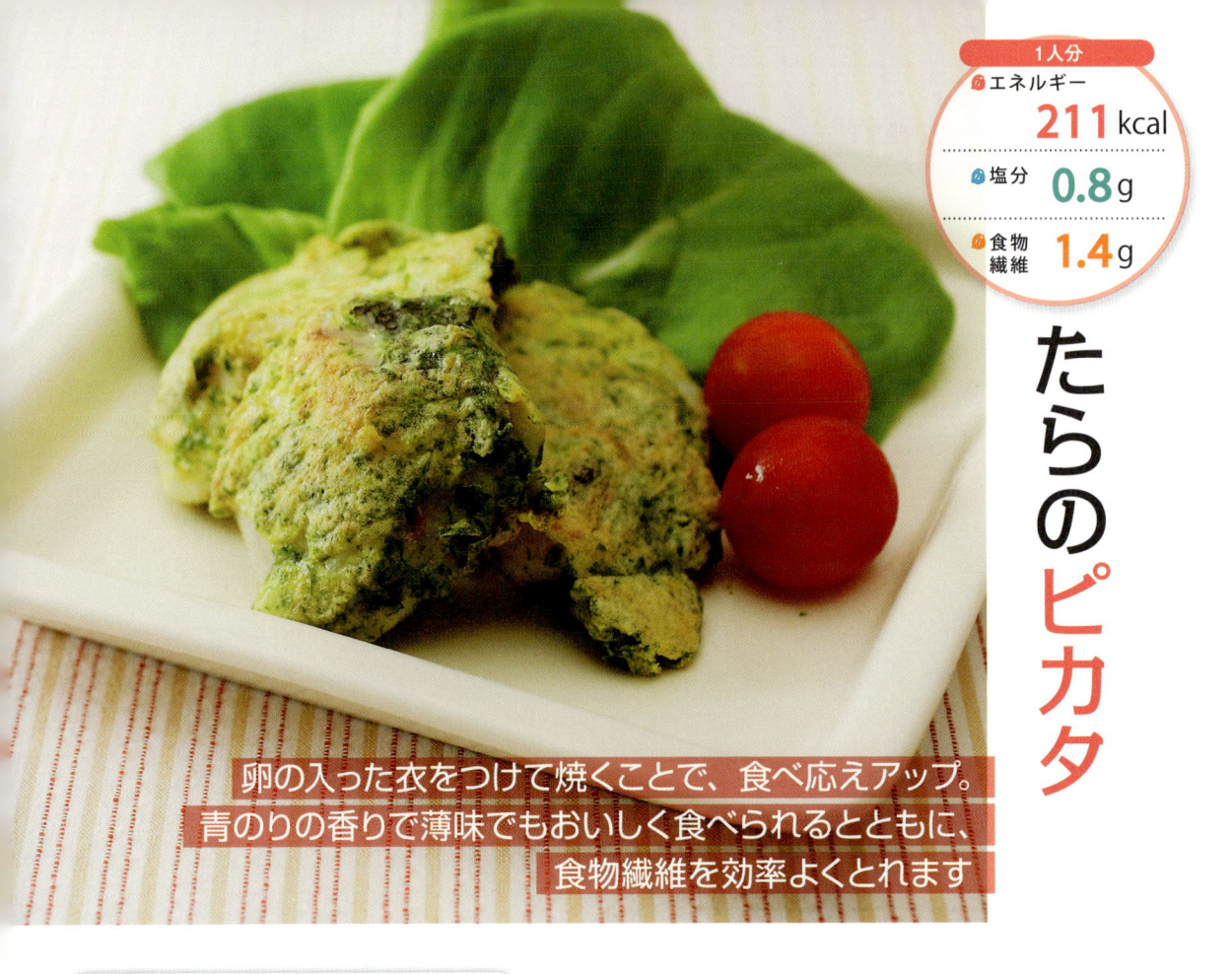

## 作り方

1. Aのたらは食べやすい大きさのそぎ切りにし、塩、こしょうをふり、小麦粉をまぶす。
2. ボウルにBを混ぜ合わせて衣を作り、1をからめる。
3. フライパンにサラダ油を熱して、2を両面こんがりと焼く。
4. 彩りのサラダ菜やミニトマトとともに盛って出来上がり。

### 調理のポイント

たらをそぎ切りにすることで、出来上がりの見た目にボリューム感が出ます。
やや弱めの中火で焼くと、ふっくら柔らかく焼き上がります。

### 青のり

青のり大さじ1（2.5g）の塩分は0.2gで、食物繊維を約1gとることができます。豊富に含まれるクロムは、インスリン分泌を促進する働きがあります。

たら

**1人分**
エネルギー **114** kcal
塩分 **1.9** g
食物繊維 **1.4** g

# たらのポン酢漬け

ゆでて漬け込むことで大幅にカロリーダウン。
片栗粉をまぶすとゆでたときにうまみが逃げ出さず、
つるりとした食感に仕上がります

## 材料（2人分）

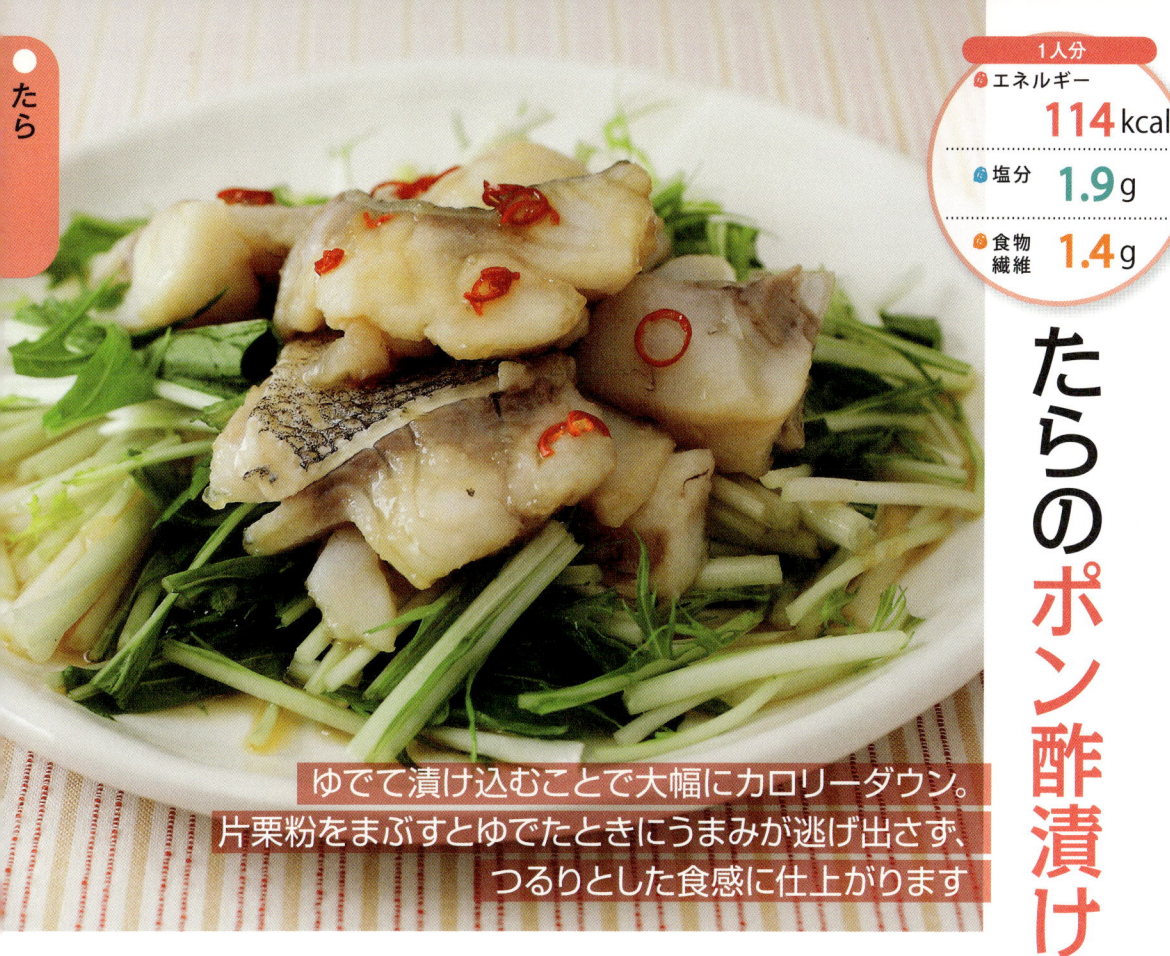

- A
  - 生だら（そぎ切り） ……… 2切れ（200g）
  - 塩 ……………………………… 少々
  - 片栗粉 ……………………… 大さじ1
- B
  - ポン酢しょうゆ ……………… 大さじ2
  - 赤唐辛子（小口切り） ………… 1本
- 水菜（ざく切り） ……… ½束（100g）

## 作り方

1. **A**のたらは塩をふって5分ほどおき、軽く水気を拭いて片栗粉をまぶす。
2. なべに湯を沸かし、**1**をゆでる。
3. ゆで上がったら、**B**に漬け込む。
4. 水菜を敷いた器に、漬け汁ごと盛って出来上がり。

### 調理のポイント

片栗粉をまぶしたたらを湯に入れたら、あまり触らずにゆで上げるのがコツ。あつあつのたらをポン酢しょうゆに漬け込むと、しっかり味がからまります。

**たら**　真だらは1切れ（100g）で約77kcal。低カロリーで高たんぱくな魚です。塩分とおいしさの点から見て、塩だらより生だらがおすすめ。

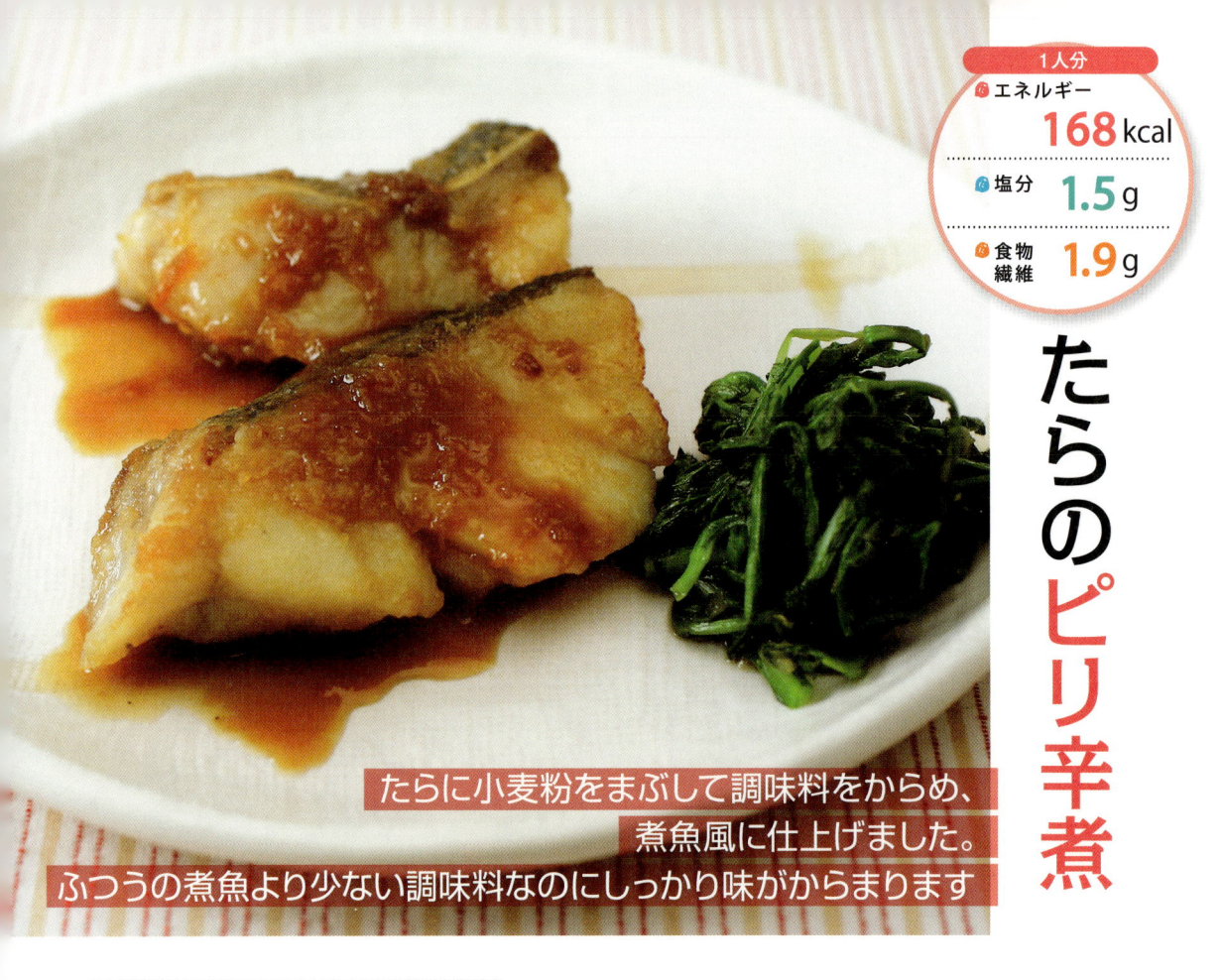

|  | 1人分 |
|---|---|
| エネルギー | 168 kcal |
| 塩分 | 1.5 g |
| 食物繊維 | 1.9 g |

# たらのピリ辛煮

たらに小麦粉をまぶして調味料をからめ、煮魚風に仕上げました。
ふつうの煮魚より少ない調味料なのにしっかり味がからまります

## 材料（2人分）

| A | 生だら | 2切れ（200g） |
|---|---|---|
|   | 塩 | 少々 |
|   | 小麦粉 | 大さじ1 |
| B | しょうゆ | 大さじ1 |
|   | みりん | 大さじ1 |
|   | 砂糖 | 小さじ1 |
|   | 水 | 大さじ3 |
|   | にんにく（すりおろし） | 1かけ |
|   | ごま油 | 小さじ2 |
|   | 春菊 | 1束（100g） |

## 作り方

1. Aのたらは塩をふって5分ほどおき、出てきた水分をキッチンペーパーで拭いて、小麦粉をまぶす。

2. フライパンにごま油を入れて、たらを両面こんがりと焼く。余分な油を拭き、Bのたれを一気に入れてたらにからめ、器に取り出し煮汁をかける。

3. あいたフライパンに水少々を入れ、ざく切りにした春菊を入れさっと蒸し煮にし、2に添えたら出来上がり。

### 調理のポイント

たらに小麦粉をまぶしたあと、余分な粉をていねいにはたいておくと、少しの油で上手に焼けます。フライパンに残ったたれで野菜を蒸し煮にすると、栄養バランスがよくなります。春菊以外にきのこや海藻などもおすすめ。

**春菊** 約1束（100g）の食物繊維は3.2g、エネルギー量は22kcal。さっと加熱して食べるのが一般的ですが、葉だけをサラダにすると、独特のクセが気にならずにたっぷり食べられます。

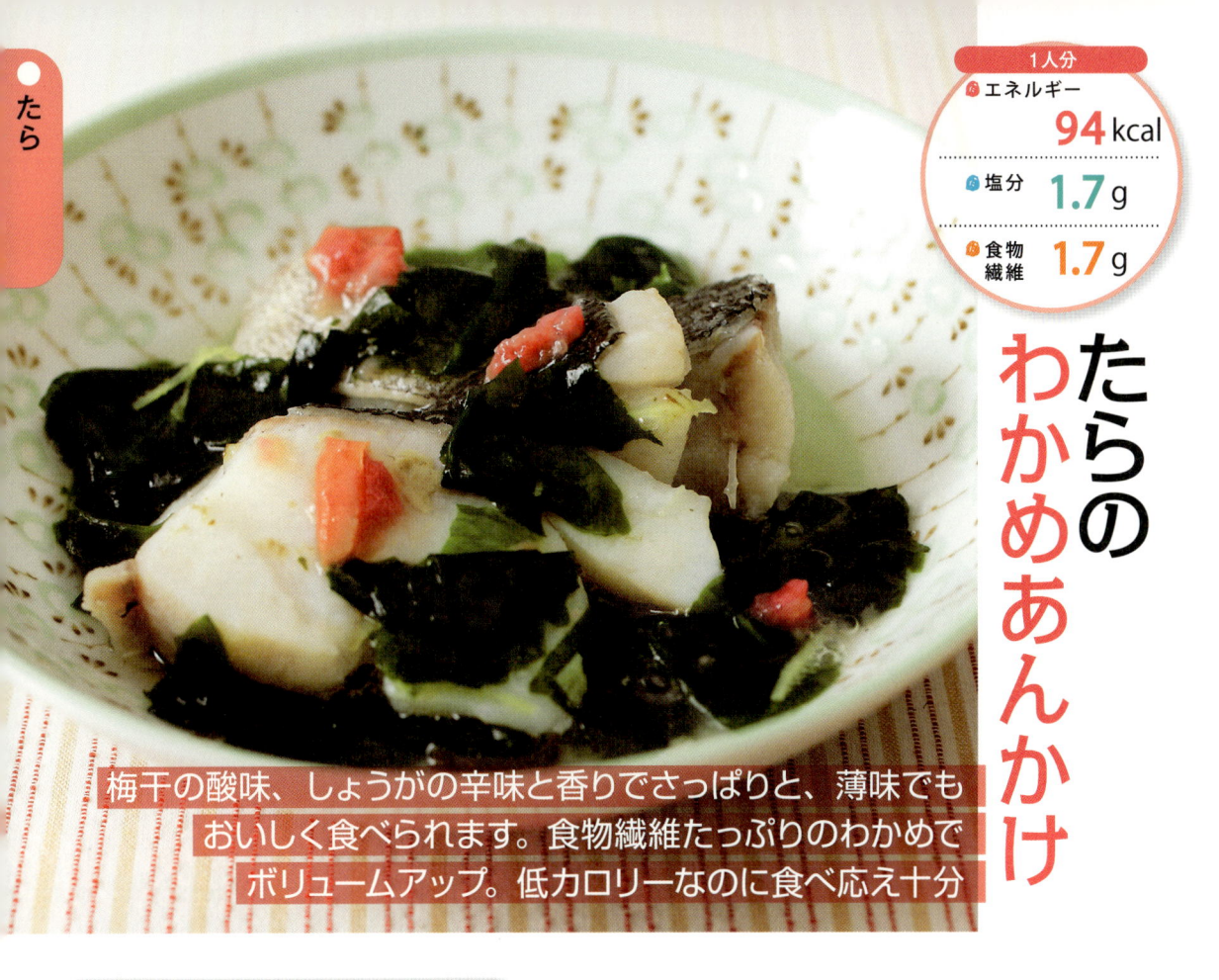

たら

## たらのわかめあんかけ

**1人分**
- エネルギー **94** kcal
- 塩分 **1.7** g
- 食物繊維 **1.7** g

梅干の酸味、しょうがの辛味と香りでさっぱりと、薄味でもおいしく食べられます。食物繊維たっぷりのわかめでボリュームアップ。低カロリーなのに食べ応え十分

### 材料（2人分）

- A
  - 生だら ……… 2切れ（200g）
  - 塩 ……… 少々
- B
  - 水 ……… 1カップ
  - 昆布（1cm×10cm）……… 1枚
  - しょうが（せん切り）……… 1かけ
  - 梅干（減塩タイプ）……… 1個
- カットわかめ ……… 2つまみ（5g）
- 水溶き片栗粉 ……… 適宜

### 作り方

1. **A**のたらは塩をふって5分ほどおく。
2. 小さめのフライパンに**B**（昆布はキッチンばさみで細く切る）を入れて火にかけ、沸騰したら、たらを入れてふたをして煮る。
3. たらに火が通ったら取り出し、残った煮汁にカットわかめを入れる。わかめが戻ったら梅干をつぶし、水溶き片栗粉でとろみをつける。
4. たらの上に**3**をかけて出来上がり。

#### 調理のポイント

梅干を種ごと加え最後につぶすことで、梅の風味が引き立ちます。カットわかめを戻さずに加え、わかめに含まれている塩分を調味料代わりにします。

---

**梅干** たっぷり含まれるクエン酸が、脂質や糖質の代謝をアップします。塩分が多いので、減塩になっているものがおすすめです。

# 豆腐の梅照り焼き

豆腐に粉をまぶして焼くと、低カロリーで食べ応えのあるメインのおかずになります。ナトリウムの排出を促すカリウム、血糖値の上昇を穏やかにする食物繊維を豊富に含む青じそをたっぷり加えることで、さらにヘルシーな一品に

**1人分**
- エネルギー 199 kcal
- 塩分 3.1 g
- 食物繊維 1.3 g

## 材料（2人分）

A
- 木綿豆腐 ・・・・・ 1丁（約300g）
- 小麦粉 ・・・・・ 大さじ1

- 青じそ（せん切り）・・・・・ 10枚
- ごま油 ・・・・・ 小さじ2

B
- しょうゆ ・・・・・ 大さじ1
- みりん ・・・・・ 大さじ1
- 砂糖 ・・・・・ 小さじ1
- 梅干（梅肉をほぐしておく）・・・・・ 1個

## 作り方

1. 豆腐は食べやすく切ったあと、キッチンペーパーに包んで軽く表面の水気を拭き、小麦粉をまぶす。
2. **B**を混ぜておく。
3. フライパンにごま油を入れて豆腐をこんがり焼く。
4. **2**を入れ全体にからめる。
5. 火を止め、青じそを混ぜて出来上がり。

### 調理のポイント

豆腐はあらかじめ水切りする必要はなく、表面の水分をキッチンペーパーで拭く程度で十分です。青じそは最後に加え、さっと火を通すと香りよく食べられます。

---

**豆腐**　植物性たんぱく質が豊富な豆腐は低脂肪、高たんぱくのヘルシー食材。大豆に含まれるイソフラボンにはコレステロール値の低下作用が、大豆サポニンには血圧を低下させる作用があるといわれています。

大豆製品

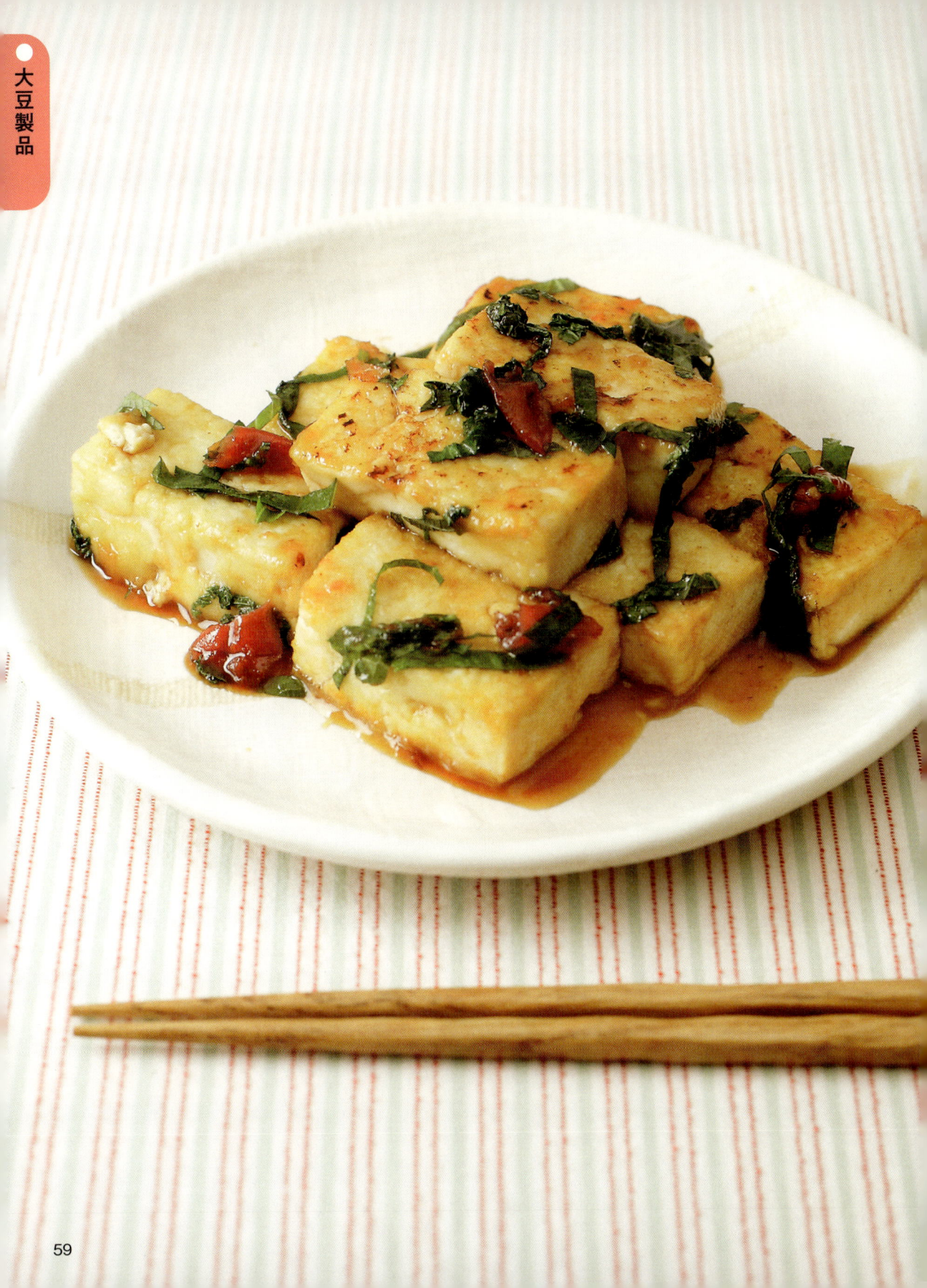

| 1人分 | |
|---|---|
| エネルギー | **155** kcal |
| 塩分 | **1.5** g |
| 食物繊維 | **4.7** g |

# きのこ豆腐

食物繊維とうまみをたっぷり含んだきのこと豆腐を組み合わせたヘルシーで低カロリーな一品。しょうがの辛味とねぎの香りで、薄味でもおいしく食べられます

## 材料（2人分）

- えのきたけ・しめじ（小房に分ける） …… 各1パック（合わせて200g）
- 絹ごし豆腐 …… 1丁（約300g）
- A
  - 水 …… 100cc
  - 昆布（1cm×10cm） …… 1枚
  - しょうゆ …… 大さじ1
  - みりん …… 大さじ1
- かつお節 …… 1パック（約5g）
- 水溶き片栗粉 …… 適宜
- おろししょうが・青ねぎ（小口切り） …… 各適宜

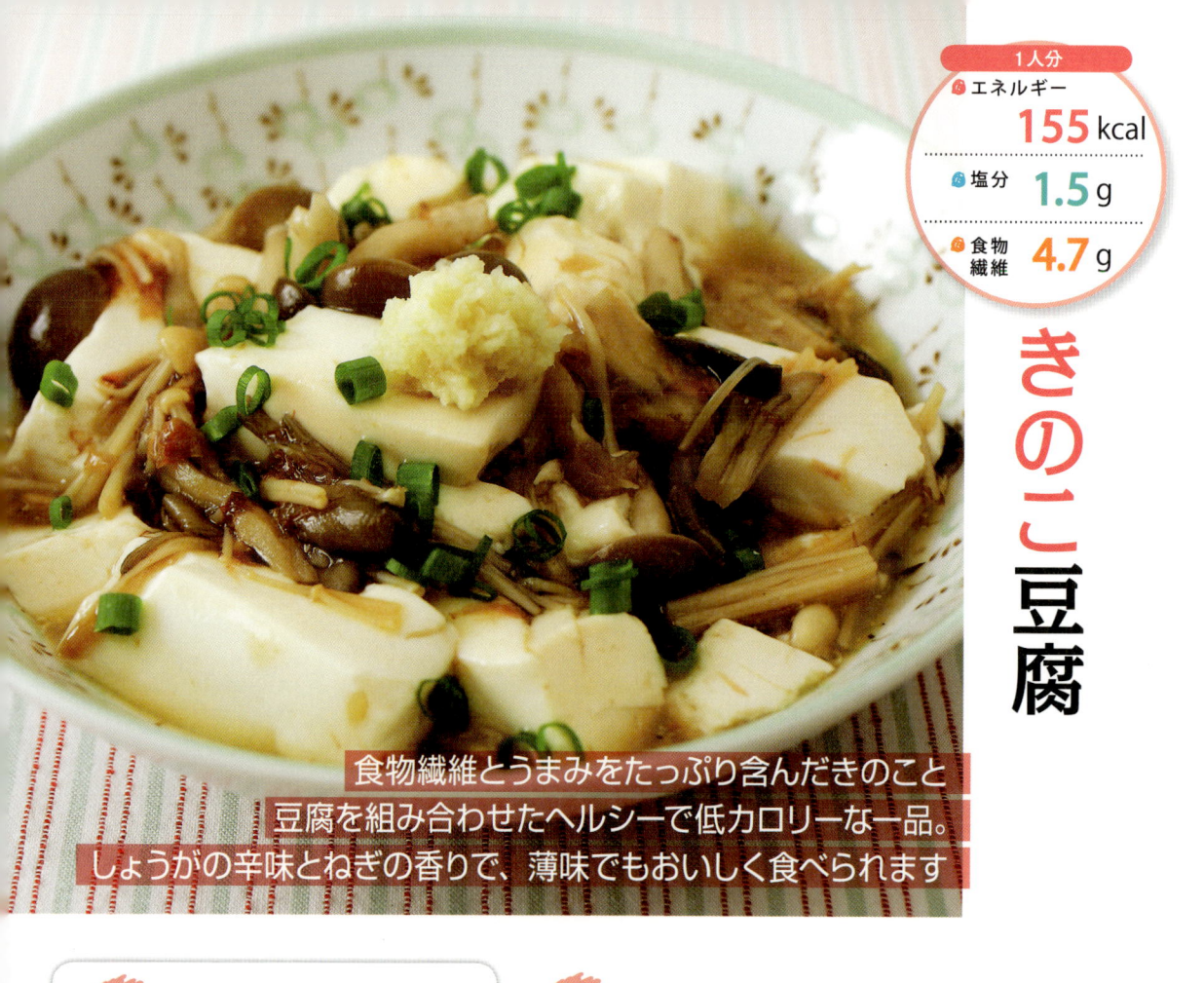

## 作り方

1. フライパンにA（昆布はキッチンばさみで細く切る）を入れて火にかけ、沸騰したらきのこ類を入れ、ふたをしてさっと煮る。
2. きのこがしんなりしたら、かつお節を入れる。
3. 水溶き片栗粉でとろみをつけ、食べやすい大きさに切った豆腐を入れたら、ふたをして弱火で煮る。
4. 豆腐が熱くなったら器に盛って出来上がり。上におろししょうがをのせ、青ねぎを散らす。

### 調理のポイント

きのこが多すぎるように思えるかもしれませんが、加熱するとかさが減るので大丈夫。数種類のきのこを混ぜることでうまみがアップします。
かつお節は、水溶き片栗粉を入れる前に加えてください。

**豆腐** 1人分½丁（約150g）のエネルギー量は、絹ごし豆腐で84kcal、木綿豆腐で108kcalです。

大豆製品

| 1人分 |
| --- |
| エネルギー **227** kcal |
| 塩分 **1.7** g |
| 食物繊維 **1.9** g |

# 豆腐の卵とじ

豆腐に卵をプラスすることで高たんぱく、低カロリーで食べ応えのある一品に。昆布がうまみをアップさせ、具材として食べることで食物繊維も効率よくとれます

## 材料（2人分）

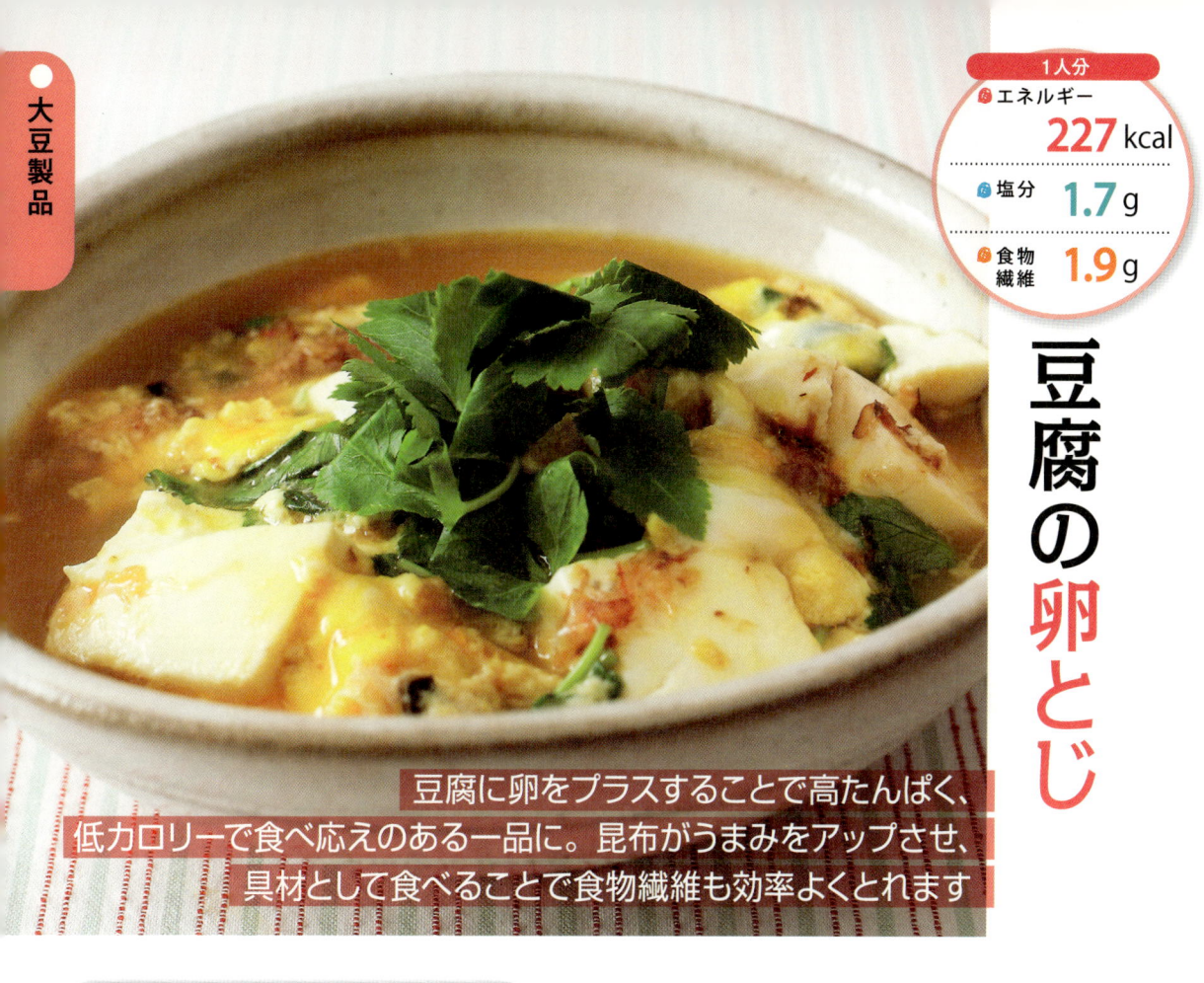

- 絹ごし豆腐（一口大） ……… 1丁（約300g）
- A
  - 水 ……… 100cc
  - しょうゆ ……… 大さじ1
  - みりん ……… 大さじ1
  - 昆布（1cm×10cm） ……… 1枚
- かつお節 ……… 1パック（5g）
- 卵 ……… 2個
- 三つ葉（ざく切り） ……… 1束（50g）

## 作り方

1. フライパンにA（昆布はキッチンばさみで細く切る）を入れ、煮立ったら豆腐を入れ、ふたをして煮る。
2. 豆腐が熱くなったらかつお節を入れ、溶きほぐした卵を回し入れ、最後に三つ葉を散らして出来上がり。

### 調理のポイント

少ない煮汁で煮るので、ふたはぴったり閉まるものを使ってください。かつお節を最後に入れることでだしをとらなくても、かつおのうまみたっぷりのおいしさになります。

**昆布**
昆布のうまみ成分、グルタミン酸がたっぷり。かつお節のうまみ成分のイノシン酸を合わせることでうまみがぐんとアップ。薄味でもおいしく食べられます。

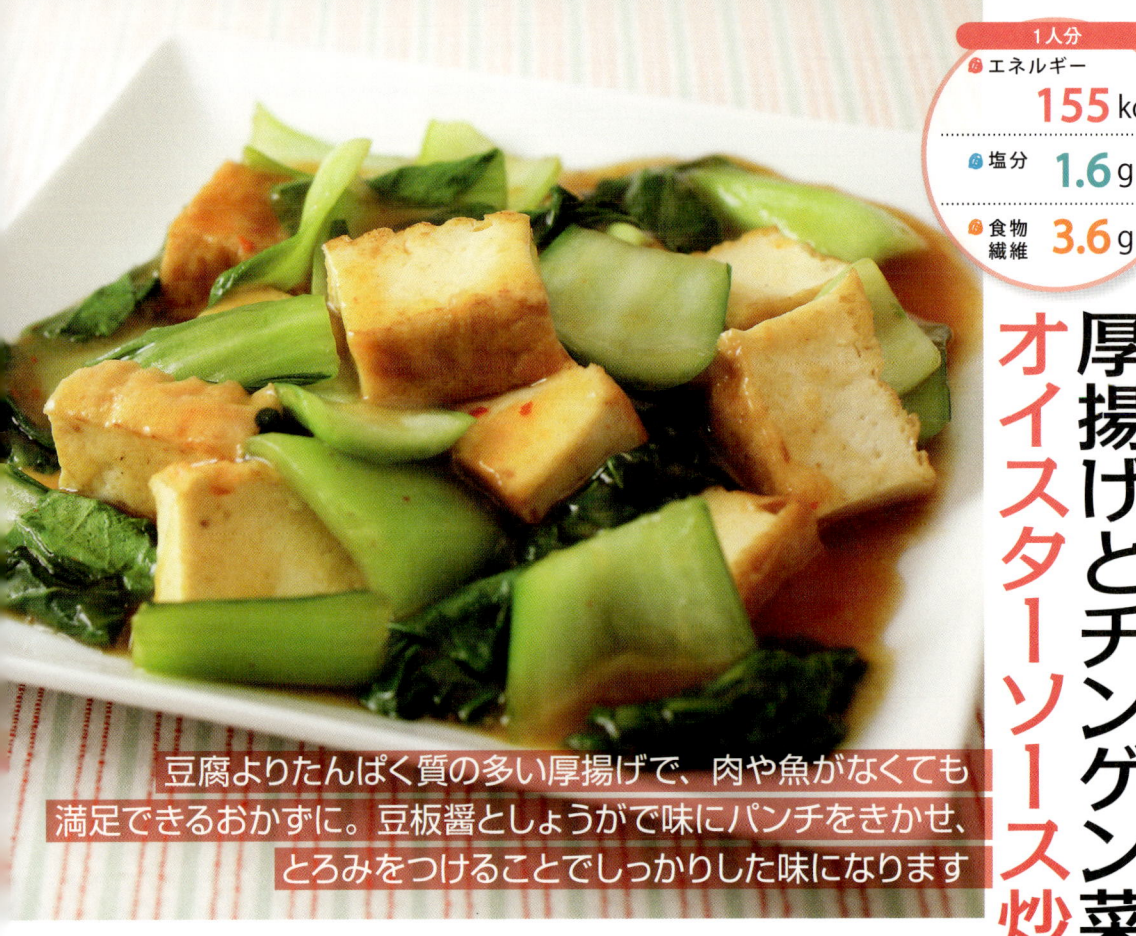

# 厚揚げとチンゲン菜のオイスターソース炒め

**1人分**
- エネルギー **155** kcal
- 塩分 **1.6** g
- 食物繊維 **3.6** g

豆腐よりたんぱく質の多い厚揚げで、肉や魚がなくても満足できるおかずに。豆板醤としょうがで味にパンチをきかせ、とろみをつけることでしっかりした味になります

## 材料（2人分）

| | |
|---|---|
| チンゲン菜（ざく切り） | 2株（150g） |
| 厚揚げ | 1枚（約150g） |
| A 水 | 100cc |
| A オイスターソース | 大さじ1 |
| A 豆板醤 | 小さじ½ |
| A しょうが（すりおろし） | 1かけ |
| A 片栗粉 | 大さじ½ |
| ごま油 | 小さじ1 |

## 作り方

1. 厚揚げは熱湯をかけて表面の油を洗い流し、キッチンペーパーで水気を拭いて一口大に切る。
2. フライパンにごま油を入れて熱し、チンゲン菜をさっと炒めたら取り出す。
3. あいたフライパンに厚揚げを入れて焼き、こんがり焼き色がついたら、Aを一度に入れる。
4. かき混ぜながらとろみをつけ、最後にチンゲン菜を戻し入れて出来上がり。

### 調理のポイント

厚揚げは熱湯をかけて表面の油を流し、キッチンペーパーで拭き取って調理するのがコツ。
チンゲン菜は調理してから時間がたつと、水分が出て味が薄まるので、ぜひ出来たてを食べてください。

**厚揚げ** ½枚（約75g）のエネルギー量は約113kcal、たんぱく質は約8g。表面の油を流すことでカロリーダウンできます。

大豆製品

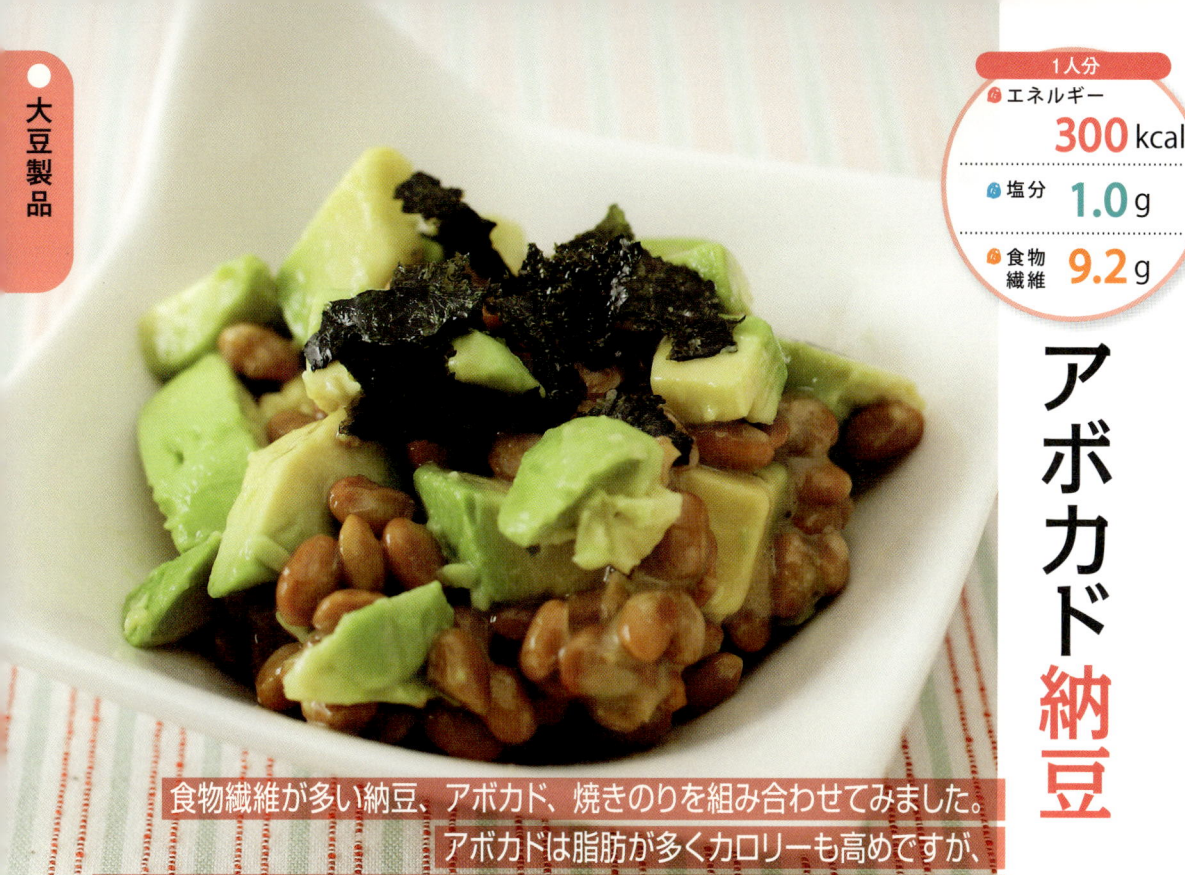

| 1人分 | |
|---|---|
| エネルギー | **300** kcal |
| 塩分 | **1.0** g |
| 食物繊維 | **9.2** g |

# アボカド納豆

食物繊維が多い納豆、アボカド、焼きのりを組み合わせてみました。アボカドは脂肪が多くカロリーも高めですが、大部分が不飽和脂肪酸で悪玉コレステロールを低下させる作用があります

## 材料（2人分）

- 納豆 …………… 2パック（100g）
- アボカド ………… 1個（200g）
- 焼きのり ………… 全形1枚

## 作り方

1. 納豆は添付のたれを混ぜておく。
2. アボカドは食べやすくさいころ状に切る。
3. 納豆とアボカドを混ぜて器に盛り、ちぎった焼きのりをのせれば出来上がり。

### 調理のポイント

アボカドは、切ってから時間がたつと変色して味が落ちるので、食べる直前に調理してください。

**納豆** 納豆1パック（約50g）のエネルギー量は約100kcalで、約3.4gの食物繊維が含まれています。納豆に含まれるナットウキナーゼは、血栓をできにくくする作用が。

# LESSON 3

## 油を使わない料理法をマスターするレッスンです

油は1gで約9kcal。油大さじ1は約12gで、約111kcal。エネルギー量は、植物性の油でも動物性の脂でも、ほぼ同じです。

油を使った料理は、コクがプラスされるので薄味でもおいしく食べられ、また、腹持ちがよく、腸内の老廃物をスムーズに排出してくれるなど、メリットがたくさんあります。しかしその一方で、知らず知らずのうちに高カロリーになりがちなのが欠点。油を使わない料理をうまく献立に取り入れると、カロリーは低く抑えつつ、全体のボリュームをアップすることができます。

ここでは、ゆでる、蒸すといった、油を使わない料理を、簡単においしくする方法をレッスンします。

## 蒸す

蒸すという調理法は、栄養やうまみが煮汁に流れ出ず、代わりに水分だけが抜けて味が濃縮されるため、食材そのものの味や香りやうまみを味わえます。その結果、薄味でもおいしく食べられるので減塩にも役立ちます。

蒸すというと、蒸籠（せいろ）や蒸し器を出すのがめんどうというイメージがありますが、フライパン、電子レンジ、土鍋を使えば気軽に蒸し料理が作れます。

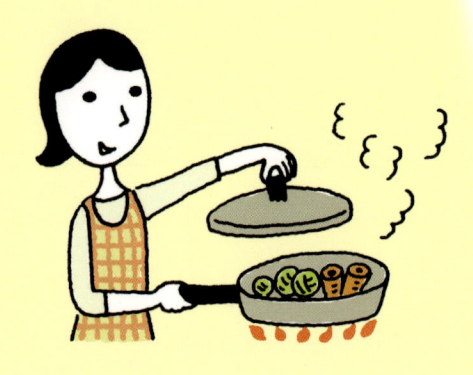

### ○ フライパン蒸し

フライパンを使うと、とにかく手軽に蒸すことができるのがいいところです。大切なことは、ぴったり閉まるふたを準備することです。ガラス製のふただと中が見えるので便利です。

フライパンに水大さじ2〜3を入れて火にかけ、沸騰してきたら、野菜を入れてふたをするのが基本の蒸し方です。火加減は強すぎると火が通る前に水がなくなってしまうので、中火からやや弱火です。アクの少ない野菜ならなんでもこの方法で大丈夫。肉や魚の場合は、水を酒に替え、水分量を倍にしてください。

# ゆでる、煮る

　ゆでると、食材の余分な脂が落ちてカロリーダウンでき、手軽に失敗なく、しっとり柔らかく仕上がるのがいいところです。特に、薄切りの肉や魚を使えば、短時間で火が通るので、料理も簡単です。

　一方、かたまり肉や、じっくり加熱する煮物などは、調理がめんどうくさく時間も手間もかかるイメージがあります。けれど、手間も失敗もなく、おいしく作る方法があるのです。ポイントは火を止めてから余熱を利用すること。それだけ？と思われるかもしれませんが、余熱を利用するメリットはたくさんあります。

## ○ ほったらかしでOK

　火を止めるので外出もできるし、ほったらかしている間に別の料理を作ることもできます。

## ○ 味や香りが抜けない

　野菜も肉も、中まで火を通すために、ぐらぐら沸騰させ続ける必要はなく、むしろ沸騰させないことで、味や香りが抜けません。

## ○ 中まで味がしみ込む

　味は冷めていくときに食材の中に入っていくので、火を止めてゆっくり温度を下げることで、中までしっかり味がしみ込み、手間いらずでおいしい煮物を作ることができます。もちろん煮崩れる心配もありません。

## ○ 保温調理の方法

　ゆで汁、または煮汁を沸騰させて具材を入れたらふたをし、再び沸騰したら弱火にして5分、あとは火を止めて20分以上放置するだけです。放置する時間は、正確にはからなくても、火にかけていないので加熱オーバーになることはありません。

## ○ 土鍋蒸し

　土鍋を使って蒸すと、そのまま食卓に出せるので、あつあつの蒸したてを食べられるのがいいところです。中に蒸し物用のすのこを入れて蒸すやり方もありますが、白菜やキャベツなどの葉野菜をたっぷり敷き、その上に肉や魚を並べて蒸せば、手軽にできるうえ栄養バランスのよい一品になります。

## ○ 電子レンジ蒸し

　少量の蒸し料理なら電子レンジも手軽です。電子レンジにかける時間は、食材の重量に比例するので、あらかじめ重さをはかっておくと失敗しません。

　各食材の加熱時間の目安（600Wの場合）は、以下の通りです。

単位：100g

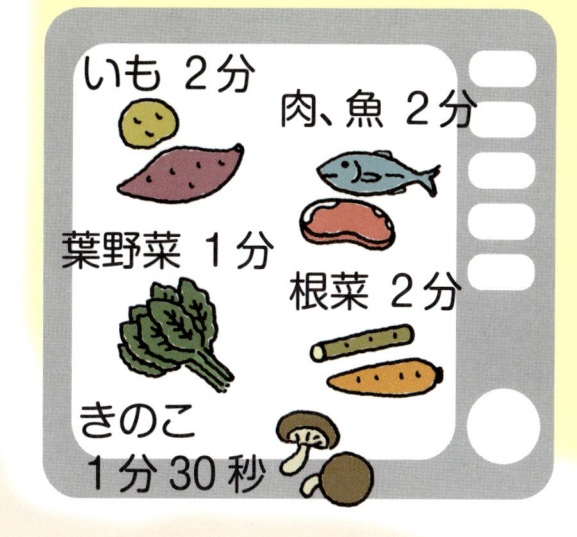

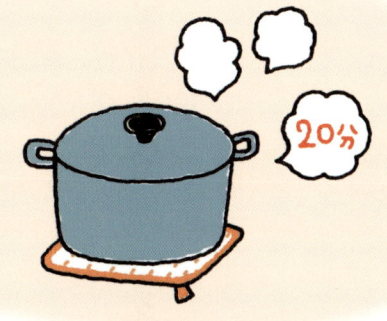

- いも　2分
- 肉、魚　2分
- 葉野菜　1分
- 根菜　2分
- きのこ　1分30秒

# 豚しゃぶサラダ

しゃぶしゃぶ肉は薄いので、同じ量でも多く見えます。トマトは大きめに切りボリュームをアップ。歯応えのいいかいわれ大根をプラスして早食いを防止

**1人分**
- エネルギー **301** kcal
- 塩分 **2.2** g
- 食物繊維 **2.4** g

## 材料（2人分）

| | |
|---|---|
| 豚肉（しゃぶしゃぶ用） | 150g |
| A しょうゆ | 大さじ2 |
| 　酢 | 大さじ2 |
| 　みりん | 大さじ1 |
| 　長ねぎ（みじん切り） | ½本 |
| 　ごま油 | 小さじ1 |
| トマト（ざく切り） | 1個 |
| かいわれ大根 | 1パック |

## 作り方

1. 湯を沸かし、豚肉を広げながらゆで、ゆでたてを**A**に漬け込む。
2. 食べる直前にトマト、かいわれ大根を混ぜて出来上がり。

＊ゆで汁は、スープにするとおいしいです。

### 調理のポイント

豚肉をしゃぶしゃぶしたら、熱いうちにたれに漬け込むのがコツ。脂肪の少ない部位でもしっとり柔らかく仕上がります。

**トマト** 小1個（100g）の食物繊維は1g、エネルギー量は19kcalです。皮も種も丸ごと食べるほうが、ビタミン、食物繊維などを効率よく摂取できます。

ゆでる

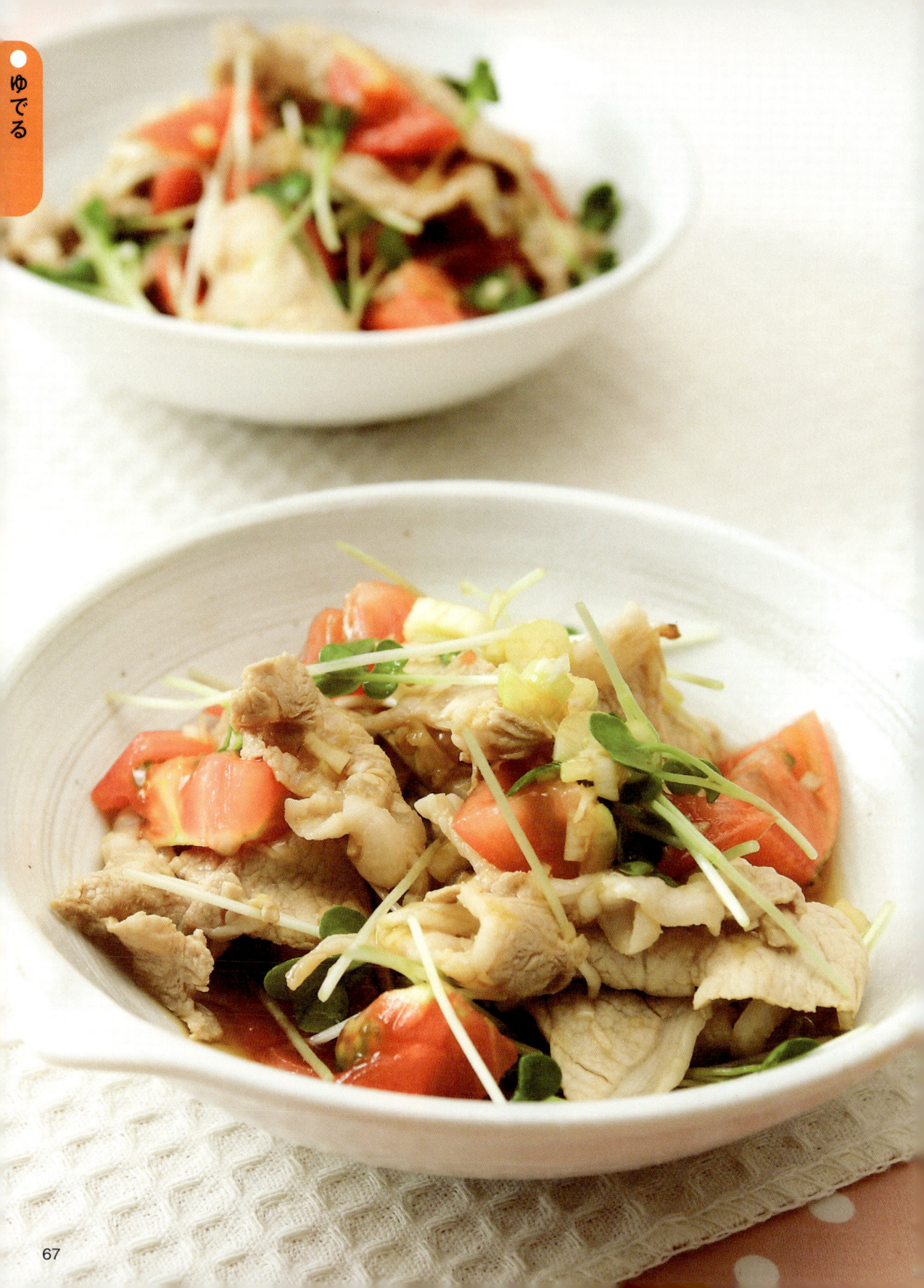

# ゆで豚

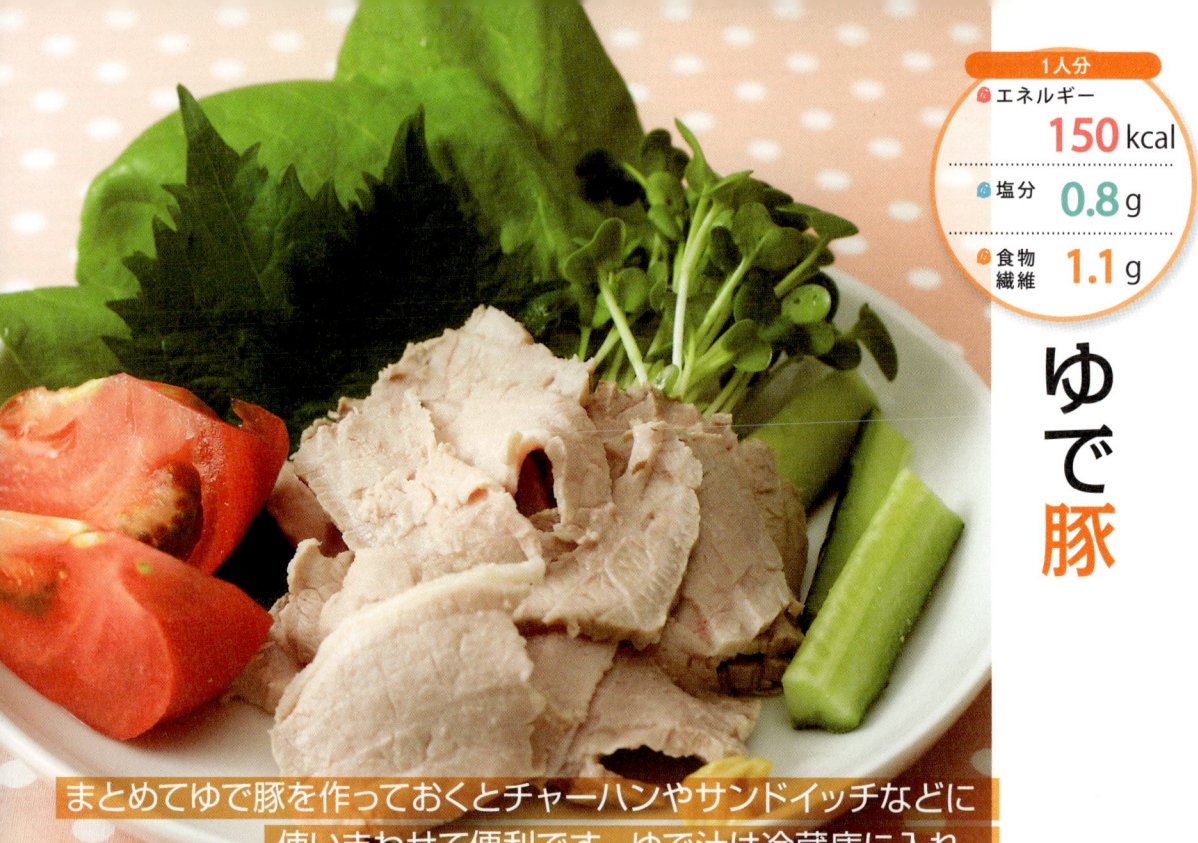

|  | 1人分 |
|---|---|
| エネルギー | 150 kcal |
| 塩分 | 0.8 g |
| 食物繊維 | 1.1 g |

まとめてゆで豚を作っておくとチャーハンやサンドイッチなどに使いまわせて便利です。ゆで汁は冷蔵庫に入れ、固まった脂を取り除けば、脂肪分がカットできます

## 材料 （作りやすい分量／6～8人分）

- A
  - 豚ももかたまり肉 …………… 600g
  - 塩 ……………………………… 小さじ1
- B
  - 水 ……………………………… 6カップ
  - 昆布（1cm×10cm） ………… 2枚
  - 塩 ……………………………… 小さじ1
- 練り辛子 ………………………… 適宜
- トマト、サラダ菜、かいわれ大根、青じそ、きゅうりなど ……………… 適宜

## 作り方

1. **A**の豚肉は大きければ厚みを半分に切り、塩をもみ込んで常温で30分おく。
2. **B**（昆布はキッチンばさみで細く切る）を土鍋に入れて、火にかけ、沸騰したら**1**を入れ、ふたをして煮る。
3. 5分ほど煮たら火を止めて、そのまま30分以上おく。食べる前に薄く切って出来上がり。好みで辛子をつける。

＊ゆで汁はスープなどに使ってください。

### 調理のポイント

ゆで豚は煮続けるのではなく、火を止めて余熱で火を通すことでしっとり柔らかく仕上がります。脂肪の少ないもも肉の場合は、薄く切ることでぱさつきを感じず食べられます。

### 練り辛子

チューブ入りの辛子は、すぐに使えて便利。和辛子は小さじ1で塩分0.4g、練り洋辛子は塩分0.2gを含みます。上手に使えば、おいしく減塩できます。

ゆでる

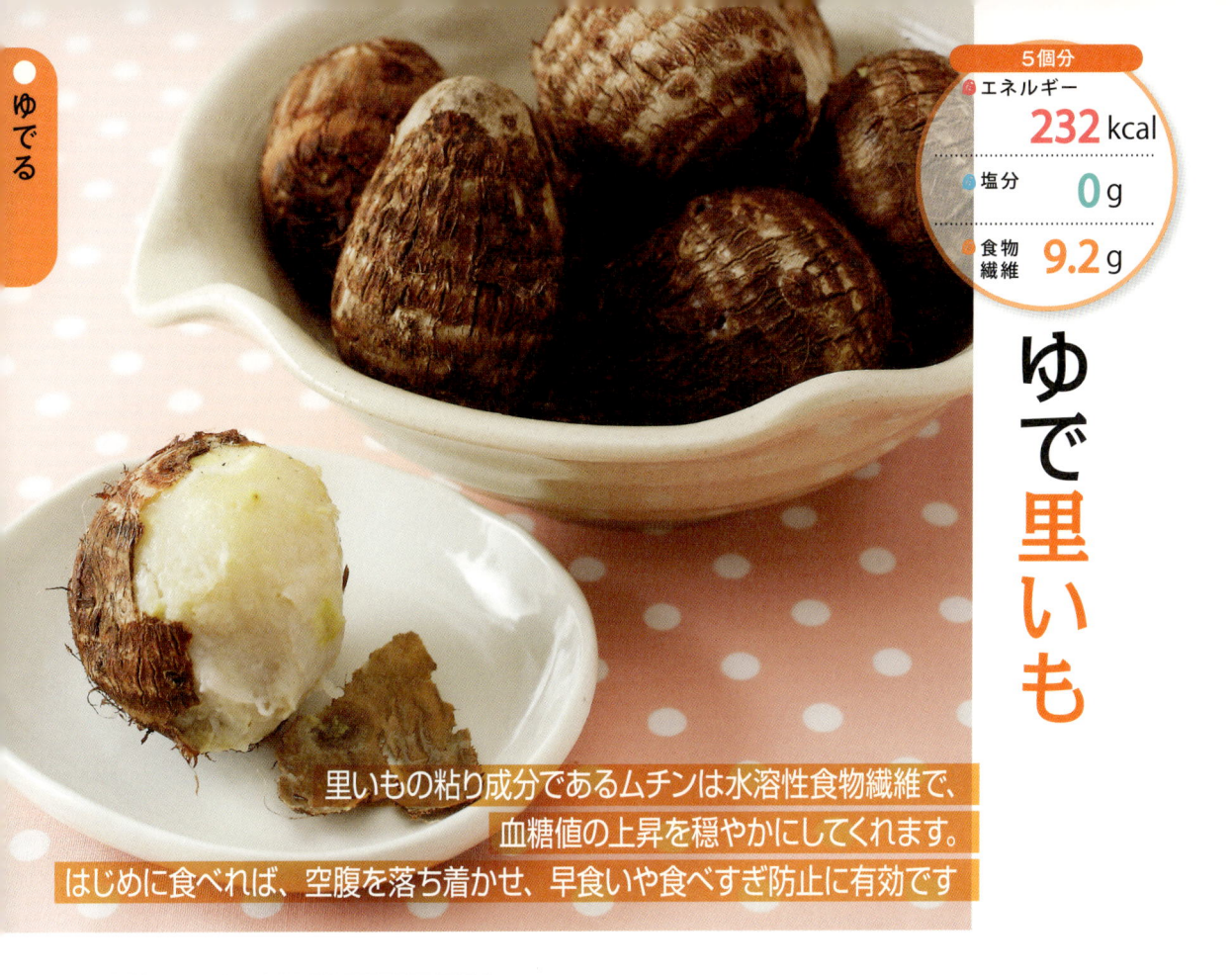

# ゆで里いも

5個分
エネルギー **232** kcal
塩分 **0** g
食物繊維 **9.2** g

里いもの粘り成分であるムチンは水溶性食物繊維で、血糖値の上昇を穏やかにしてくれます。はじめに食べれば、空腹を落ち着かせ、早食いや食べすぎ防止に有効です

### 材料（作りやすい分量）

| | |
|---|---|
| 里いも | 5個（400g） |
| 水 | 5カップ |

### 作り方

1. 里いもはきれいに洗って、水とともに土鍋に入れ、ふたをして火にかける。
2. 沸騰したら弱火にして5分、火を止めて20分以上おいて出来上がり。
3. ざるに上げて、食べる分だけ皮をむく。

#### 調理のポイント

少量を加熱するなら電子レンジ（100gにつき2分／600W）でもできますが、まとめて加熱するときは余熱利用で火を通すほうが便利です。粗熱が取れたら皮付きのまま冷蔵庫で保存し、カレーやシチューに。

**里いも** 小2〜3個（100g）の食物繊維は2.3g、エネルギー量は58kcalで、低カロリー・高食物繊維というすぐれもの。粘り成分のムチンは水溶性食物繊維の一種で、糖の吸収を穏やかにし血糖値の急上昇を抑えます。

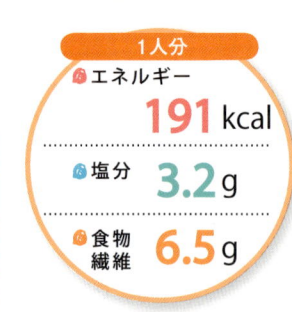

# 蒸し鍋

あさりやえびなどの低カロリー食材を野菜の上で蒸すだけなので手軽です。うまみが逃げず、一緒に蒸した野菜にうまみがしみ込むのでそのままでもおいしく、加熱することでかさが減り、たっぷり食べられます

**1人分**
- エネルギー **191** kcal
- 塩分 **3.2** g
- 食物繊維 **6.5** g

## 材料（2人分）

- A
  - キャベツ（ざく切り） …………… ½個
  - 昆布（1cm×10cm） …………… 1枚
  - 水 …………… 100cc
- B
  - えび（殻と背わたを取る） …………… 10尾くらい（200g）
  - 塩・こしょう …………… 各少々
- あさり（殻つき） …………… 100g
- ブロッコリー（小房に分ける） …………… 小1株（200g）
- ポン酢しょうゆ …………… 大さじ4

## 作り方

1. あさりは塩水につけて砂を吐かせ、**B**のえびは殻と背わたを取って、塩、こしょうで下味をつけておく。
2. 土鍋に**A**（昆布はキッチンばさみで細く切る）を入れて火にかける。
3. 沸騰したらその上にあさりとえび、ブロッコリーをのせ、ふたをして10分蒸したら出来上がり。
4. ポン酢しょうゆで食べる。

＊これらの具材以外でも、鶏胸肉、豆腐、スナップえんどう、グリーンアスパラガスなど、好みのものをのせてください。

### 調理のポイント

たっぷりの野菜に具材をのせて蒸すだけと、特別な道具がいりません。
下に敷く野菜は白菜、チンゲン菜、きのこ類などアクがなく、水分の多い野菜ならなんでもOK。

**あさり**
あさりなどの貝類に豊富に含まれるタウリンは、コレステロール値の安定に効果的。一つひとつ殻から身を取り出して食べることで、早食いが防止できます。

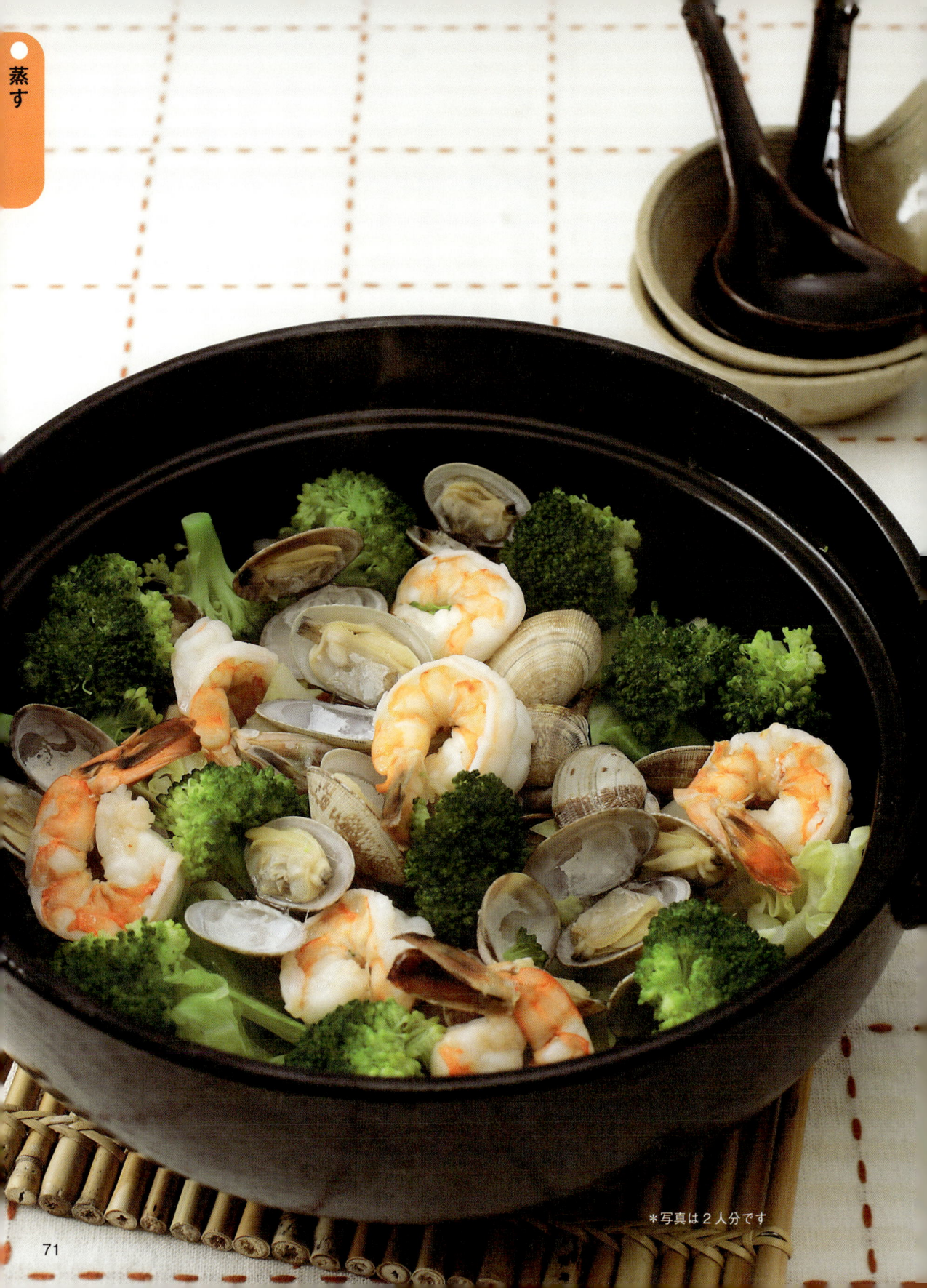

蒸す

＊写真は2人分です

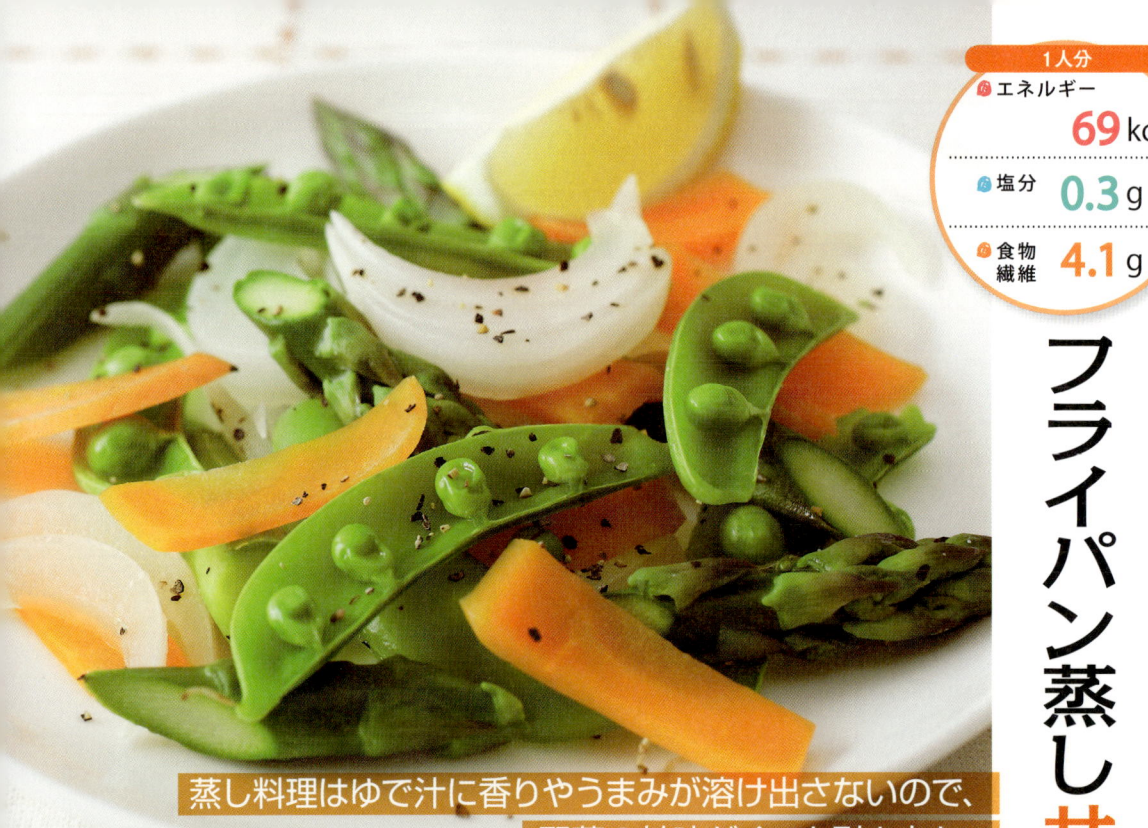

| 1人分 | |
|---|---|
| エネルギー | **69** kcal |
| 塩分 | **0.3** g |
| 食物繊維 | **4.1** g |

# フライパン蒸しサラダ

蒸し料理はゆで汁に香りやうまみが溶け出さないので、野菜の甘味がぐっと引き立ち、シンプルな味つけでもたっぷり食べられるのがいいところ

## 材料（2人分）

- グリーンアスパラガス ……… 3本（100g）
- スナップえんどう ……… 10本（50g）
- にんじん ……… 1本（100g）
- 玉ねぎ ……… 1個（150g）
- 塩・粗びきこしょう・レモン ……… 各適宜

## 作り方

1. フライパンを火にかけ、熱くなったら水大さじ2〜3（分量外）を入れ、食べやすく切った野菜を広げ、塩（少々）をふってふたをする。
2. 野菜の色が鮮やかになったら出来上がり。
3. 好みで塩、こしょうをふり、レモンを絞る。

　＊アクのない野菜（ブロッコリー、きのこ、絹さやなど）ならなんでも同様にできます。

### 調理のポイント

ほんの少しの水分で蒸し焼きにするので、ぴったり閉まるふたを使ってください。火の通りを均一にするために、野菜は大きさや厚みをそろえて切るのがコツ。

**レモン** サラダ、揚げ物、焼き物などで味が足りないときにレモンを絞ると、塩分なしでも酸味と香りでおいしく食べられます。くし切りにして密閉容器に入れて保存しておくとすぐに使えて便利。

蒸す

| 1人分 | |
|---|---|
| エネルギー | **227** kcal |
| 塩分 | **1.7** g |
| 食物繊維 | **2.0** g |

# レンジ蒸し鶏

少しの分量なら電子レンジで蒸すと手軽です。
油を使わない蒸し物だとあっさりしすぎて物足りなくなりがちですが、
コクのあるたれで満足感アップ

## 材料（2人分）

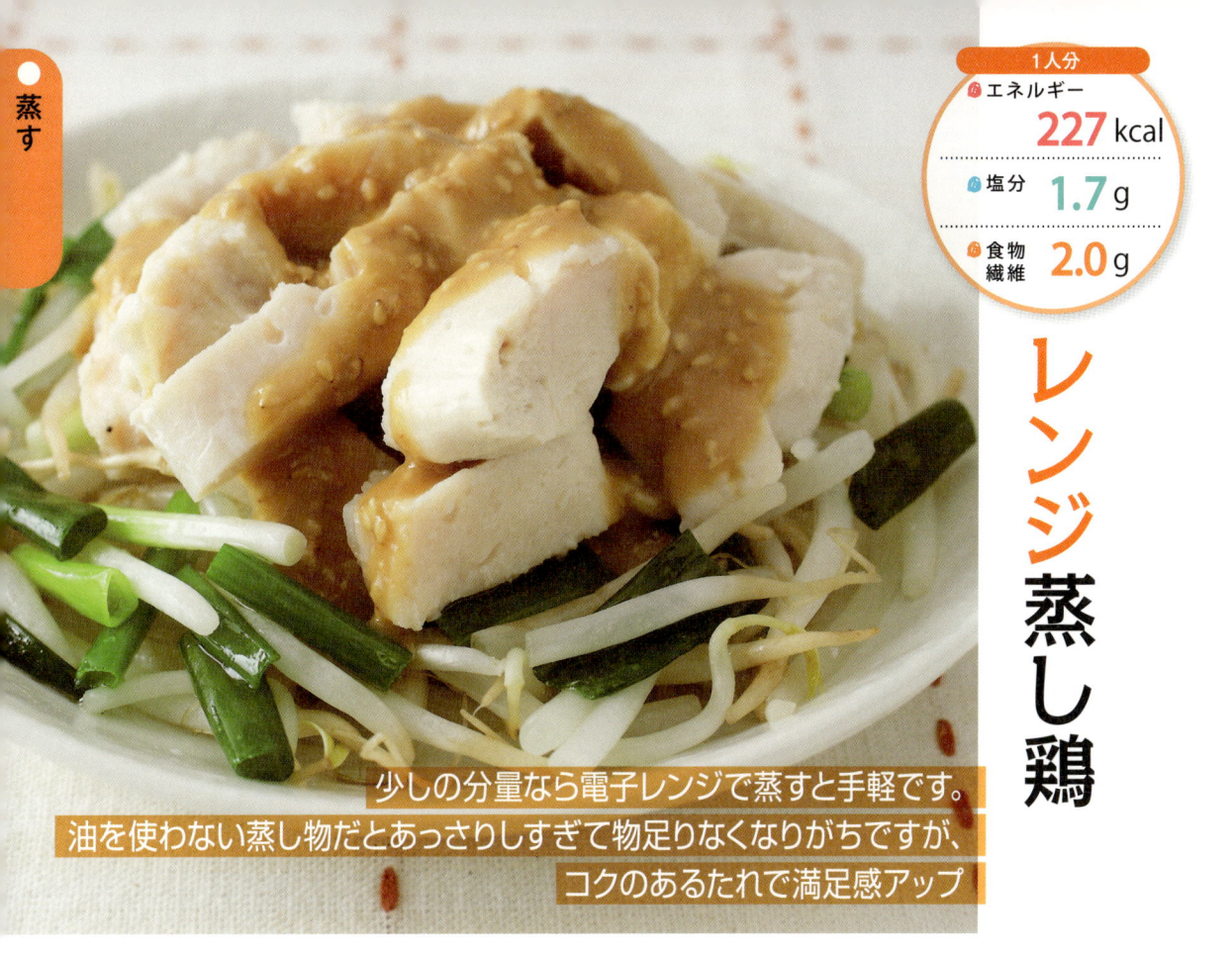

A
- 鶏胸肉（皮なし） ………… 1枚（200g）
- 塩・こしょう ………… 各少々
- しょうが汁 ………… 1かけ分
- 酒 ………… 大さじ1

B
- もやし ………… 1袋
- 青ねぎ（ざく切り） ………… 4〜5本

C
- 練りごま ………… 大さじ1
- しょうゆ ………… 大さじ1
- 砂糖 ………… 大さじ½
- 酢 ………… 大さじ1
- 白ごま ………… 小さじ1

## 作り方

1. 鶏肉の厚いところには切り込みを入れ、塩、こしょう、しょうが汁をもみ込み5分ほどおく。
2. もやしと青ねぎを耐熱容器に入れ、ふたもラップもせずに電子レンジに3分かける。
3. 別の耐熱容器に**1**の鶏肉を入れて、酒をふってラップをし電子レンジに5分かけ、そのまま5分蒸らしたあと、食べやすく切る。
4. 器にもやし、青ねぎとともに盛り、**C**を混ぜたたれをかけて出来上がり。

### 調理のポイント

鶏胸肉は電子レンジにかけたあと、すぐにラップを開けずにしばらく蒸らすことでしっとり仕上がります。
もやしはラップなしでレンジにかけると、水っぽくなりません。

**もやし** ½袋（100g）の食物繊維は1.3g、エネルギー量は14kcal。しゃきしゃきした歯応えで食べ応え十分。野菜炒めだけでなくスープや焼きそばなどのめんに混ぜれば、カロリーを上げずにボリュームアップ。

# 小松菜の蒸し煮

少しの煮汁で蒸し煮にすると、うまみやミネラルの流出が少ないのに加え、味つけの調味料も少量で、おいしく仕上がるのが特徴です

**1人分**
- エネルギー **81** kcal
- 塩分 **1.1** g
- 食物繊維 **2.1** g

## 材料（2人分）

| | |
|---|---|
| 小松菜（ざく切り） | ½束 |
| A ┌ 水 | 100cc |
| 　 ├ 昆布（1cm×10cm） | 1枚 |
| 　 ├ しょうゆ | 大さじ1 |
| 　 ├ みりん | 大さじ1 |
| 　 └ 油揚げ（短冊切り） | 1枚 |
| かつお節 | 1パック（5g） |

## 作り方

1. **A**（昆布はキッチンばさみで細く切る）をフライパンに入れ、ふたをして火にかける。
2. 2～3分煮たら、ざく切りにした小松菜を入れ、ふたをして蒸し煮にする。
3. 小松菜がくたっとなったら、かつお節を入れて、ひと混ぜして出来上がり。

### 調理のポイント

フライパンは口径が広いので熱の回りがよく、上手に蒸し煮ができます。ぴったり閉まるふたを使うのがコツです。煮汁が少ないように感じますが、小松菜から水分が出るのでちょうどよくなります。

**油揚げ** 1枚（約20g）の食物繊維は0.2g、エネルギー量は77kcal。厚揚げに比べ高カロリーですが、煮物や汁物に少量加えることでコクをプラスし、薄味でもおいしくなります。

蒸し煮

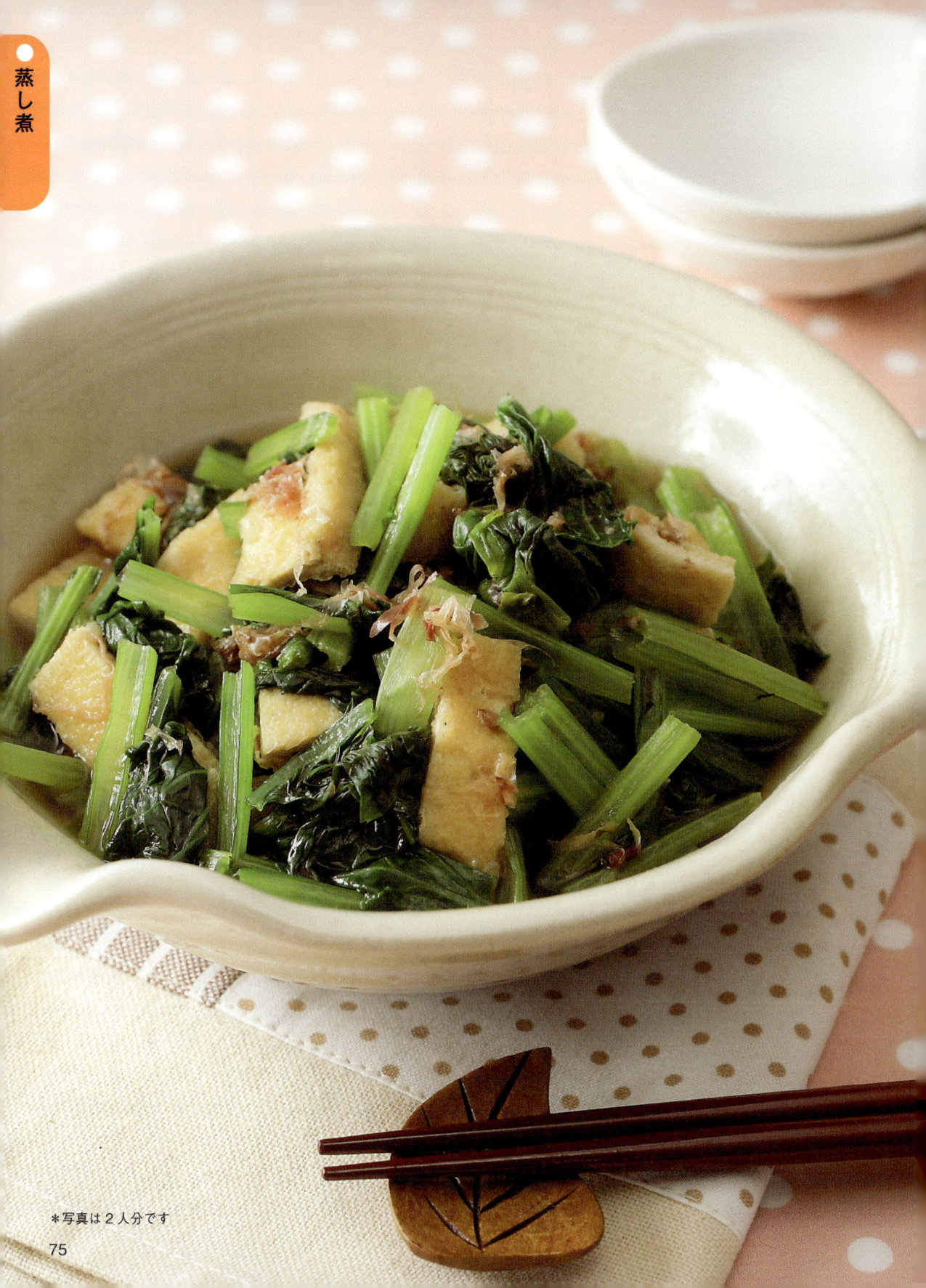

*写真は2人分です

# 和風ラタトゥイユ

| 1人分 | |
|---|---|
| エネルギー | **108** kcal |
| 塩分 | **1.0** g |
| 食物繊維 | **6.6** g |

油を使わずに野菜の水分だけで蒸し煮にすることで大幅にカロリーダウン。水も加えないで野菜のおいしさを最大限に引き出し、調味料も最小限に抑えられます

### 材料（2人分）

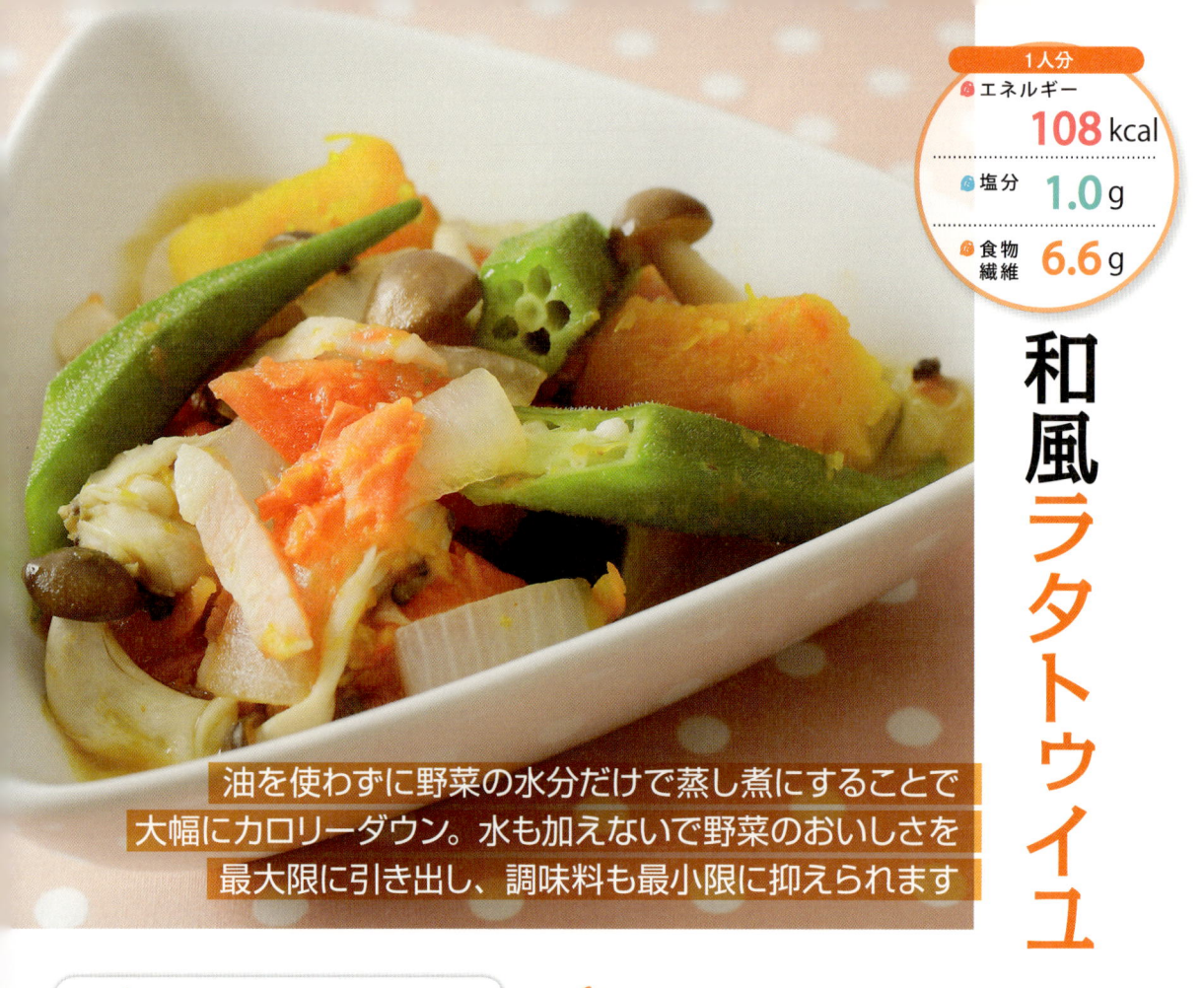

| | |
|---|---|
| トマト（ざく切り） | 2個 |
| 玉ねぎ（1cm幅） | 1個 |
| かぼちゃ（一口大） | ⅛個 |
| オクラ（半分に切る） | 10本 |
| しめじ（小房に分ける） | 1パック |
| 昆布（1cm×10cm） | 1枚 |
| かつお節 | 1パック（5g） |
| しょうゆ | 大さじ1 |

### 作り方

1. 鍋に、トマト、玉ねぎ、かぼちゃ、オクラ、しめじの順に入れ、ところどころに昆布（キッチンばさみで細く切る）を入れる。
2. ふたをし、弱火にかける。
3. 野菜から水分が出てきて全体に柔らかく煮えたら、かつお節としょうゆを入れ、ひと混ぜしたら出来上がり。

**調理のポイント**

水分の多いトマトと玉ねぎを先に入れるのがポイント。ぴったり閉まるふたをして弱火で加熱すると、野菜の水分だけで上手に蒸し煮ができます。

**オクラ** 5本（約50g）で食物繊維は約2.1g、エネルギー量は約13kcal。粘り成分は水溶性食物繊維の一種であるムチンやペクチン。血糖値を安定させ、コレステロール値を下げる働きがあり、動脈硬化防止効果が期待できます。

蒸し煮

| 1人分 | |
|---|---|
| エネルギー | **55** kcal |
| 塩分 | **1.9** g |
| 食物繊維 | **2.1** g |

# 白菜とツナの蒸し煮

白菜は蒸し煮にするとみるみるかさが減り、たっぷり食べられます。ノンオイルツナと組み合わせてボリュームアップ。たくさん食べても低カロリーで、食事の物足りなさをカバーできる副菜

＊写真は2人分です

## 材料（2人分）

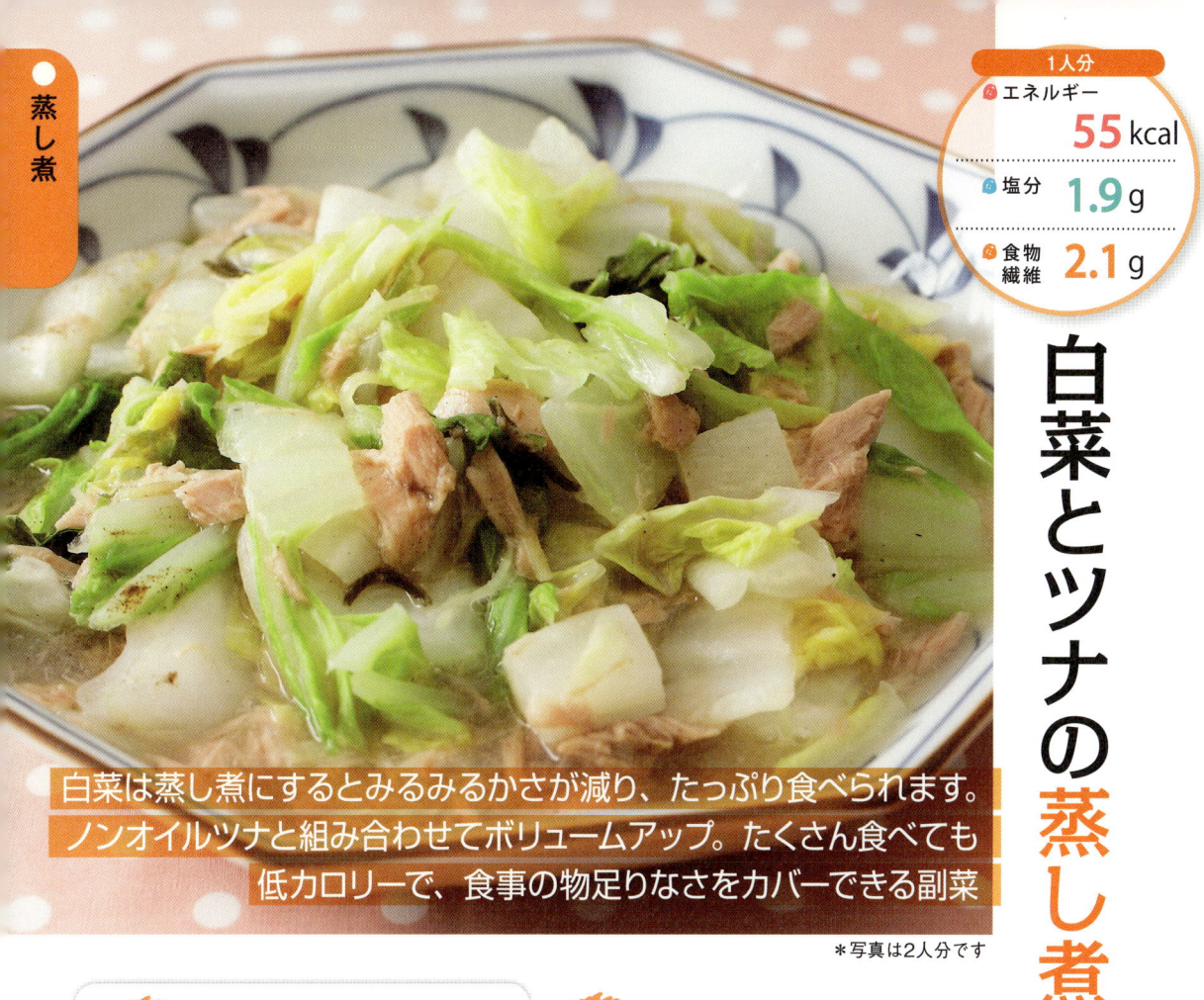

A ┌ 白菜（ざく切り） ……… ⅛個（200g）
　├ 塩 ……………………………… 小さじ½
　├ しょうが（せん切り） ……… 1かけ
　└ 昆布（1cm×10cm） …………… 1枚
ツナ缶（ノンオイル） ………………… 小1缶
水溶き片栗粉 ……………………………… 適宜

## 作り方

1. フライパンにAの白菜、塩、昆布（キッチンばさみで細く切る）、しょうがを入れ、軽く混ぜふたをして火にかける。
2. 白菜がくたっとなって水分が出てきたらツナを入れ、水溶き片栗粉でとろみをつけたら出来上がり。

### 調理のポイント！

塩を加えて蒸し煮にすることで、うまく水分を引き出すことができます。
仕上げにカレー粉を入れたり、しょうがの代わりににんにくを使うと、味の変化も楽しめます。

**白菜** ⅛個（約100g）の食物繊維は1.3g、エネルギー量は14kcal。生のままサラダにすれば噛み応えがあるので早食い防止になり、加熱してくたっとさせれば低カロリーでおなかいっぱい食べられます。

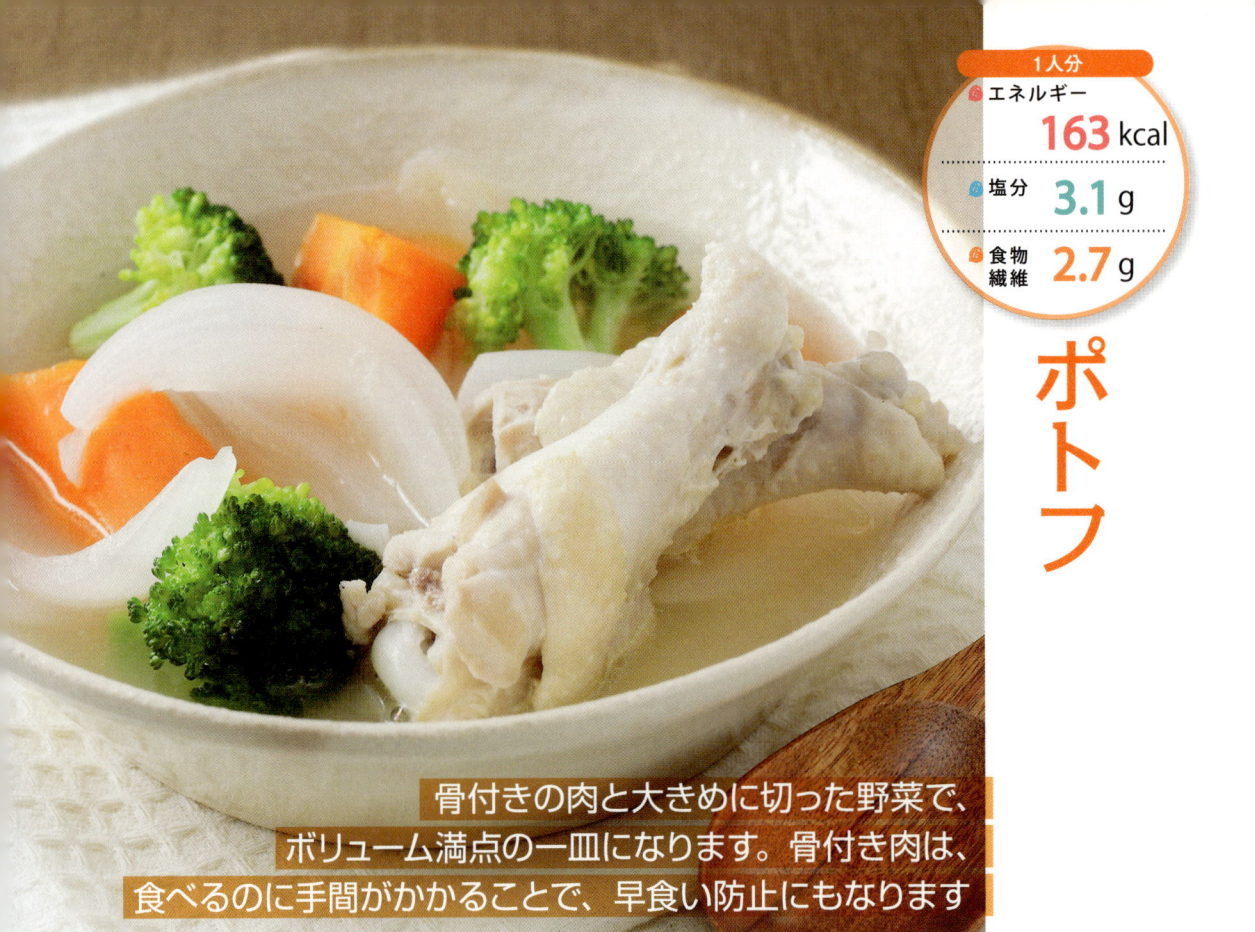

| 1人分 | |
|---|---|
| エネルギー | 163 kcal |
| 塩分 | 3.1 g |
| 食物繊維 | 2.7 g |

# ポトフ

骨付きの肉と大きめに切った野菜で、ボリューム満点の一皿になります。骨付き肉は、食べるのに手間がかかることで、早食い防止にもなります

## 材料（4人分）

| A | 水 | 5〜6カップ |
|---|---|---|
| | 昆布（1cm×10cm） | 1枚 |
| | 塩 | 小さじ1 |
| | しょうゆ | 大さじ1 |
| B | 鶏手羽元 | 8本 |
| | 塩 | 小さじ½ |
| 玉ねぎ | | 1個（150g） |
| にんじん | | 1本（100g） |
| ブロッコリー | | ½株（100g） |

## 作り方

1. Bの鶏手羽元は塩をふって10分ほどおく。土鍋にA（昆布はキッチンばさみで細く切る）を入れて火にかけ、沸騰したら鶏肉と野菜を入れる。

2. 再び沸騰してきたら、ふたをして弱火で5分煮てから火を止めて30分おいたら出来上がり。

　＊煮汁にはビタミン類が溶け出しているので、スープやリゾットなどに使いまわしてください。
　＊おでん風の煮物は、たっぷり作っておくと、野菜料理の一品として重宝します。

### 調理のポイント

火を止めて余熱で火を通すことで、野菜のうまみや甘味を引き出し、鶏肉もしっとり柔らかく煮上がります。
手羽元は塩をふってから煮ると、塩の保水効果でさらに柔らかく煮上がります。

**ブロッコリー** ¼株（約50g）のエネルギー量は約17kcalで、約2.2gの食物繊維が含まれています。βカロテン、ビタミンCなど抗酸化作用の強いビタミンが豊富で、生活習慣病の予防効果が期待できます。

煮る

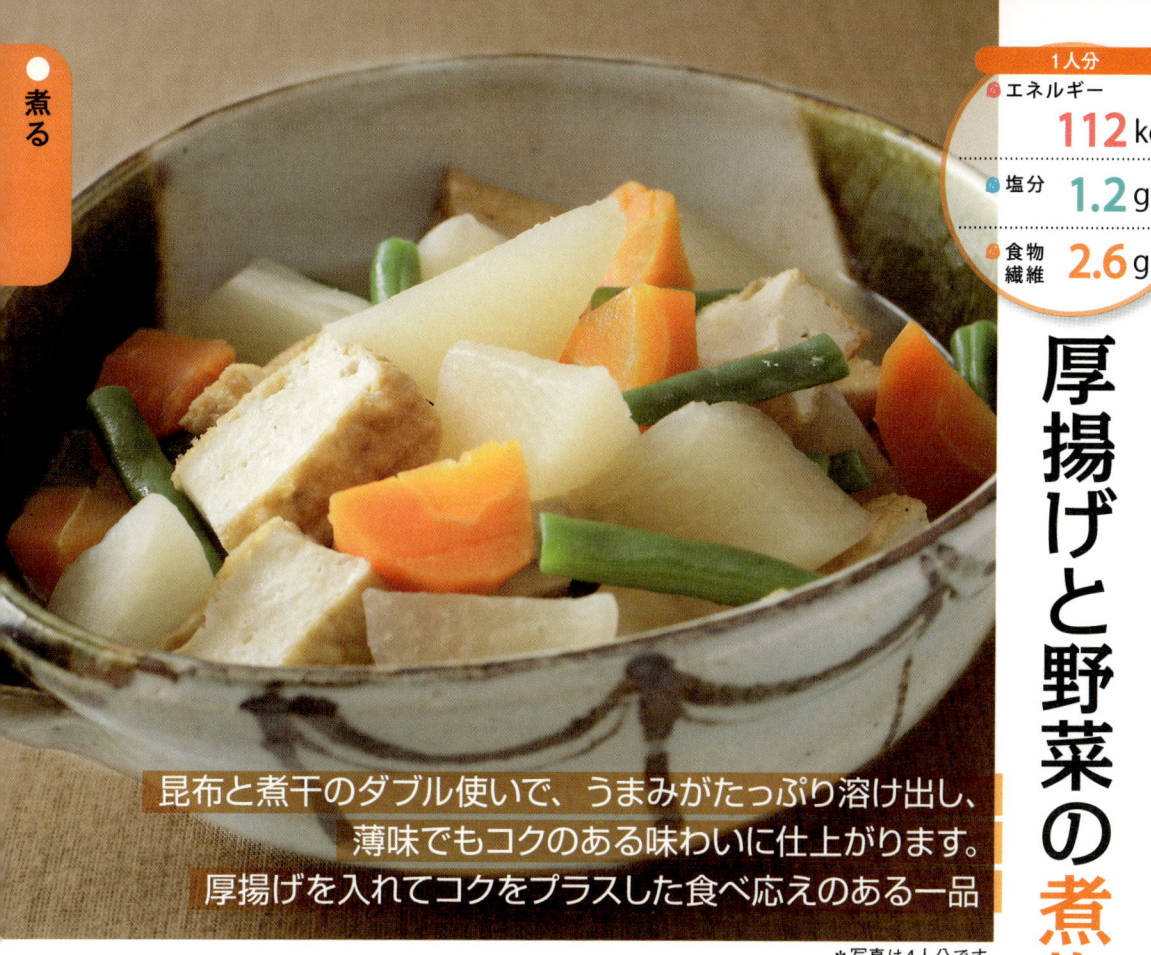

| 1人分 | |
|---|---|
| エネルギー | **112** kcal |
| 塩分 | **1.2** g |
| 食物繊維 | **2.6** g |

# 厚揚げと野菜の煮物

昆布と煮干のダブル使いで、うまみがたっぷり溶け出し、薄味でもコクのある味わいに仕上がります。厚揚げを入れてコクをプラスした食べ応えのある一品

＊写真は4人分です

## 材料（4人分）

- 大根（乱切り）……… 約15cm（300g）
- にんじん（乱切り）……… 1本（100g）
- さやいんげん（食べやすい長さ）……… 1袋（50g）
- 厚揚げ（一口大）……… 1枚（150g）
- A
  - 水 ……… 3カップ
  - 昆布（1cm×10cm）……… 1枚
  - 煮干 ……… 5〜6尾
  - しょうゆ ……… 大さじ2
  - 塩 ……… 小さじ½
  - みりん ……… 大さじ3

## 作り方

1. A（昆布はキッチンばさみで細く切る）とさやいんげん以外の野菜と厚揚げを土鍋に入れて火にかけ、沸騰したら火を弱めて5分煮る。
2. 火を止め、ふたをしたまま30分おく。
3. 大根に味がしみ込んで柔らかくなったらさやいんげんを入れ、さっと煮て出来上がり。

＊冷めてもおいしく食べられます。

### 調理のポイント！

温度が下がっていくときに味はしみ込みます。火を止めて余熱を利用することで、じっくり野菜に火を通しつつ、中まで味がしみ込みます。

**煮干** 大きい煮干なら5尾、小さい煮干なら10尾で約10g（塩分は約0.4g）。2〜3人分のみそ汁ならこれくらいが目安。はらわたを取り、手で砕いて入れるとうまみが早く出ます。

## LESSON 4

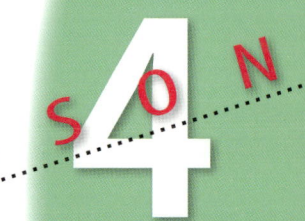

# 食物繊維のことをよく知り、賢く食べるレッスンです

糖尿病予防や、血糖コントロールの対策として最も積極的にとりたい栄養素のひとつが食物繊維。食物繊維というのは、おなかの中で消化できない成分で、主に植物性の食品に含まれています。食物繊維には、水溶性食物繊維と不溶性食物繊維があり、それぞれ違う働きをします。

不溶性食物繊維は、ごぼうなどの野菜の筋っぽさを思いうかべてもらうとわかりやすいかと思います。これを含む食材には噛み応えのあるものが多いので、早食い防止になり、またゆっくり噛んで食べることで満腹感にもつながり、その結果、食べすぎ防止になります。

また、腸の中に入ると便のかさを増やし、大腸の動きを活発にするので、便秘予防になり、腸内の有害物質を排出して腸内環境を整えてくれるため、生活習慣病の予防にも効果的です。

一方、水溶性食物繊維は、胃や小腸での糖質の吸収を穏やかにする働きがあるので、食後の血糖値の上昇を穏やかにしてくれます。

### 野菜

※可食部100gに対しての食物繊維量

| | | |
|---|---|---|
| かぼちゃ | 3.5g | 91kcal |
| モロヘイヤ（約1袋） | 5.9g | 38kcal |
| にら（約1束） | 2.7g | 21kcal |
| ごぼう（½本） | 5.7g | 65kcal |
| オクラ（約10本） | 5g | 30kcal |
| ゴーヤ（½本） | 2.6g | 17kcal |
| ブロッコリー（約½株） | 4.4g | 33kcal |
| 春菊（½束） | 3.2g | 22kcal |
| ほうれん草（½束） | 2.8g | 20kcal |
| 水菜（½束） | 3.0g | 23kcal |
| 三つ葉（1束） | 2.3g | 13kcal |

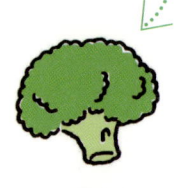

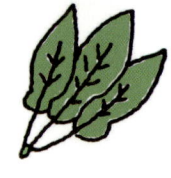

### いも、こんにゃく類

※可食部100gに対しての食物繊維量

| | | |
|---|---|---|
| こんにゃく | 2.2g | 5kcal |
| 里いも | 2.3g | 58kcal |
| さつまいも | 2.3g | 132kcal |
| じゃがいも | 1.3g | 76kcal |

### きのこ

※可食部100gに対しての食物繊維量（干ししいたけは10g）

| | | |
|---|---|---|
| 干ししいたけ（約4個） | 4.1g | 18kcal |
| エリンギ（1パック） | 4.3g | 24kcal |
| えのきたけ（1パック） | 3.9g | 22kcal |
| しめじ（1パック） | 3.7g | 18kcal |
| まいたけ（1パック） | 2.7g | 16kcal |

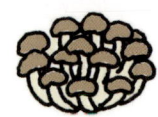

また、コレステロール値を下げる働きもあるので、動脈硬化予防も期待できます。

さて、こんなにいいことずくめの食物繊維ですが、1日にどれくらいとればいいかというと、成人男性で大体20〜25gといわれています。ですから、毎食7〜8gと考えればいいですね。

食べるタイミングですが、すでにレッスン1でも書いたように、食事の最初に食べるのが、いちばんおすすめです。最初に食べることによって、空腹感が満たされ、その後の食事での糖質の吸収が穏やかになるので、血糖値が急激に上がるのを防げるからです。

最初に野菜料理を一皿、そして、献立の中にも食物繊維の多いメニューをうまく取り入れていくようにすると、毎食7〜8gの食物繊維も、それほど無理なくとれるのではないかと思います。ただし糖分の多い果物やあんこは、おやつがわりとして適量を楽しむ程度にして下さい。

食物繊維を多く含む食品は下記の通りです。ここでは、低カロリーで食べ応えもあり、一年中手軽に手に入る、ごぼう、こんにゃく、きのこ、海藻を中心に料理を紹介しました。

---

### 豆類

※きな粉以外は50gに対しての食物繊維量

| | | |
|---|---|---|
| 納豆 | 3.4g | 100kcal |
| あんこ（こしあん） | 3.4g | 78kcal |
| あんこ（粒あん） | 2.9g | 122kcal |
| きな粉 8g（大さじ1） | 1.4g | 35kcal |
| レッドキドニービーンズ（ゆで） | 6.7g | 72kcal |

★あんこは血糖値を上げやすいので、適量をたまに楽しむようにしてください。

### 海藻

※10gに対しての食物繊維量（焼きのりは3g）

| | | |
|---|---|---|
| ひじき | 4.3g | 14kcal |
| カットわかめ | 3.6g | 14kcal |
| とろろ昆布 | 2.8g | 12kcal |
| 焼きのり（全形1枚） | 1.1g | 6kcal |

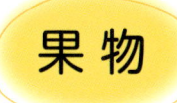

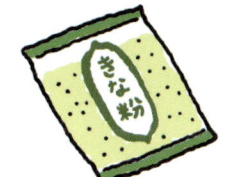

### 果物

※プルーン以外は可食部100gに対しての食物繊維量（プルーンは10g）

| | | |
|---|---|---|
| キウイフルーツ（1個） | 2.5g | 53kcal |
| りんご（⅓個） | 1.5g | 54kcal |
| 柿（½個） | 1.6g | 60kcal |
| アボカド（½個） | 5.3g | 187kcal |
| プルーン（乾・1個） | 0.7g | 24kcal |

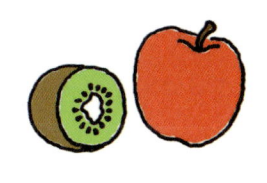

★果物やドライフルーツや果汁入りジュースは食物繊維が多くても、糖分も多いためエネルギー量も高めです。おやつ代わりに適量とるのがおすすめです。

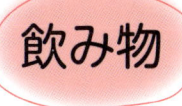

### 飲み物

| | | |
|---|---|---|
| トマトジュース 200cc | 1.4g | 34kcal |
| オレンジジュース 200cc | 0.6g | 84kcal |
| ピュアココア 6g（大さじ1） | 1.4g | 16kcal |
| ミルクココア 6g（大さじ1） | 0.3g | 25kcal |
| 抹茶 2g（小さじ1） | 0.8g | 6kcal |

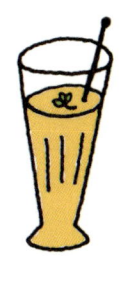

# ごぼうとひき肉の柳川

ごぼうを薄味で煮てから、しっかりと下味をつけたひき肉を加えることで味にメリハリをつけ、全体の塩分量を減らしつつ、おいしく食べられる一品になっています

**1人分**
- エネルギー **262** kcal
- 塩分 **2.2** g
- 食物繊維 **3.8** g

## 材料（2人分）

**A**
| | |
|---|---|
| ごぼう（ささがき） | ½本 |
| 水 | 200cc |
| 昆布（1cm×10cm） | 1枚 |
| しょうゆ | 大さじ1 |
| みりん | 大さじ1 |

**B**
| | |
|---|---|
| 豚ひき肉 | 100g |
| しょうゆ | 小さじ1 |
| みりん | 小さじ1 |
| しょうが（すりおろし） | 1かけ |

| | |
|---|---|
| 卵 | 2個 |
| 三つ葉（ざく切り） | 1束 |
| 七味唐辛子 | 適宜 |

## 作り方

1. **A**のごぼうはささがきにし、さっと水に放してざるに上げ、**A**（昆布はキッチンばさみで細く切る）の残りの材料とともにフライパンに入れる。ふたをして煮る。
2. ごぼうが柔らかくなったら、混ぜ合わせた**B**を入れる。
3. ひき肉に火が通ったら、溶きほぐした卵を回し入れて、好みのかたさに固まったら三つ葉を散らし、七味唐辛子をかけて出来上がり。

### 調理のポイント Point

ひき肉を加えるときは、少しずつ、かたまりにしながら入れると、少ない肉でも食べ応えがアップします。

**ごぼう** ¼本（約50g）の食物繊維は2.9g、エネルギー量は33kcal。水溶性と不溶性の食物繊維をバランスよく含んでいるので、早食いや食べすぎの防止効果とともに血糖値の上昇を抑える効果が期待できます。

ごぼう

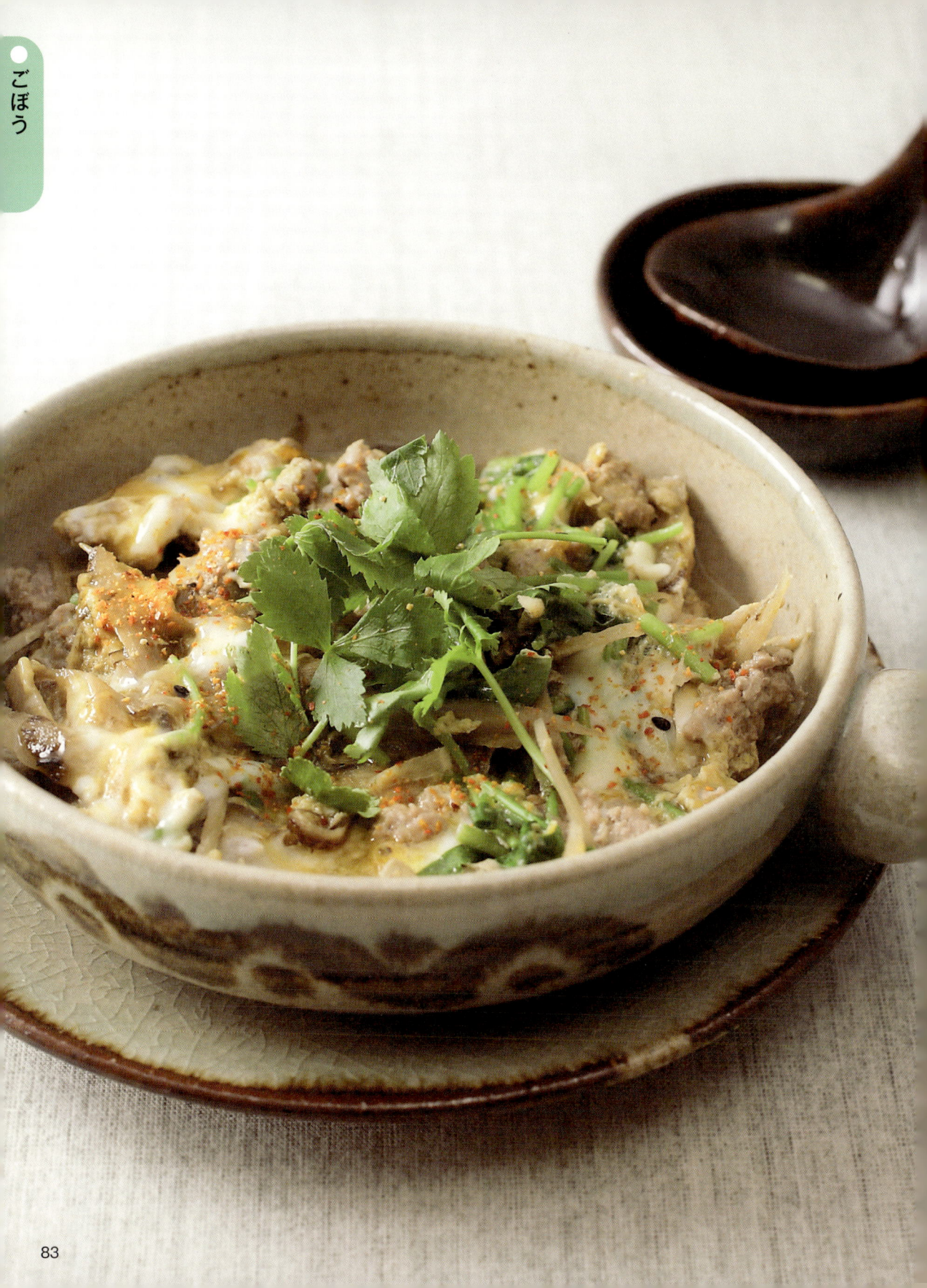

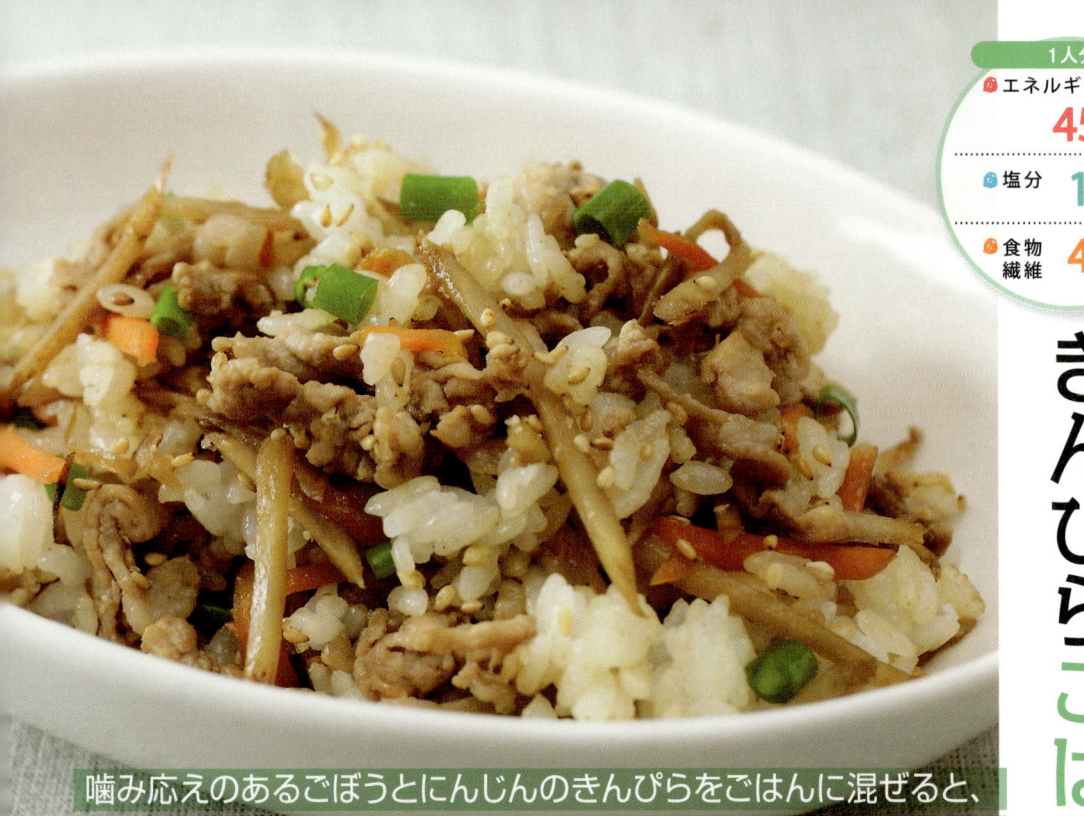

| 1人分 | |
|---|---|
| エネルギー | **454** kcal |
| 塩分 | **1.4** g |
| 食物繊維 | **4.1** g |

# きんぴらごはん

噛み応えのあるごぼうとにんじんのきんぴらをごはんに混ぜると、ごはんのボリュームが増し、食べ応えがあるので満足感が得られます

### 材料（2人分）

- 豚もも薄切り肉（細切り） ……………… 100g
- ごぼう ……………… ½本（100g）
- にんじん（細切り）……… ½本（50g）
- A ┌ しょうゆ ……………… 大さじ1
  └ みりん ……………… 大さじ1
- ごはん（温かいもの） ……………… 茶碗軽く2杯（300g）
- 白ごま・青ねぎ（小口切り） ……………… 各少々
- ごま油 ……………… 小さじ2

### 作り方

1. ごぼうは細切りにして、さっと水にさらす。
2. フライパンにごま油を入れて豚肉を炒め、火が通ったら、ごぼうとにんじんを加えて炒める。Aを入れたら、火を弱めふたをして蒸し焼きにする。
3. ごぼうとにんじんが好みのかたさになったら、ふたを開けて煮詰める。
4. 火を止めてごはんを混ぜ、ごまと青ねぎを散らして出来上がり。

#### 調理のポイント！

ごはん全体に味をつけるのではなく、きんぴらだけにしっかり味をつけるのがコツ。味にメリハリがつき、塩分量も減らせます。

**にんじん** 小1本（100g）の食物繊維は2.7g、エネルギー量は37kcal。抗酸化作用の強いβカロテンが豊富です。少量の油を使って料理することでカロテンの吸収がよくなります。

ごぼう

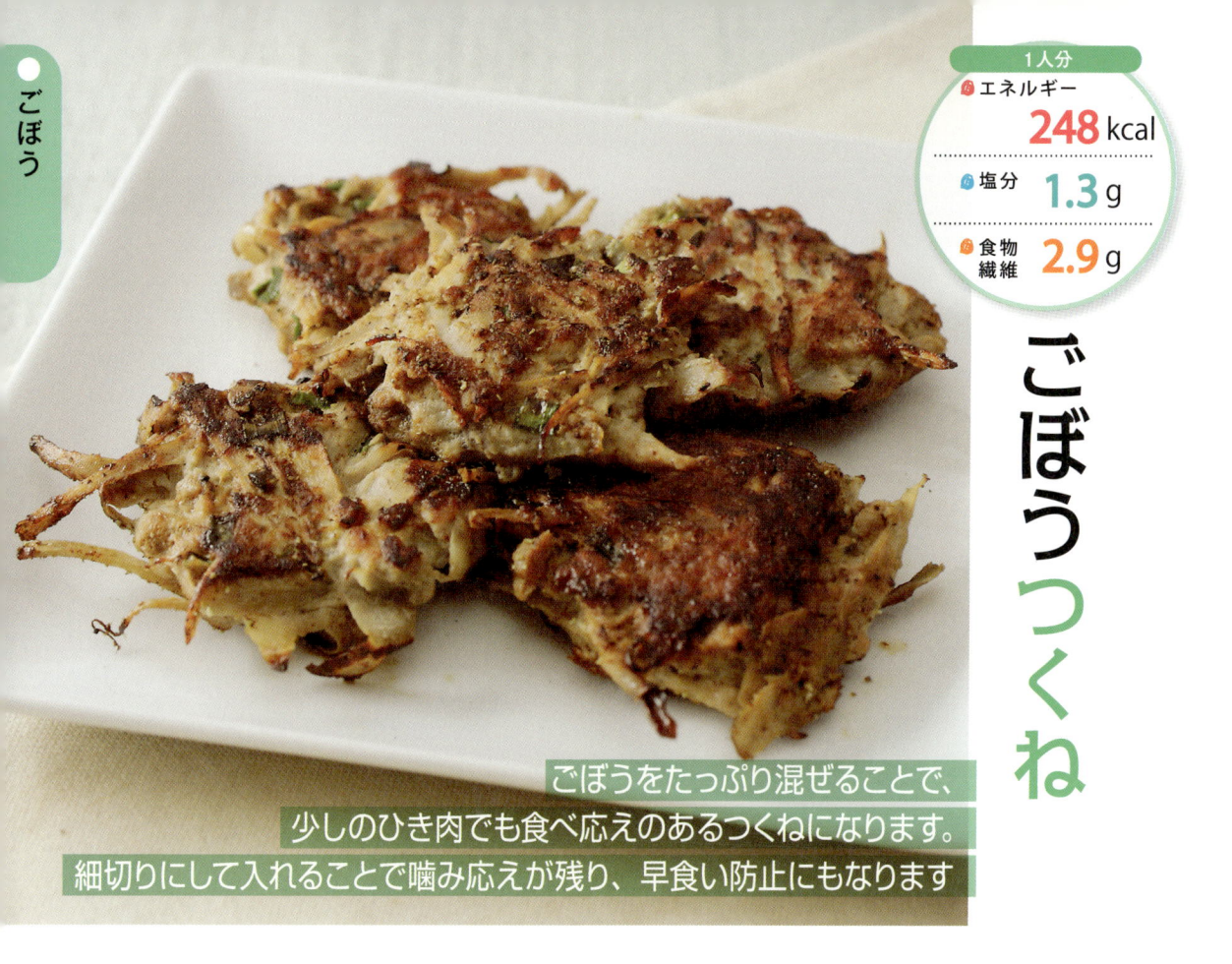

# ごぼうつくね

**1人分**
- エネルギー **248** kcal
- 塩分 **1.3** g
- 食物繊維 **2.9** g

ごぼうをたっぷり混ぜることで、少しのひき肉でも食べ応えのあるつくねになります。細切りにして入れることで噛み応えが残り、早食い防止にもなります

## 材料（2人分）

- A
  - ごぼう（細切り）……… ½本
  - 鶏ひき肉 ……… 150g
  - 卵 ……… 1個
  - 青ねぎ（小口切り）……… 適宜
  - しょうゆ ……… 小さじ1
- B
  - しょうゆ ……… 大さじ½
  - みりん ……… 大さじ½
  - 水 ……… 大さじ½
- ごま油 ……… 小さじ2
- 粉山椒 ……… 適宜

## 作り方

1. **A**のごぼうは細切りにしてさっと水にさらし、**A**の残りの材料と混ぜる。
2. フライパンにごま油を引き、**1**を食べやすい大きさにして入れて焼く。
3. おいしそうな焼き色がついたらふたをして蒸し焼きにし、ごぼうに火を通す。
4. **B**を入れて全体にからめ、粉山椒をかける。

### 調理のポイント

つくねの生地をゆるめにして、なるべく平たくして蒸し焼きにすることで、ごぼうをあらかじめ下ゆでしなくても火が通ります。

**粉山椒** スースーする辛さと香りをプラスすることで、薄味でもおいしく食べられるので、上手に使えば減塩効果が期待できます。

# こんにゃくと豚肉のねぎみそ炒め

こってり甘辛いみそ煮は、塩分もカロリーも高めになりがち。脂肪の少ない豚肉を使い、炒めた具材の表面に調味料をからめることで塩分、エネルギー量を控えめにしました

**1人分**
- エネルギー **234**kcal
- 塩分 **1.8**g
- 食物繊維 **3.2**g

## 材料（2人分）

**A**
- 豚もも薄切り肉（一口大） 150g
- しょうゆ 大さじ½

- こんにゃく（拍子切り） 1枚（200g）
- 長ねぎ（小口切り） ½本

**B**
- みそ 大さじ1
- みりん 大さじ1
- 砂糖 小さじ1

- ごま油 小さじ2
- 七味唐辛子 好みで

## 作り方

1. 豚肉は一口大に切って、しょうゆをもみ込んでおく。
2. こんにゃくは拍子木切りにし、フライパンに入れてから煎りする。
3. こんにゃくの水分が飛んだらごま油を入れ、豚肉を炒める。
4. 豚肉の色が変わったら**B**を入れ、全体にからめながら炒める。
5. 少し焦げた感じに煮詰まったら、長ねぎを入れてひと混ぜして出来上がり。好みで、七味唐辛子をふる。

### 調理のポイント

こんにゃくは油を引かないフライパンでから煎りすることで水分が抜け、ぷりぷりの食感になります。
豚肉に下味をつけておくことで味にメリハリがつき、少ない調味料でもおいしく仕上げることができます。

**こんにゃく** ½枚（約100g）の食物繊維は2.2g、エネルギー量は5kcalです。生いもを原料にした生いもこんにゃくなら、さらに多くの食物繊維を含みます。下ゆで不要のタイプを使えば調理も簡単。

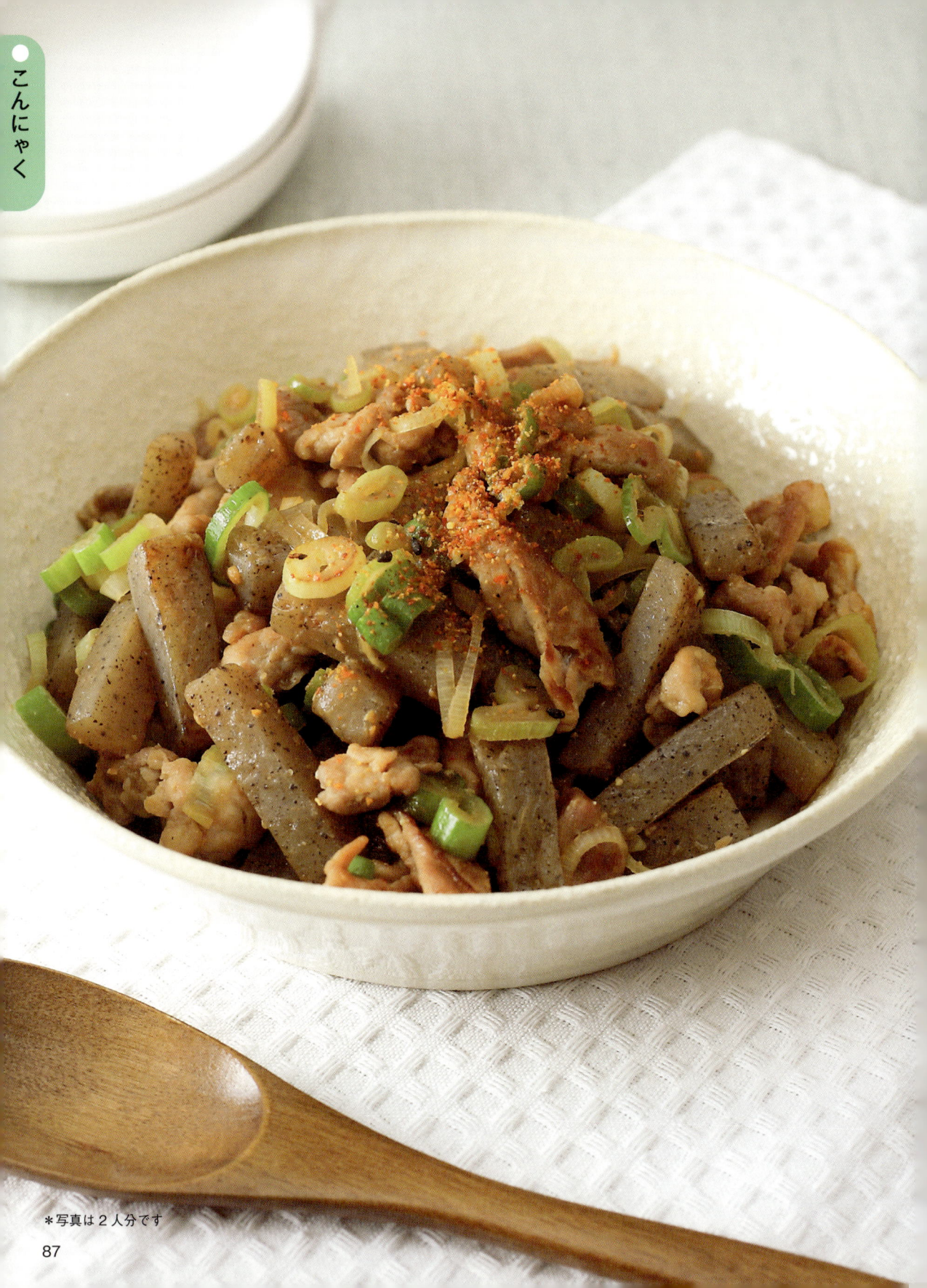

こんにゃく

＊写真は2人分です

# こんにゃく入りお好み焼き

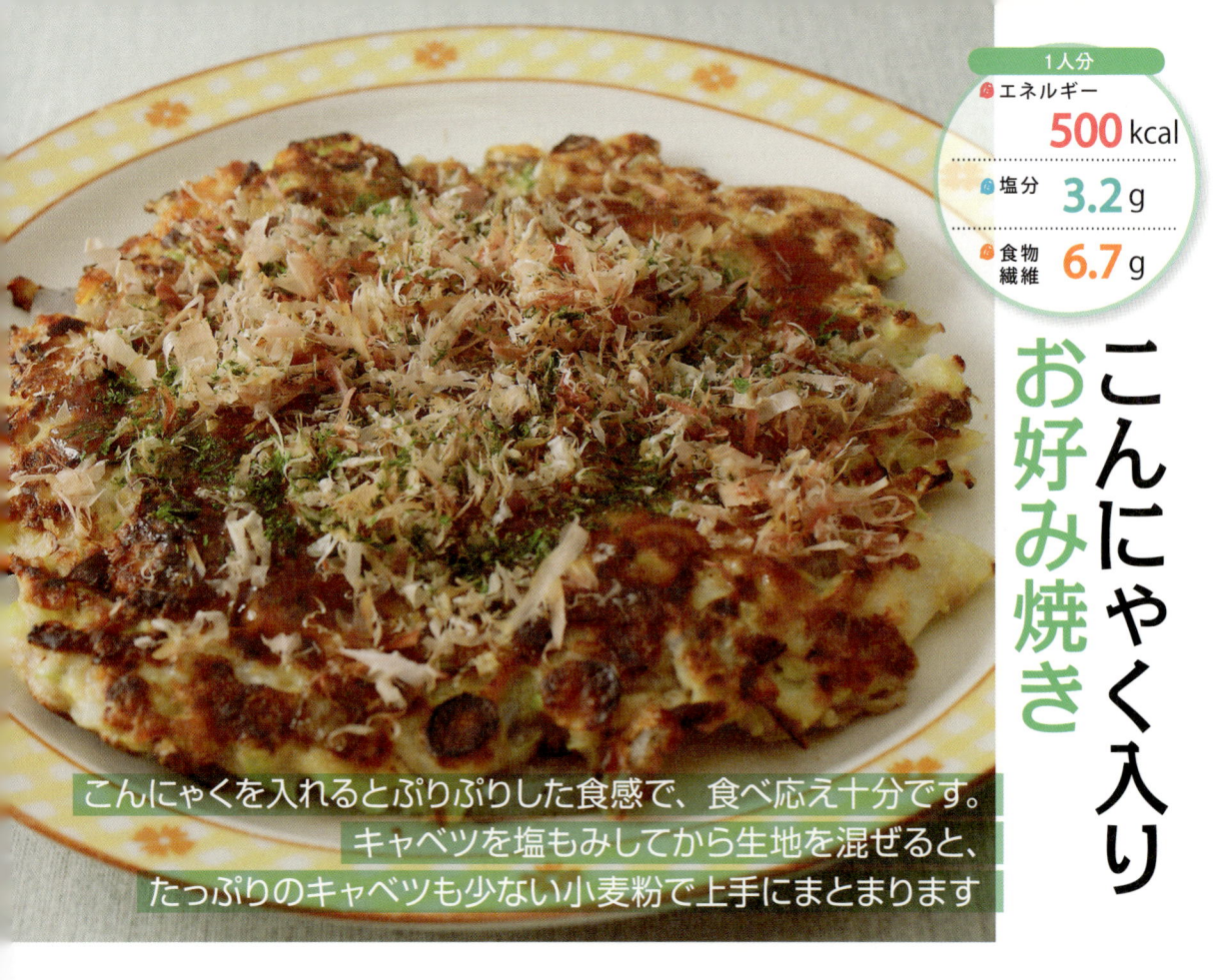

| 1人分 | |
|---|---|
| エネルギー | **500** kcal |
| 塩分 | **3.2** g |
| 食物繊維 | **6.7** g |

こんにゃくを入れるとぷりぷりした食感で、食べ応え十分です。キャベツを塩もみしてから生地を混ぜると、たっぷりのキャベツも少ない小麦粉で上手にまとまります

## 材料 （2人分）

A
- キャベツ（ざく切り） ……… ¼個（200g）
- 長ねぎ（小口切り） ……… 1本（100g）
- 塩 ……… 小さじ½

B
- 小麦粉 ……… 100g
- 卵 ……… 2個
- 水 ……… 150cc

C
- 豚ひき肉 ……… 100g
- しょうゆ・みりん ……… 各小さじ1

- こんにゃく（細かく切る） ……… 1枚（200g）
- かつお節 ……… 1パック（5g）
- お好み焼きソース ……… 大さじ2
- かつお節・青のり ……… 各適宜
- ごま油 ……… 小さじ2

## 作り方

1. **A**を混ぜて手でもみ、しんなりさせる。
2. **B**を混ぜて生地をつくる。
3. **C**を混ぜたものとこんにゃく、かつお節を混ぜる。
4. フライパンにごま油の半量を引き、**1**、**2**、**3**を混ぜたものの半量を入れ両面をこんがりと焼く。残りも同様に焼く。
5. 焼き上がったらお好み焼きソースとかつお節、青のりをかけて出来上がり。

### 調理のポイント

野菜を塩もみしてから加えると、生地の量が少なくても、うまく混ざります。

**お好み焼きソース** お好み焼きソース大さじ1の塩分は約0.9g、エネルギー量は24kcal。焼きそばソースは大さじ1で塩分は約1.6g、エネルギー量は24kcal。かけすぎにはくれぐれも注意。

こんにゃく

**1人分**
- エネルギー **52** kcal
- 塩分 **1.5** g
- 食物繊維 **3.6** g

# こんにゃくときのこのおかか煮

こんにゃくときのこは、食物繊維の優等生同士の組み合わせ。かつお節のうまみと赤唐辛子の辛味で、薄味でもおいしく食べられます。最初に食べて血糖値の上昇を穏やかにし、空腹を落ち着かせて食べすぎ防止に

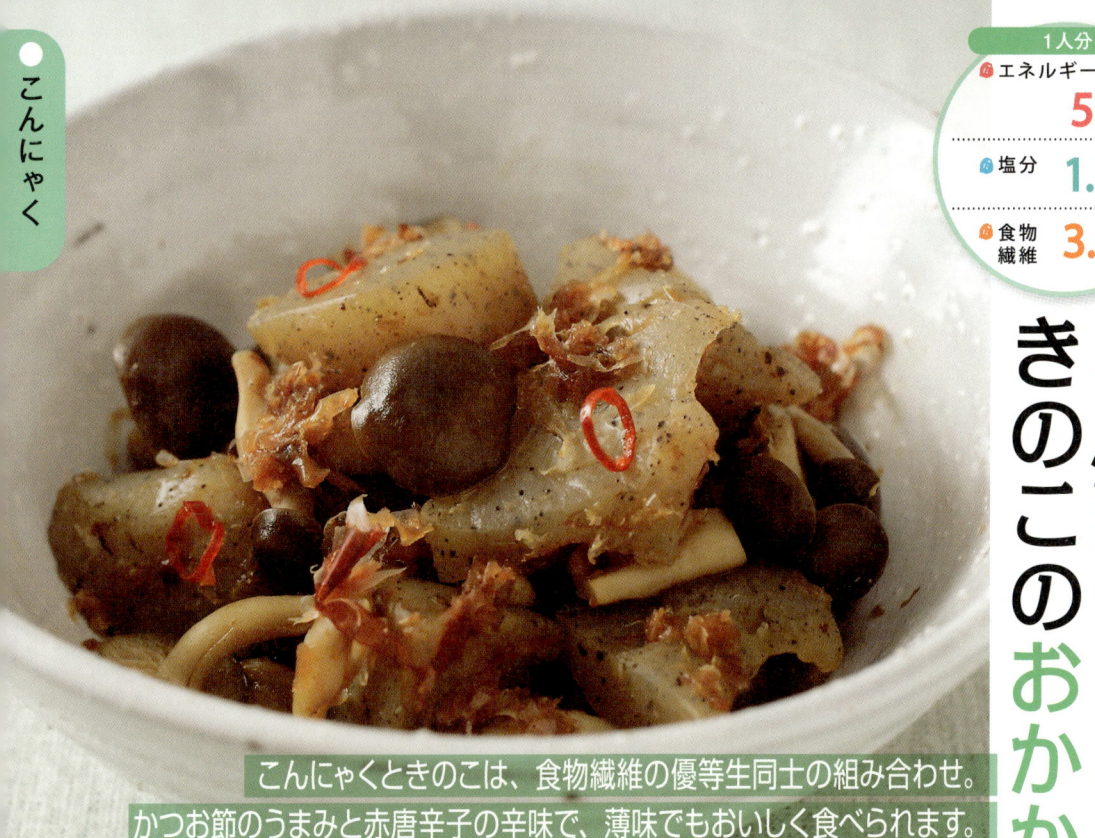

## 材料（2人分）

- こんにゃく（手でちぎる） ½枚（100g）
- しめじ（小房に分ける） 1パック（100g）
- A
  - 水 100cc
  - 昆布細切り（1cm×10cm） 1枚
  - 赤唐辛子（輪切り） 適宜
  - しょうゆ 大さじ1
  - みりん 大さじ1
- かつお節 1パック（約5g）

## 作り方

1. こんにゃくは食べやすい大きさに手でちぎり、フライパンに入れてから煎りする。
2. こんにゃくの水分が飛んでからりとなったら、A（昆布はキッチンばさみで細く切る）を入れふたをして煮る。
3. 10分くらいして味がしみ込んだら、しめじを入れてさらに1～2分煮る。
4. ふたを開けて水分を飛ばし、かつお節を混ぜて出来上がり。

### 調理のポイント

こんにゃくをから煎りすることでぷりぷり感がアップ。最後にかつお節を混ぜることで、調味料がうまくからみつきます。

**かつお節** 5gのエネルギー量は18kcal、たんぱく質は3.8g。鉄分などのミネラルも含んでいるので、そのまま全部食べられる調理法がおすすめ。小袋パックに入ったものが便利。

# きのこのトマト煮

食物繊維たっぷりのきのこを使った常備菜になる一品です。
きのことトマトのうまみの相乗効果で、薄味でもおいしくたっぷり食べられます

**1人分**
- エネルギー 65 kcal
- 塩分 1.5 g
- 食物繊維 4.8 g

## 材料（2人分）

| | |
|---|---|
| しめじ・えのきたけ・まいたけ（小房に分ける）など | （好みのきのこを合わせて 200g） |
| ミニトマト（半分に切る） | 10個（約150g） |
| にんにく（みじん切り） | 1かけ |
| 塩 | 小さじ½ |
| 粗挽きこしょう | 適宜 |
| オリーブ油 | 小さじ1 |

## 作り方

1. オリーブ油とにんにくをフライパンに入れて火にかけ、いい香りがしてきたらきのこを入れてさっと炒める。
2. ミニトマトを入れてふたをする。
3. 全体がしんなりしたら、塩、こしょうをふって出来上がり。

### 調理のポイント！

ぴったり閉まるふたをして弱火で蒸し煮にするのがコツ。
普通のトマトよりミニトマトのほうが甘味があっておいしく、最後に軽くつぶすとうまみが全体にゆきわたります。
粗挽きこしょうがよく合います。

**まいたけ** 1パック（約100g）に含まれる食物繊維は2.7gで、エネルギー量は約16kcal。うまみ成分が多いので、汁物や煮物に入れると薄味でもおいしく食べられます。

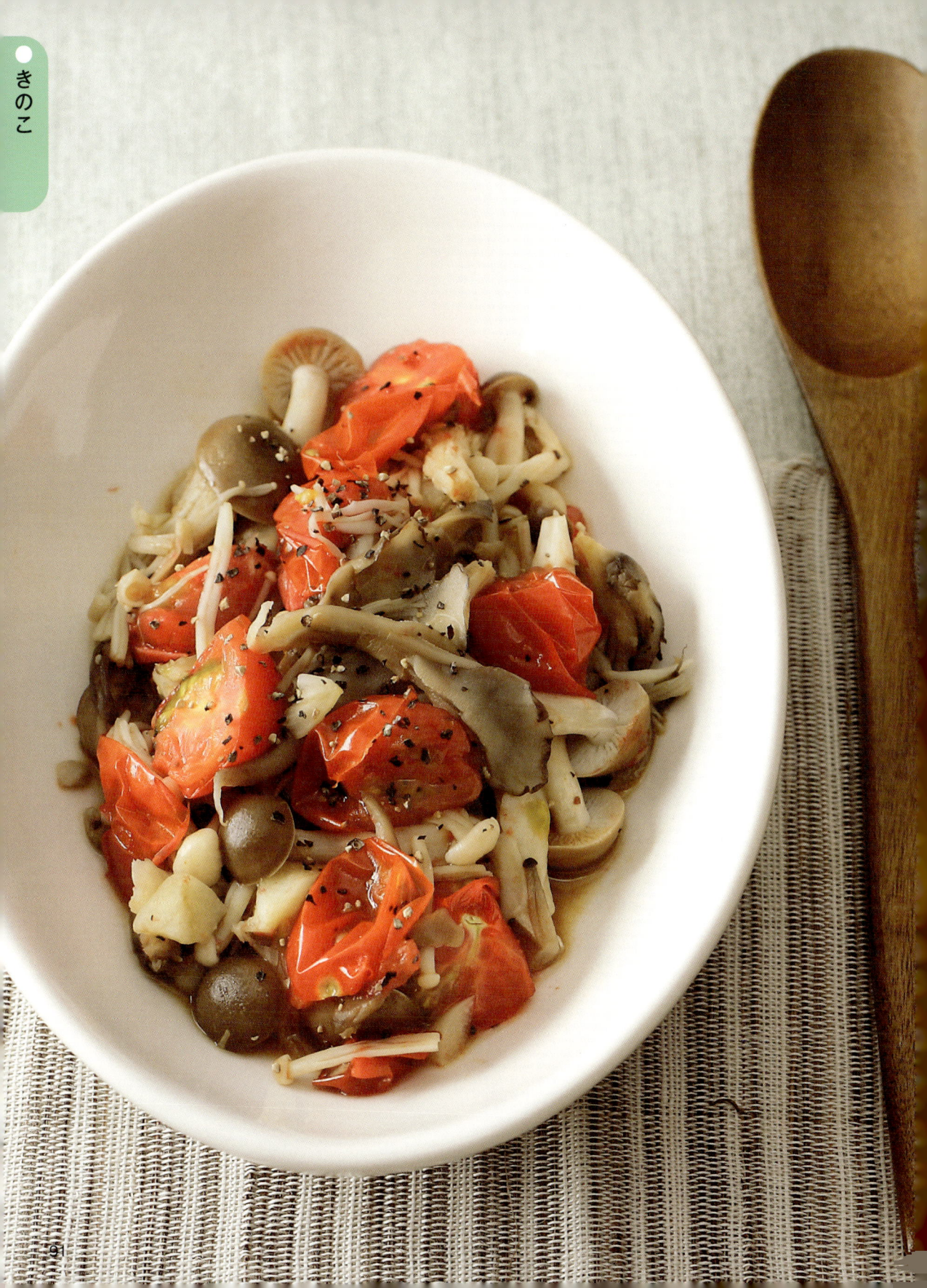

きのこ

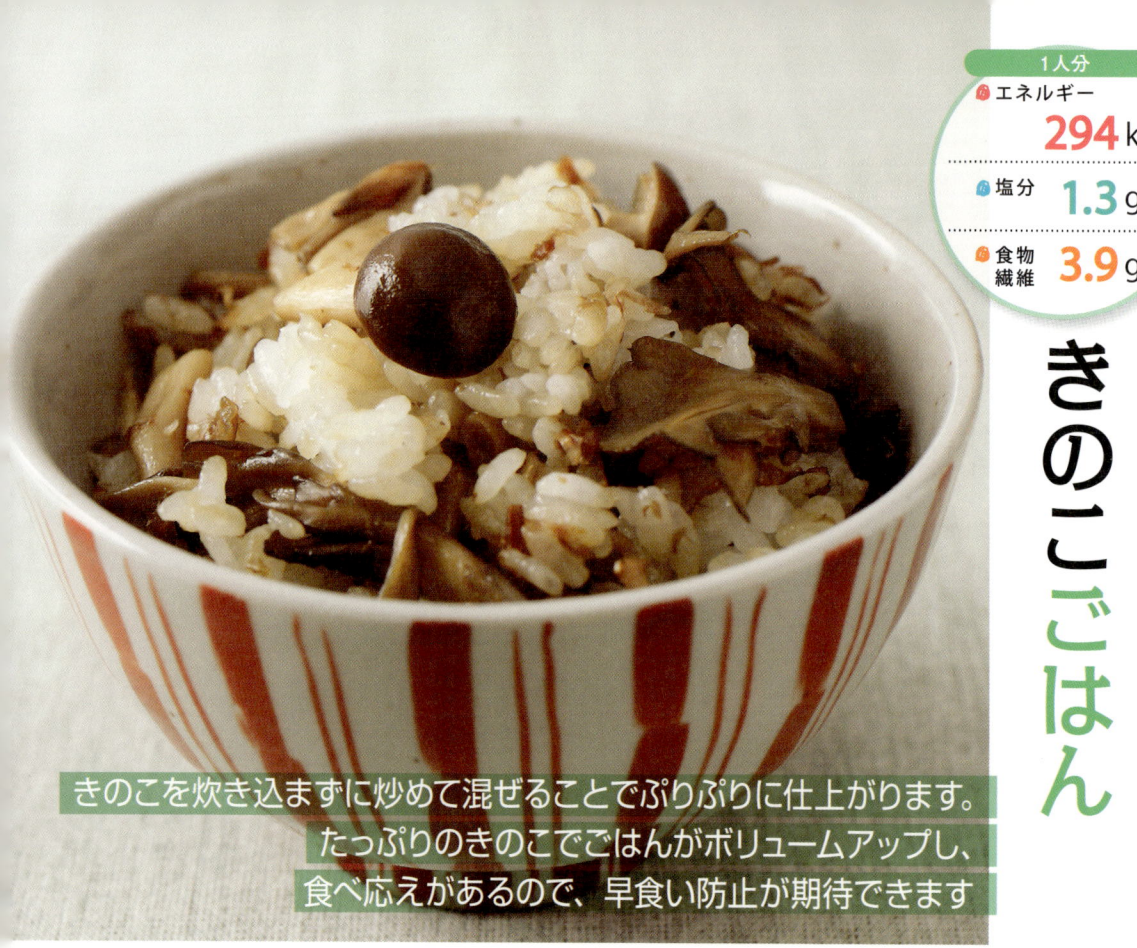

| 1人分 | |
|---|---|
| エネルギー | **294** kcal |
| 塩分 | **1.3** g |
| 食物繊維 | **3.9** g |

# きのこごはん

きのこを炊き込まずに炒めて混ぜることでぷりぷりに仕上がります。たっぷりのきのこでごはんがボリュームアップし、食べ応えがあるので、早食い防止が期待できます

## 材料（2人分）

A ┌ しめじ・まいたけ（小房に分ける）
　│　　　　各1パック（合わせて200g）
　│ しょうゆ ……………… 大さじ1
　└ 酒 …………………… 大さじ1
かつお節 ……………… 1パック（5g）
ごはん ………… 茶碗軽く2杯（300g）

## 作り方

1　フライパンに**A**のきのことしょうゆ、酒を入れ、ふたをして蒸し煮にする。

2　きのこがしんなりしたら、かつお節を入れて蒸し汁を吸わせる。

3　火を止めてごはんを入れ、全体をよく混ぜたら出来上がり。

### 調理のポイント

ごはん全体に味をつけるのではなく、きのこに味をつけて蒸し煮にし、出てきたおいしい蒸し汁をかつお節に吸わせてごはんに混ぜるのがコツ。味にメリハリがつき、しょうゆの量も少なくできます。

**ぶなしめじ**　1パック（約100g）に含まれる食物繊維は約3.7gで、エネルギー量は約18kcalです。うまみや香りが強いので、煮物や汁物に入れるだけでうまみがぐんとアップします。

きのこ

## きのこの肉巻き

**1人分**
- エネルギー **228** kcal
- 塩分 **1.8** g
- 食物繊維 **4.2** g

低カロリーのきのこを薄切り肉で巻くことで、カロリーを増やさずにボリュームアップ。エリンギは大ぶりにさいて巻くことで早食いを防止できます

### 材料（2人分）

| | |
|---|---|
| 豚もも薄切り肉 | 150g |
| しめじ・エリンギ | 各1パック（合わせて200g） |
| 塩・こしょう | 各少々 |
| 小麦粉 | 大さじ1 |
| ごま油 | 小さじ2 |
| 大根（皮をむいてすりおろす） | 10cm |
| ポン酢しょうゆ | 大さじ2 |

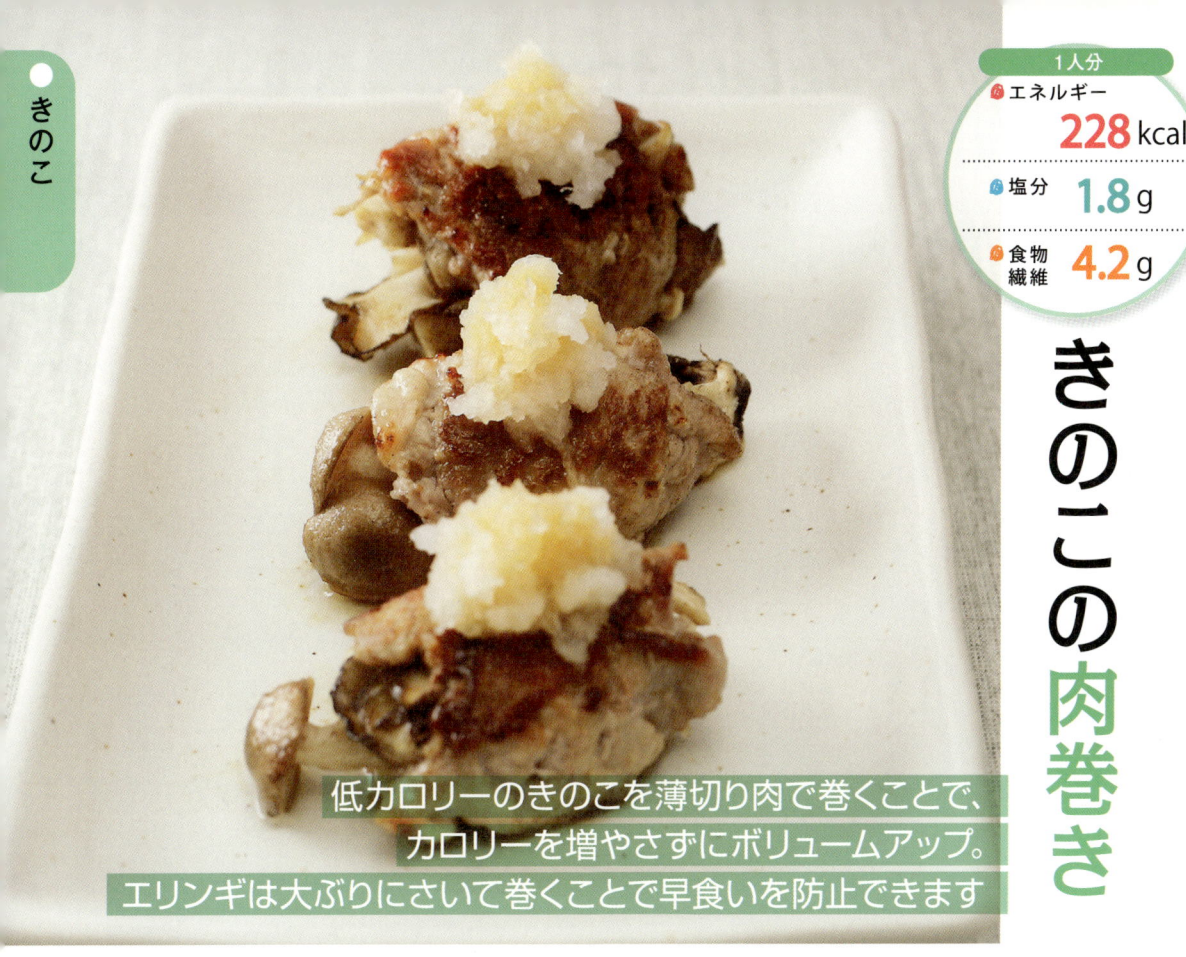

### 作り方

1. しめじは小房に分けエリンギは大きめに手でさく。
2. 豚肉できのこを巻き、塩、こしょうをふって小麦粉をまぶす。
3. フライパンにごま油を入れて焼き、転がしながら全体に焼きめをつける。
4. 取り出して大根おろしをのせ、ポン酢しょうゆをかけて出来上がり。

#### 調理のポイント

小麦粉をまぶすことで、肉がしっとり柔らかく焼き上がります。大根おろしに少量のポン酢しょうゆをしみ込ませたものを肉と一緒に食べることで、調味料が少なくてもおいしく食べられます。

**エリンギ** 1パック2本入り（約100g）に含まれる食物繊維は4.3gで、エネルギー量は約24kcalです。肉やほたて貝柱に似た、しこしことした食感で食べ応え十分。

# わかめと玉ねぎの卵とじ

買い置きのカットわかめがあれば、手軽に食物繊維がたっぷりとれる一品。玉ねぎを加えることで甘味をプラス。砂糖なしで十分に甘辛味に仕上がります

**1人分**
- エネルギー 122 kcal
- 塩分 0.9 g
- 食物繊維 3.1 g

## 材料（2人分）

| | |
|---|---|
| カットわかめ | 10g |
| A 水 | 150cc |
| 　昆布細切り（1cm×10cm） | 1枚 |
| 　しょうゆ | 小さじ1 |
| 　みりん | 小さじ1 |
| 　玉ねぎ（薄切り） | ½個（100g） |
| かつお節 | 1パック（5g） |
| 卵 | 2個 |

## 作り方

1. フライパンにA（昆布はキッチンばさみで細く切る）を入れて火にかけ、ふたをして煮る。
2. 玉ねぎがくたっとなったら、カットわかめを入れ、戻ったらかつお節を入れる。
3. 溶きほぐした卵を回し入れ、好みのかたさに固まったら出来上がり。

### 調理のポイント

カットわかめは戻さずにそのまま入れ、わかめの塩分を上手に利用します。わかめのうまみでおいしさがアップします。

**カットわかめ**　1人分約5gに食物繊維1.8gを含み、エネルギー量は約7kcal。塩分を約1.2g含んでいるので、みそ汁やスープに直接入れるときは、その分の調味料を控えめに。

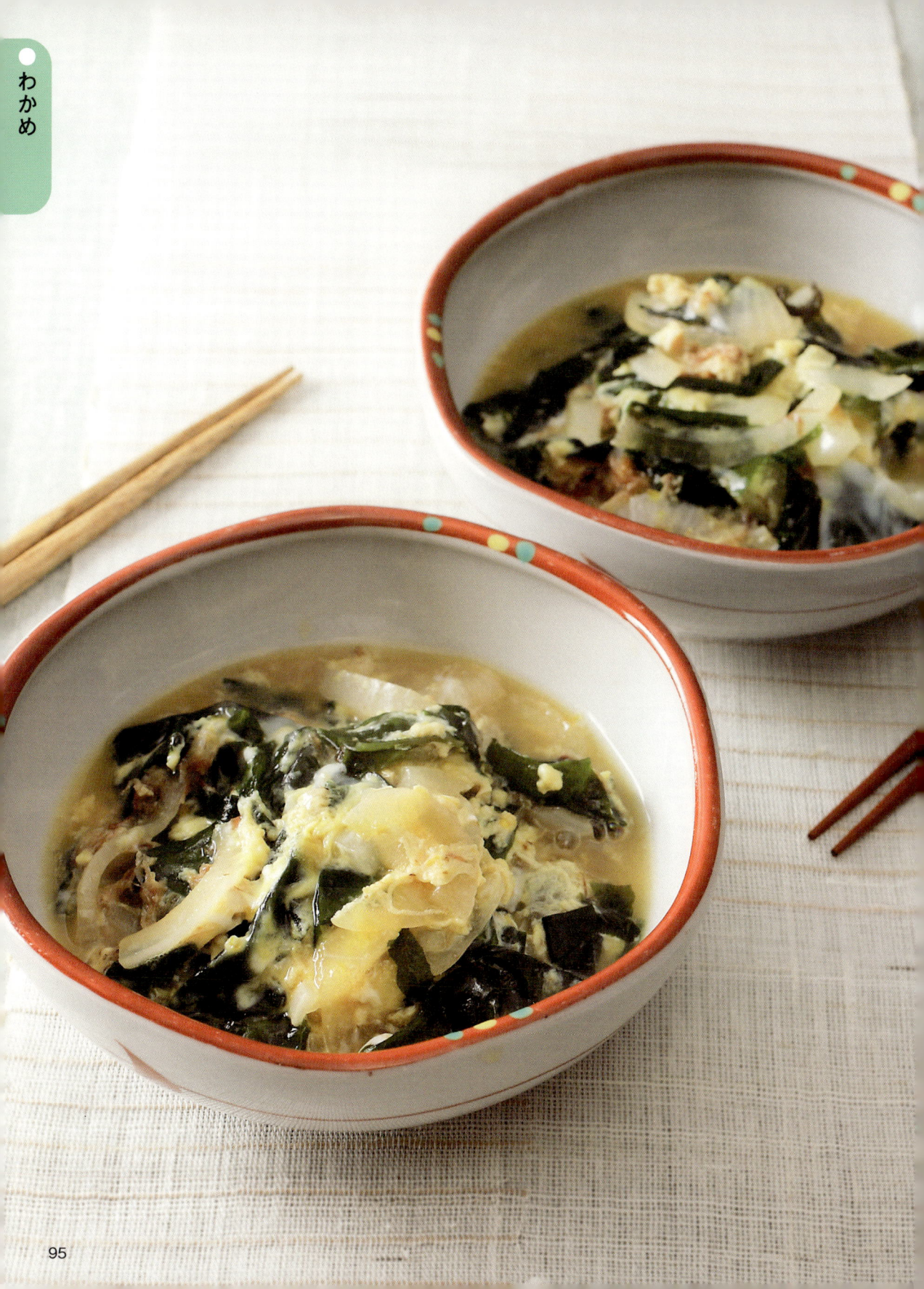

わかめ

# わかめと卵の炒め物

**1人分**
- エネルギー **143** kcal
- 塩分 **1.7** g
- 食物繊維 **2.7** g

わかめを少量の油でさっと炒めることで、βカロテンの吸収率がアップ。食物繊維も柔らかくなり消化がよくなります。卵と組み合わせることで、栄養バランスも抜群に

## 材料（2人分）

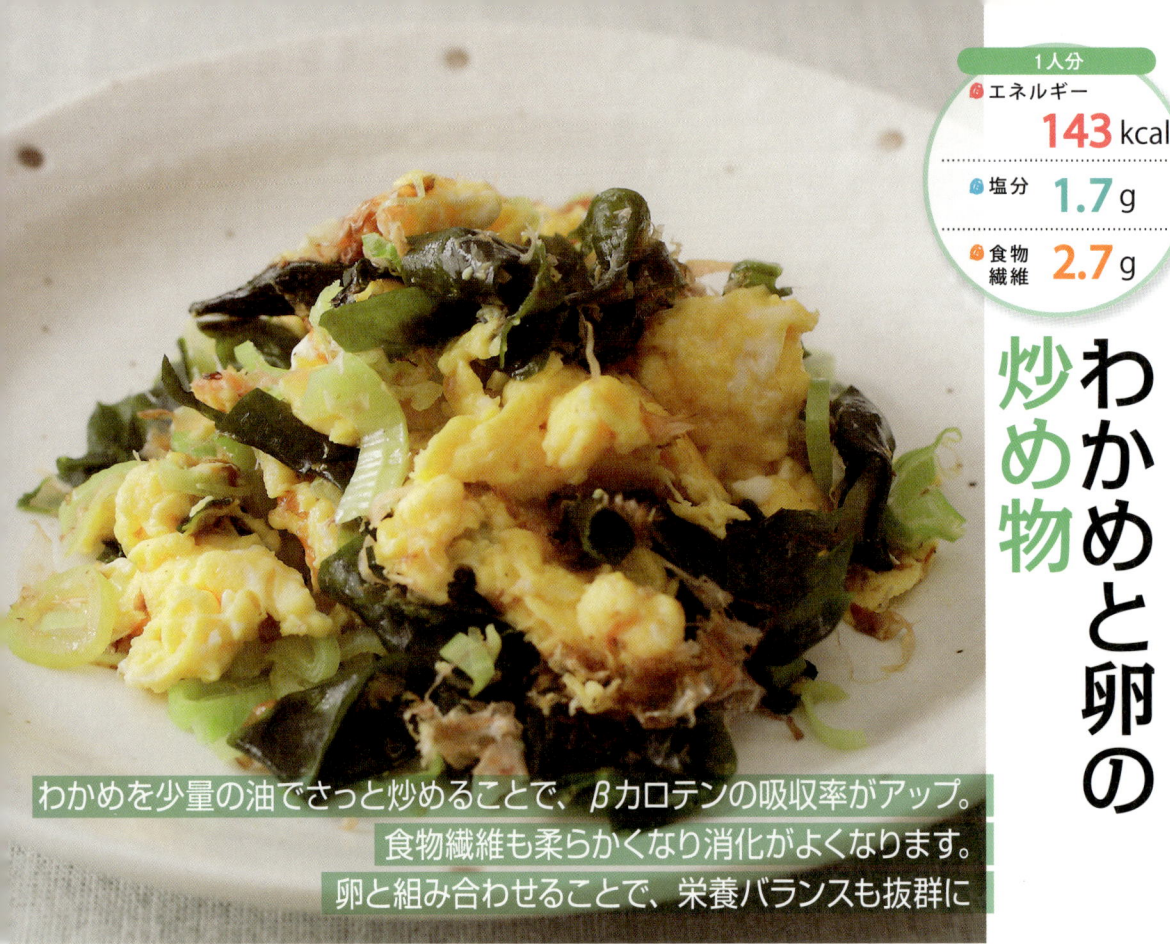

| | |
|---|---|
| カットわかめ | 10g |
| A 卵 | 2個 |
| A 塩 | 少々 |
| 長ねぎ（小口切り） | 1本 |
| かつお節 | 1パック（5g） |
| しょうゆ | 小さじ1 |
| ごま油 | 小さじ2 |

## 作り方

1. カットわかめは水で戻し、水気を切っておく。
2. **A**の卵に塩を加えて溶きほぐしておく。フライパンにごま油の半量を入れて、熱くしたところに溶き卵を入れ、大きく混ぜて炒り卵にしたら一度取り出す。
3. あいたフライパンに残りのごま油を入れて長ねぎを炒め、しんなりしたらわかめも入れて炒める。
4. 炒り卵を戻し入れ、かつお節を混ぜたら、しょうゆを回しかけて出来上がり。

### 調理のポイント

カットわかめの戻し時間は、5分程度を目安に。短時間で戻すことで、味やうまみ、ミネラルが水に溶け出すのを最小限に抑えられます。

**海藻類** ミネラルや食物繊維が豊富で低カロリーなのが特徴。海藻に含まれる食物繊維のフコイダンやアルギン酸は、血中コレステロール値を下げる作用が期待できます。

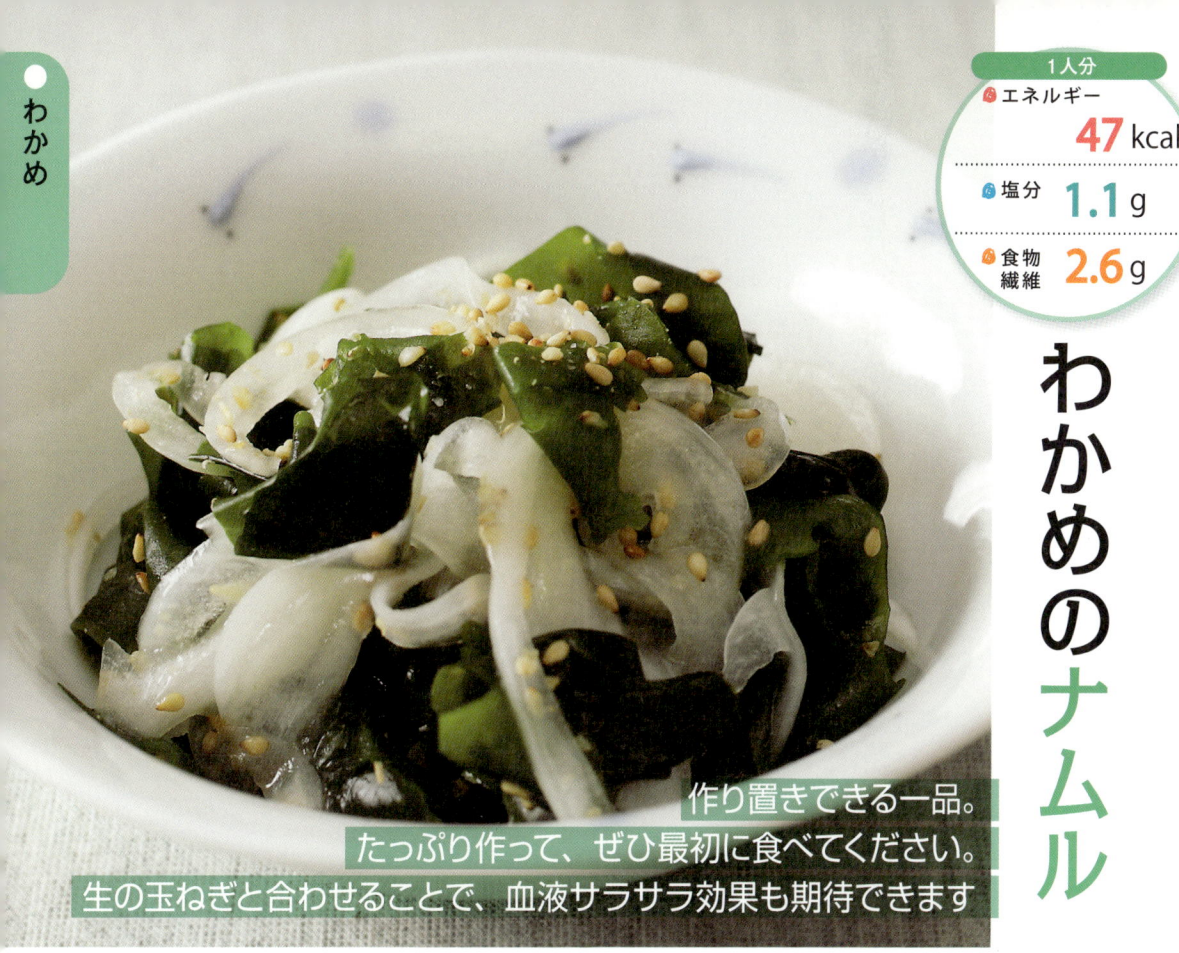

わかめ

| 1人分 | |
|---|---|
| エネルギー | **47** kcal |
| 塩分 | **1.1** g |
| 食物繊維 | **2.6** g |

# わかめのナムル

作り置きできる一品。
たっぷり作って、ぜひ最初に食べてください。
生の玉ねぎと合わせることで、血液サラサラ効果も期待できます

## 材料（2人分）

| | |
|---|---|
| カットわかめ | 10g |
| A ┌ 玉ねぎ | ½個 |
| 　 └ 塩 | 小さじ⅓ |
| ごま油 | 小さじ1 |
| 白ごま | 適宜 |

## 作り方

1. **A**の玉ねぎは薄切りにして塩でもみ、しんなりしたらさっと水で流し、水気を絞る。
2. カットわかめを水に浸けて戻し、水気を切っておく。
3. 玉ねぎとわかめをごま油で和え、ごまをふって出来上がり。

### 調理のポイント！

玉ねぎの薄切りを塩でもむことで、独特の辛味が抜けて食べやすくなります。わかめは短時間で戻し、しっかり水気を切って混ぜると味が薄まりません。

**炒りごま**　小さじ1（約3g）に含まれる食物繊維は0.4gで、エネルギー量は約18kcal。外皮がかたいのですりごまにしたり、指でつぶして加えると消化吸収がよくなります。

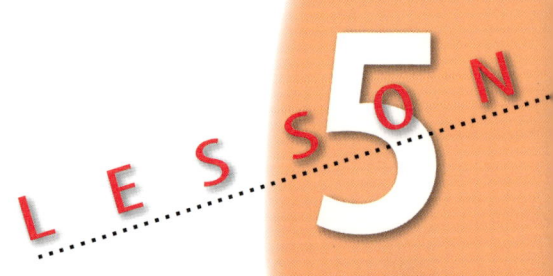

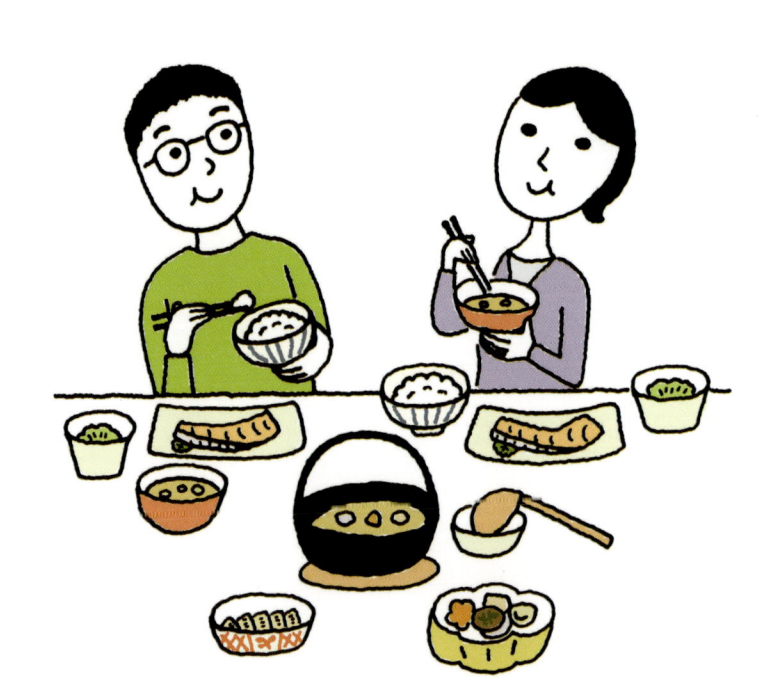

# LESSON 5 賢く主食を食べるレッスンです

ごはん、パン、めん類といった主食をどのくらい、どんなふうに食べるかは、糖尿病を気にする人にとって、とても大切なことです。

主食に含まれる糖質は、人間のからだにとって最も重要なエネルギー源。でも、血糖値を急激に上昇させたり、おいしさにつられて、ついつい食べすぎてしまったりするため、カロリーオーバーになり、肥満の原因のひとつになったりすることも事実。

だからといって、主食を極端に制限してしまうと、食事の満足感が得られにくくなりますし、変な時間に間食したくなったり。また、主食を減らして、その分、副菜をたっぷり食べてしまうと、塩分や脂肪分のとりすぎになってしまうのも気になるところ。

そこで、この章では、「炭水化物の量を減らしても満足のいく調理法」「早食いを防止して、食べすぎを防ぐ食べ方」など、賢い主食の食べ方をマスターしましょう。

# ごはん

## ① 自分の食べている量をはかってみましょう

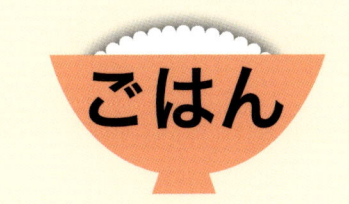

無意識にごはんをよそって食べていたりしていませんか？
1食に食べるごはんの適正量の目安と、エネルギー量をご覧ください。

**1日の適正エネルギー量が**

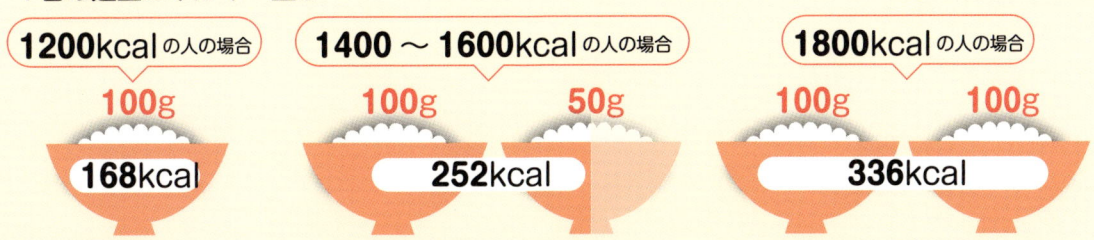

- **1200kcal の人の場合**： 100g → 168kcal
- **1400～1600kcal の人の場合**： 100g＋50g → 252kcal
- **1800kcal の人の場合**： 100g＋100g → 336kcal

いかがでしょうか？
もしも、あなたがこれ以上に食べすぎていた場合の対処法があるのです。

**★お茶碗をひと回り小さいものに替えましょう**
その場合、口が小さくて深いものより、口が広くて浅いもののほうが、ごはんが多く見えるのでおすすめです。

**★小分けして冷凍を**
1回分ずつラップに包んだり保存容器に入れて、冷凍しておくと、毎食はかる手間が省けます。

## ② 分つき米や雑穀、玄米など、食物繊維の豊富な米を賢く利用

レッスン4でお話ししたように、食物繊維をとることで、胃や小腸での糖の吸収が穏やかになるため、血糖値の急激な上昇を防ぐことができます。毎食でなくとも、時々楽しみながら、主食に変化をつけてみるのも手です。

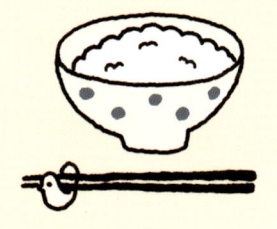

## ④ 具だくさんのおじや、おかゆはおすすめ

おじやや、おかゆは、水分でごはんを増量させるので、少ないごはんでも満足できるし、トロリと煮込んだ、あつあつのおじややおかゆは、お茶漬けとは違い、ゆっくり食べられるので、食べすぎ防止にもなります。

なるべく野菜をたっぷり入れて具だくさんにし、薄味に仕上げるのがコツです。

## ③ チャーハンや混ぜごはんには、歯応えのある具を入れて

チャーハンや混ぜごはんは、自分でつくれば、油の量や塩分を減らすことが出来ます。また、具で全体を増量すると、見た目にもたっぷり感が増し、食べ応えもアップします。

その場合、ごぼうやにんじんなどの根菜類、豆類など、歯応えのあるものをプラスすると早食い防止にもなり、また、必然的に食物繊維もたっぷりとることができます。

# LESSON 5 賢く主食を食べるレッスンです

## ① パンのエネルギー量と塩分を知りましょう

パン食で気をつけないといけないのは、塩分と脂肪の量です。油脂をたっぷり使ったパンはカロリーが高いので、主食としては不向きと考えたほうがいいでしょう。

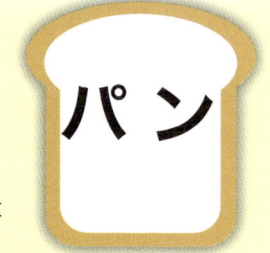

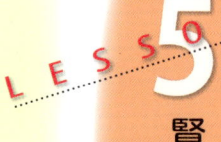

### 食パン

**4枚切り1枚 (90g)**
238kcal
塩分 1.1g

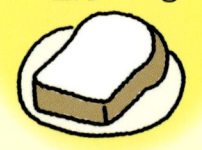

**6枚切り1枚 (60g)**
158kcal
塩分 0.8g

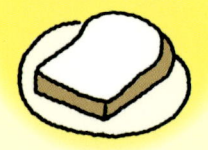

**8枚切り1枚 (45g)**
119kcal
塩分 0.6g

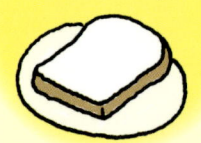

### フランスパン
**3cm厚さ1切れ (30g)**
84kcal
塩分 0.5g

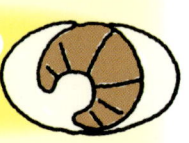

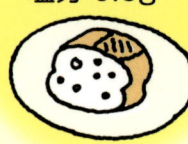

### クロワッサン
**1個 (30g)**
134kcal
塩分 0.4g

### バターロール
**1個 (30g)**
95kcal　塩分 0.4g

### ベーグル
**1個 (85g)**
257kcal　塩分 1.0g

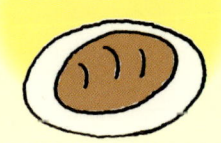

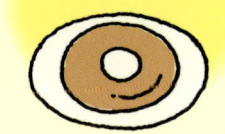

## ③ 副菜は薄味に

パンは目に見えない塩分を含んでいるので、何かをはさむ場合も、別々に食べる場合も薄味にしましょう。

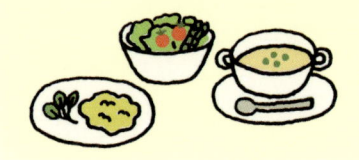

## ② おかずと一緒に食べる

パンだけをおなかいっぱい食べるとなると、あっという間にカロリーオーバーになるので、サラダや具だくさんのスープなどのたっぷりの野菜と、卵、ハム、肉類のたんぱく質を組み合わせると、パンの食べすぎを防ぎ、栄養面でもバランスがとれます。

## めん類

### ① めんの量は計量してからゆでる習慣を

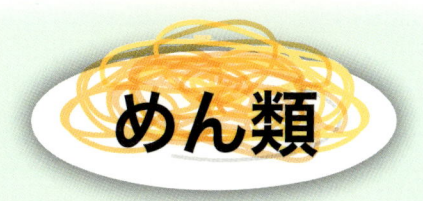

乾燥しためんは少なく見えるもの。だからといって多めにゆでてしまうと食べすぎの原因に。毎回計量してからゆでる習慣をつけましょう。

★1食分の量の目安　1日の適正エネルギー量が

**1200kcalの人の場合**
- スパゲッティー（乾）50g　189kcal　塩分0.3g
- 干しうどん（乾）50g　174kcal　塩分0.6g
- そば（乾）50g　172kcal　塩分0.1g

**1400〜1600kcalの人の場合**
- スパゲッティー（乾）70g　265kcal　塩分0.4g
- 干しうどん（乾）70g　244kcal　塩分0.8g
- そば（乾）80g　275kcal　塩分0.2g

**1800kcalの人の場合**
- スパゲッティー（乾）90g　340kcal　塩分0.6g
- 干しうどん（乾）90g　313kcal　塩分1.1g
- そば（乾）100g　344kcal　塩分0.3g

塩分は、ゆであがり後の量です。

### ③ えのきたけは強い味方です

めんのゆで上がりの直前にえのきたけをたっぷり加えて一緒にゆでるのがおすすめ。えのきたけとめんが渾然一体となって、エネルギー量を上げずにめんを増量させることができ、見た目にもめんの少なさが気にならなくなります。

### ② 具だくさんで満足感アップ

めんだけを単品で食べると、どうしても早食いになり、量も食べすぎになりがちです。野菜、肉、シーフードなどで具だくさんにすることで、早食い防止になり、めんが少なくても満足感が生まれ、栄養バランスもよくなります。

### ④ めんの注意点

● スパゲッティーは、オリーブ油の使いすぎに注意。
　植物性の油でも大さじ1で、111kcalは変わりません。使えば確実にカロリーがアップすることをお忘れなく。

● うどんは、めんそのものに塩分がかなり入っているので、つゆは飲み干さないのがいいのですが、半分残すのも難しいので、最初からつゆは少なめにするのも手です。
　干ししいたけ、とろろ昆布を加え、うまみと食物繊維、食べ応えをアップするのがおすすめ。

● そばは食物繊維も多く、めんそのものの塩分も少なめですが、特に単品で食べることが多いので、副菜を添える習慣を。めんの量を少なくしても、満足感が得られます。また、そばつゆも塩分が多いので最初から少なめに入れるのがコツです。

# 大豆と桜えびのチャーハン

歯応えのある大豆と桜えびの組み合わせで、早食い防止になります。
大豆と桜えびのうまみをゆっくり噛み締めながら味わって食べると、一皿で満足できます。にらを加えて食物繊維をアップしました。ビタミンとミネラルのバランスも一気によくなります

**1人分**
- エネルギー **422** kcal
- 塩分 **2.8** g
- 食物繊維 **5.0** g

## 材料（2人分）

| | |
|---|---|
| 桜えび | 10g |
| ゆで大豆 | 小1缶（約110g） |
| しょうゆ | 大さじ2 |
| ごはん | 茶碗2杯（300g） |
| にら（ざく切り） | ½束（50g） |
| ごま油 | 小さじ2 |

## 作り方

1. フライパンを熱して、桜えびをさっとから煎りして取り出す。
2. あいたフライパンにごま油を入れて、ゆで大豆を炒め、しょうゆで味をつける。
3. 火を止めてから、ごはんを入れてさっと混ぜたら、桜えびを戻し入れ、にらを混ぜて出来上がり。

### 調理のポイント

ごはん全体に味をつけるのではなく、大豆にしっかり味をつけてごはんと混ぜることで味にメリハリがつき、減塩もできます。
熱いごはんを使い、火を止めてから加えると少しの油でも失敗なくおいしく作れます。

**ごはん** お茶碗に軽く1杯（約145g）のエネルギー量は244kcal、食物繊維は0.4gです。米3合に対して炊き込み用の雑穀約30gを入れて炊くと、食物繊維量は約0.2〜0.3gアップ。

ごはん

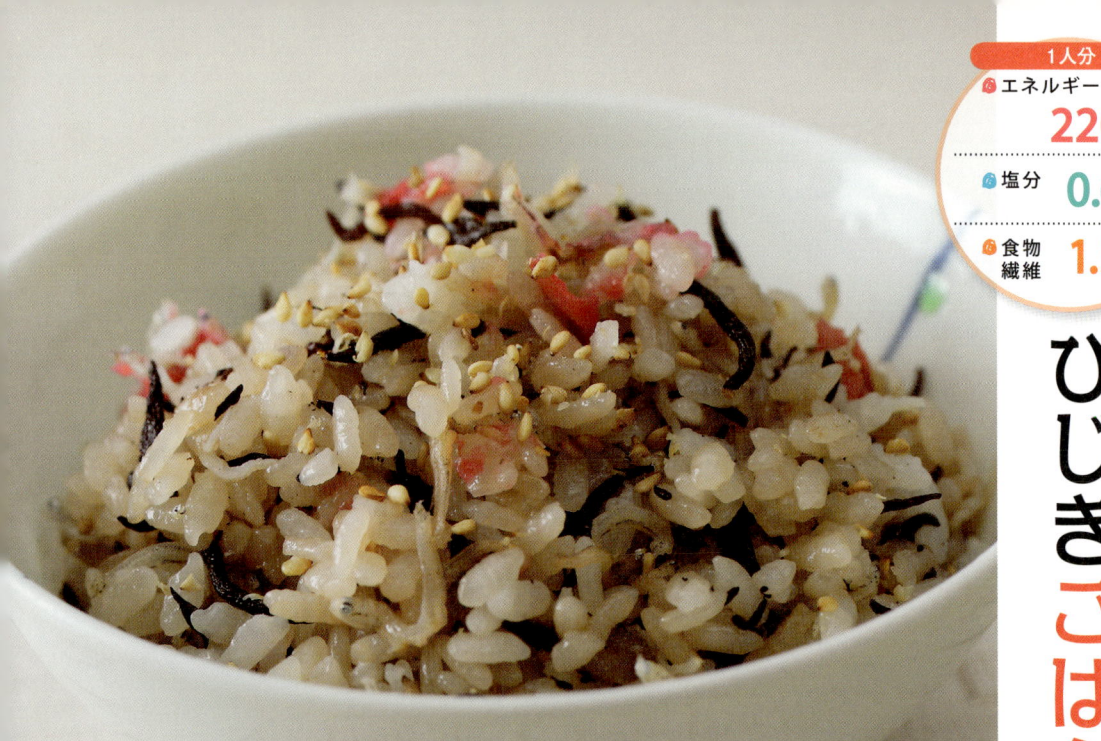

| 1人分 | |
|---|---|
| エネルギー | **220** kcal |
| 塩分 | **0.6** g |
| 食物繊維 | **1.3** g |

# ひじきごはん

食物繊維たっぷりで低カロリー、ビタミン、ミネラルを含んだひじきをごはんと一緒に炊き込むだけ。ちりめんじゃこがうまみを出し、噛み応えもアップして早食い防止になります

## 材料 （作りやすい分量／6人分）

| | |
|---|---|
| 米 | 2カップ |
| 水 | 2カップ |
| 日本酒 | 大さじ2 |
| 芽ひじき | 大さじ2（10g） |
| 梅干（減塩タイプ） | 1個 |
| ちりめんじゃこ | 40g |
| 塩 | 小さじ1 |
| 白ごま | 大さじ2 |

## 作り方

1. 米は普通に洗い、ざるに上げずにすぐに分量の水に浸けて浸水させる（約30分）。
2. ごま以外の残りの材料を全部入れて、普通に炊く。
3. 炊き上がったら、梅干をほぐしながら混ぜ、ごまを指でつぶしながら入れて混ぜたら出来上がり。

### 調理のポイント

ひじきには長ひじきと芽ひじきがありますが、この料理には柔らかくて食べやすい芽ひじきがおすすめ。梅干は種ごと入れてOK。炊き上がって混ぜるときにきれいにほぐれるので、そのときに種を取り出してください。

**ひじき** 大さじ2（約10g）のエネルギー量は14kcal、食物繊維は4.3g、塩分は0.4gです（戻すと0.008g）。長ひじきもほぼ同じです。

ごはん

## クッパ

**1人分**
- エネルギー **327** kcal
- 塩分 **3.2** g
- 食物繊維 **3.2** g

おじや、おかゆなど、ごはんに水分をプラスするとカロリーを増やさずに増量できて満足感がアップ。肉や野菜がたっぷり入り、ボリュームがあって栄養バランスもよい一品です

### 材料（2人分）

- A
  - 豚もも薄切り肉（一口大）……100g
  - 塩……小さじ½
- B
  - 水……2カップ
  - 昆布細切り（1cm×10cm）……1枚
  - 煮干（手で砕く）……10尾くらい
  - にんにく（すりおろし）……好みで
- もやし……½袋
- にら（ざく切り）……½束
- 卵……1個
- ごはん……茶碗1杯
- しょうゆ……小さじ1
- 白ごま……小さじ1
- 白菜キムチ……50g

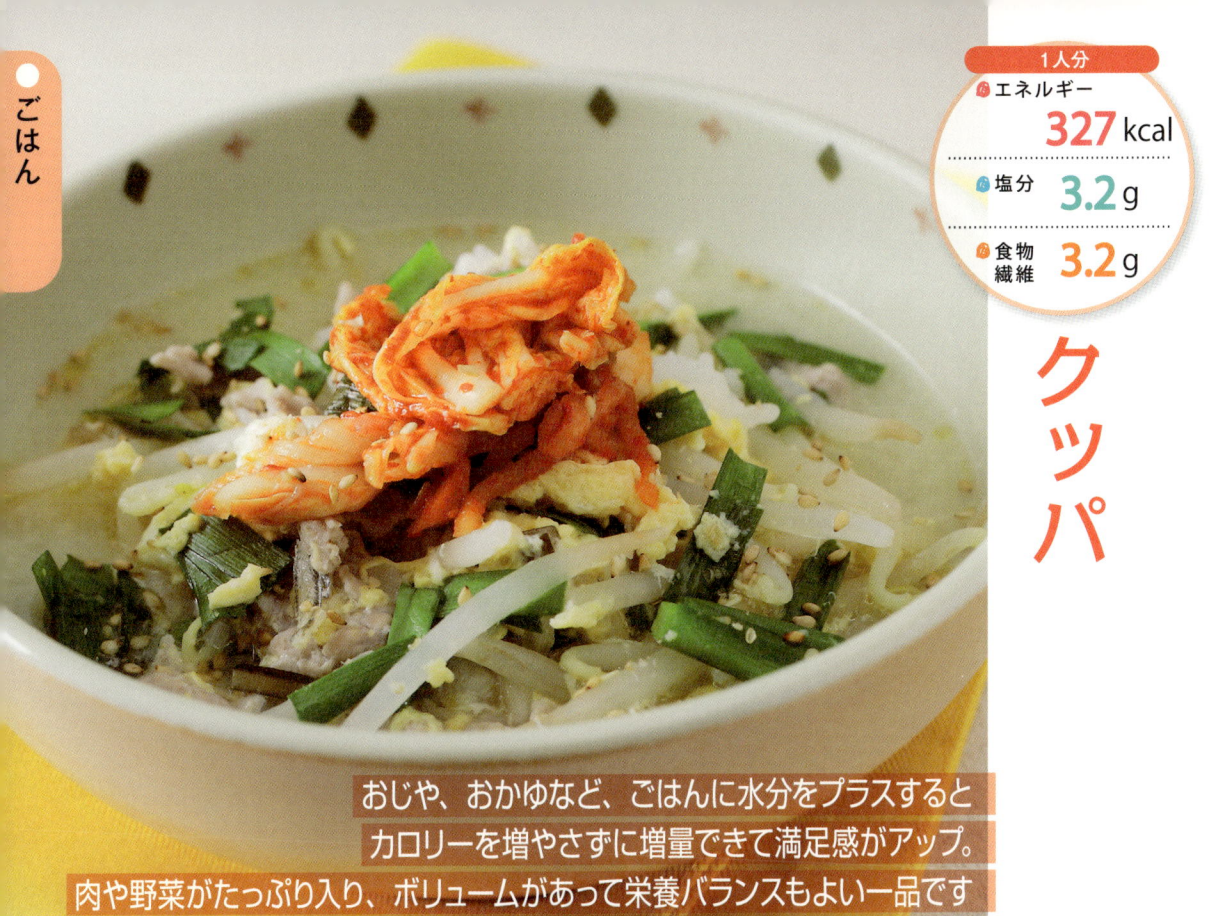

### 作り方

1. Aの豚肉は塩をもみ込む。
2. 鍋にB（昆布はキッチンばさみで細く切る）を入れて火にかけ、沸騰したら豚肉ともやしを入れて煮る。
3. もやしがくたっとなったらごはんを入れる。
4. 最後ににらと溶きほぐした卵を入れ、しょうゆで味を調える。
5. 器に盛ってキムチをのせ、ごまをふって出来上がり。

**調理のポイント**

汁かけごはんのとき、注意しなければならないのが塩分。つい濃いめの味にしがちですが、煮干、豚肉、昆布とうまみの出るものを複数使ってうまみをアップさせることで、薄味でもおいしく食べられます。

**白菜キムチ** 30gのエネルギー量は14kcal、塩分は約0.7g、食物繊維は0.8g。赤唐辛子の辛味と酸味で、うまみがアップしているので調味料代わりに上手に使えば減塩効果が期待できます。

# 玉ねぎたっぷりのツナトースト

フランスパンをかりっと焼くことで噛み応えがアップして、早食いを防止し、満足感も得られます。しゃきしゃきした玉ねぎ入りのツナペーストをのせることでボリュームアップ。ノンオイルのツナ缶を使ってカロリーダウンしました

**1人分**
- エネルギー **229** kcal
- 塩分 **1.5** g
- 食物繊維 **2.2** g

## 材料（2人分）

| | | |
|---|---|---|
| フランスパン | | 2cm厚さに切ったもの 6切れ（約100g） |
| A | 玉ねぎ | ½個（100g） |
| | 塩 | 小さじ¼ |
| | ツナ缶（ノンオイル） | 小1缶（80g） |
| | マヨネーズ | 大さじ1 |

## 作り方

1. **A**の玉ねぎは薄切りにして塩もみし、さっと水で洗って水気を絞り、ツナ、マヨネーズと混ぜる。
2. こんがり焼いたフランスパンにのせて出来上がり。

＊ドッグパンにはさんだり、サンドイッチにしても。

### 調理のポイント

薄切りの玉ねぎを塩もみして水でさっと洗うと、辛さが抜けて食べやすくなります。ノンオイルのツナ缶に入っているスープは軽く切って使ってください。

---

**フランスパン** 50g（2cm厚さのもの約3切れ分）のエネルギー量は140kcalで、塩分は0.8g、食物繊維は約1.4gです。ライ麦入りのものを選べば食物繊維は約2倍になります。

パン

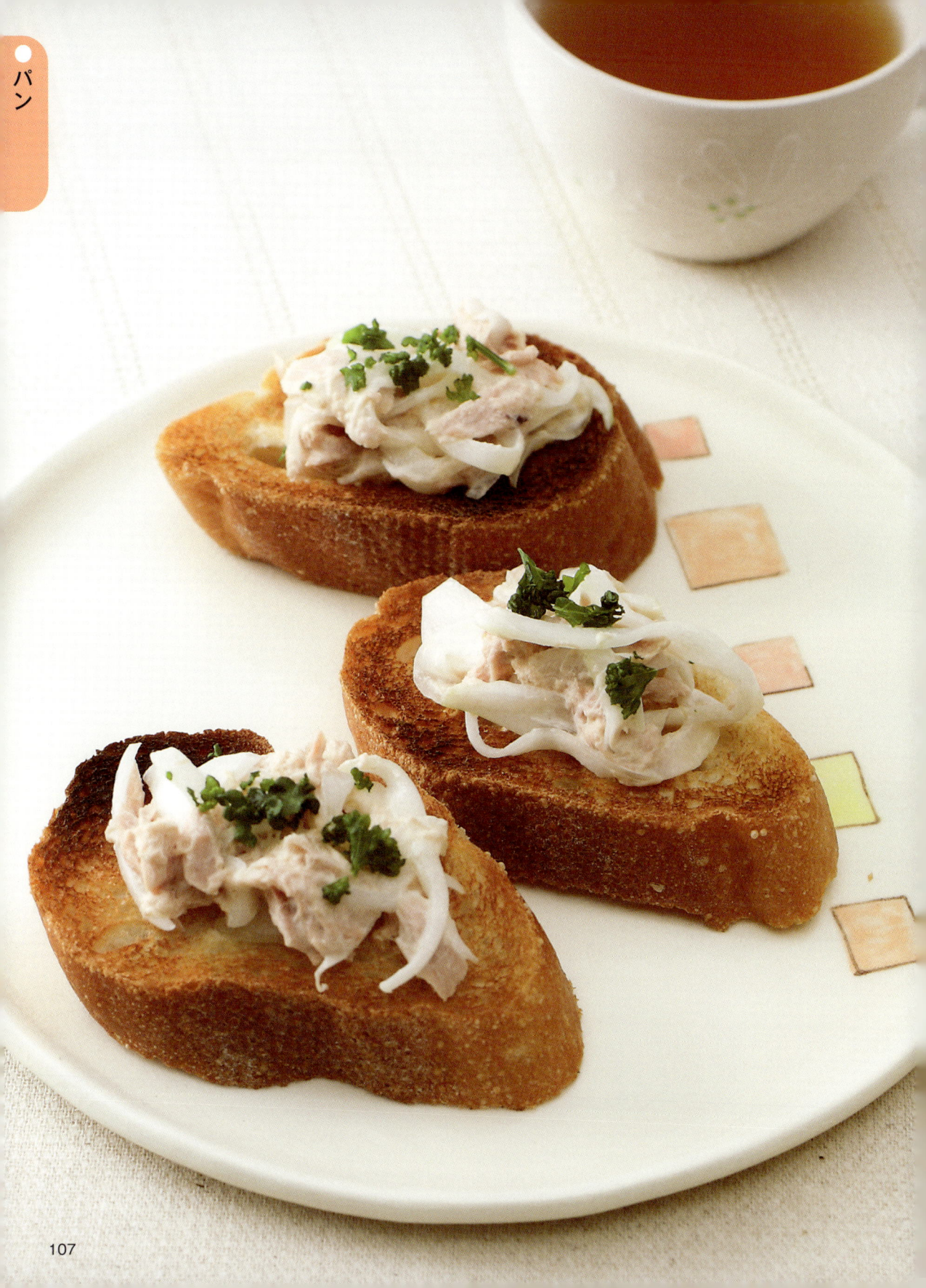

| 1人分 | |
|---|---|
| エネルギー | **169** kcal |
| 塩分 | **1.3** g |
| 食物繊維 | **1.8** g |

## キャベツハムサンド

たっぷりのキャベツを加えることで、食べ応えアップ。ハムは脂肪の少ないボンレスハムを使うことで、カロリーダウンできます

### 材料（2人分）

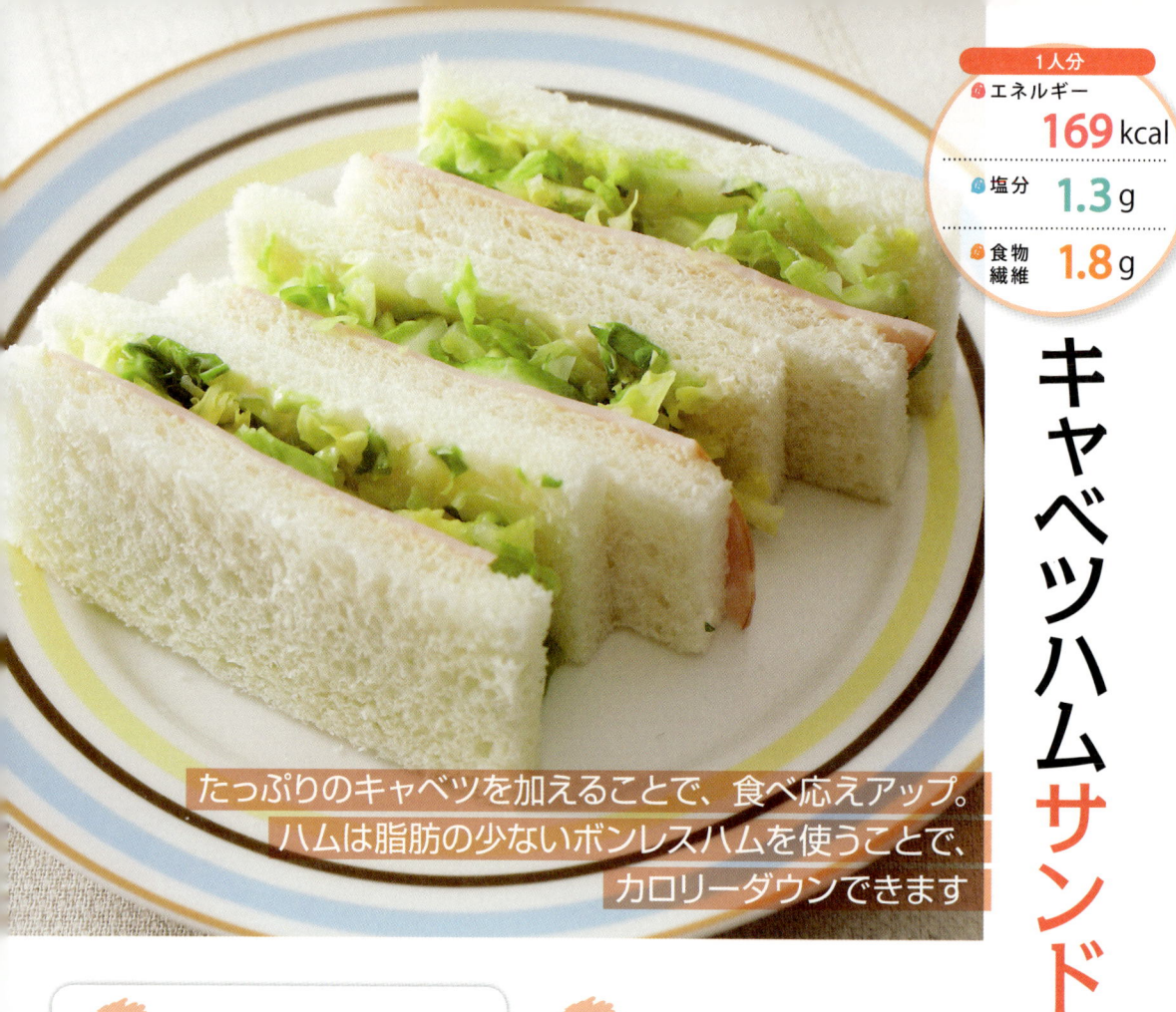

- サンドイッチ用食パン……4枚
- A
  - キャベツ……⅛個（100g）
  - 塩……少々
- ボンレスハム……2枚（40g）
- マヨネーズ……小さじ2

### 作り方

1. **A**のキャベツはせん切りにして、塩でもみ、軽く水気を絞る。
2. パンに薄くマヨネーズを塗って、キャベツとハムをはさむ。
3. 食べやすい大きさに切って出来上がり。

### 調理のポイント！

マヨネーズは片方のパンだけに塗ることで、使う量を少なくできます。
キャベツは軽く塩でもんでから5分ほどおき、しんなりしてから水気を絞れば、少しの塩分でも上手に塩もみができます。

**食パン** サンドイッチ用の耳なし食パン2枚（約33g）のエネルギー量は87kcal、塩分は0.4g、食物繊維は0.8g。6枚切り食パン1枚（約60g）のエネルギー量は158kcal、塩分は0.8g、食物繊維は1.4gです。

パン

**1人分**
エネルギー **361** kcal
塩分 **1.6** g
食物繊維 **2.8** g

# ゴーヤバーガー

食べ応えのあるゴーヤ入りのオムレツをはさむことで、小さいパンでも十分満足できます。
食物繊維、βカロテン、ビタミンC が豊富で栄養バランスもよくなります

## 材料（2人分）

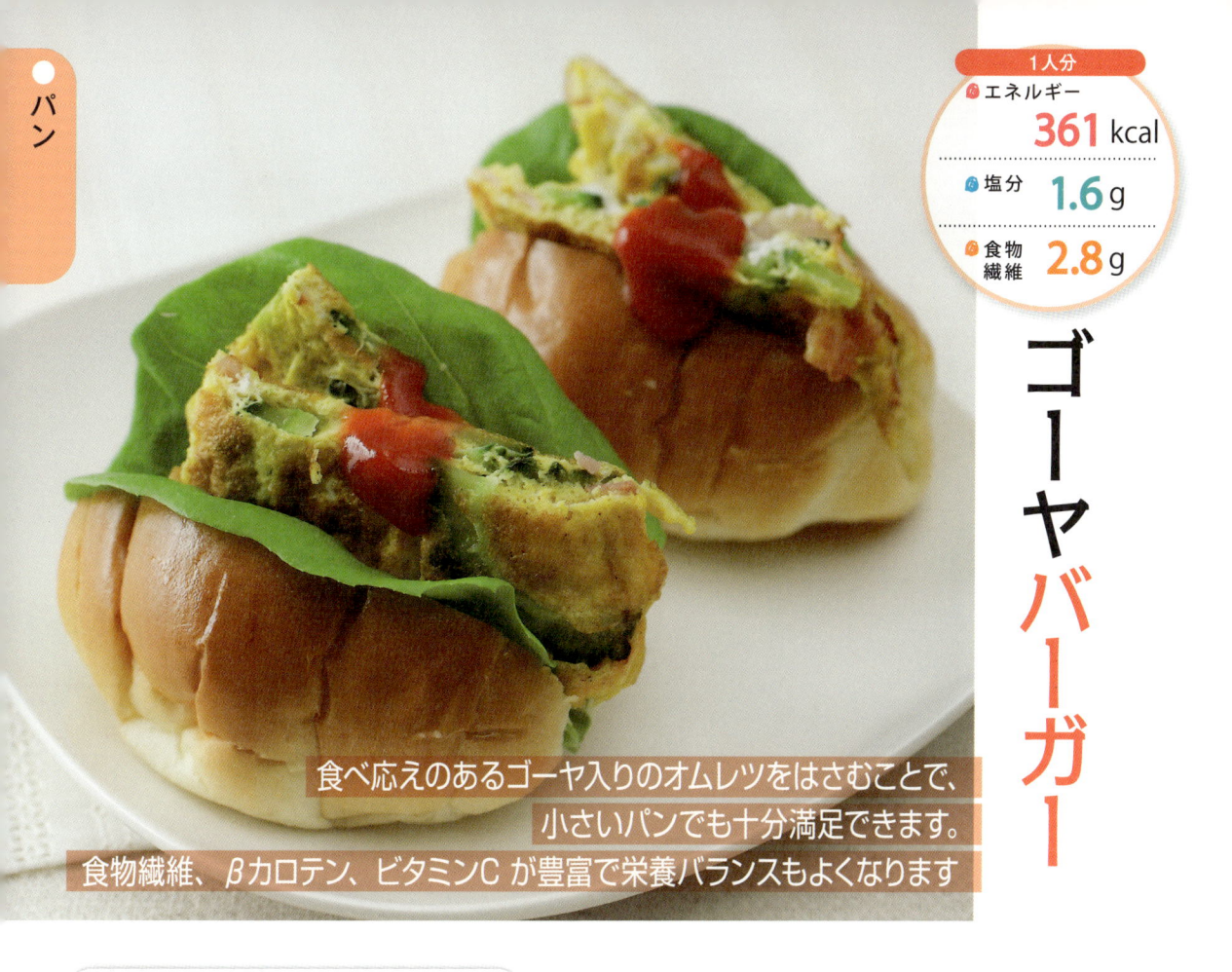

- バターロール ……………… 4個
- A
  - ゴーヤ ……………… ½本（100g）
  - ベーコン（細切り）……… 2枚（20g）
  - 卵 ……………………………… 2個
  - 塩・こしょう ………………… 各少々
  - オリーブ油 ………………… 小さじ2
- サラダ菜 …………………… 4枚（20g）
- ケチャップ ………………… 大さじ1

## 作り方

1. Aのゴーヤは半分に切って種とわたを取り、薄切りにする。
2. フライパンにオリーブ油を入れて、ベーコンとゴーヤを炒める。
3. ゴーヤに火が通ったら、塩、こしょうをふって、溶きほぐした卵を流し入れて大きく混ぜる。おいしそうな焼き色がついたら、ひっくり返して反対の面も焼く。
4. 取り出して4等分する。
5. バターロールに切り込みを入れ、サラダ菜と**4**をはさみ、ケチャップをかけて出来上がり。

### 調理のポイント

ゴーヤは卵と合わせると苦味が和らぎます。

**バターロール** ロールパン1個（30g）のエネルギー量は95kcal、塩分は0.4g、食物繊維は0.6gです。クロワッサン1個（30g）のエネルギー量は134kcal。油脂分の多い高カロリーのパンは食べすぎに注意。

# ナポリタン

スパゲッティーの量を思い切って減らし、
その分えのきたけをたっぷり加えるとおいしさは落とさず、
カロリーだけを大幅にカットできます。
仕上げの粉チーズでコクをアップさせました

**1人分**
- エネルギー **482** kcal
- 塩分 **3.0** g
- 食物繊維 **6.5** g

## 材料（2人分）

A
- スパゲッティー（乾） 120g
- えのきたけ 1袋

B
- オリーブ油 小さじ2
- 玉ねぎ（くし切り） 1個
- ハム（短冊切り） 5枚
- ピーマン（1cm幅に切る） 2個

- ケチャップ 大さじ4
- 粉チーズ 大さじ2

＊スパゲッティーをゆでるときは、湯500ccに対して塩小さじ1を入れてください。

## 作り方

1. **A**のスパゲッティーは袋の表示時間通りにゆでる。
2. フライパンに**B**のオリーブ油を入れ、残りの材料を順に炒めたら、スパゲッティーのゆで汁少々（分量外）を入れて蒸し煮にする。
3. 玉ねぎがくたっとなったら、ケチャップをからめる。
4. スパゲッティーがゆで上がる直前にえのきたけを入れて、スパゲッティーと一緒にゆでる。
5. 湯を切ったら**3**のフライパンに入れて味をからめる。
6. 器に盛って粉チーズをかける。

### 調理のポイント

えのきたけは、スパゲッティーがゆで上がる直前に入れて、さっと火を通すのがポイント。スパゲッティーとうまく混ざり、スパゲッティーが増えたように見えます。
玉ねぎやピーマンは歯応えを残して炒めることで、早食い防止になります。

**スパゲッティー** スパゲッティー（乾）60g（ゆで上がり144g）のエネルギー量は227kcal、食物繊維は1.6g。スパゲッティー自体は塩分を含んでいませんが、1ℓの湯に塩大さじ1を入れた場合、塩分は0.2gになります。

パスタ

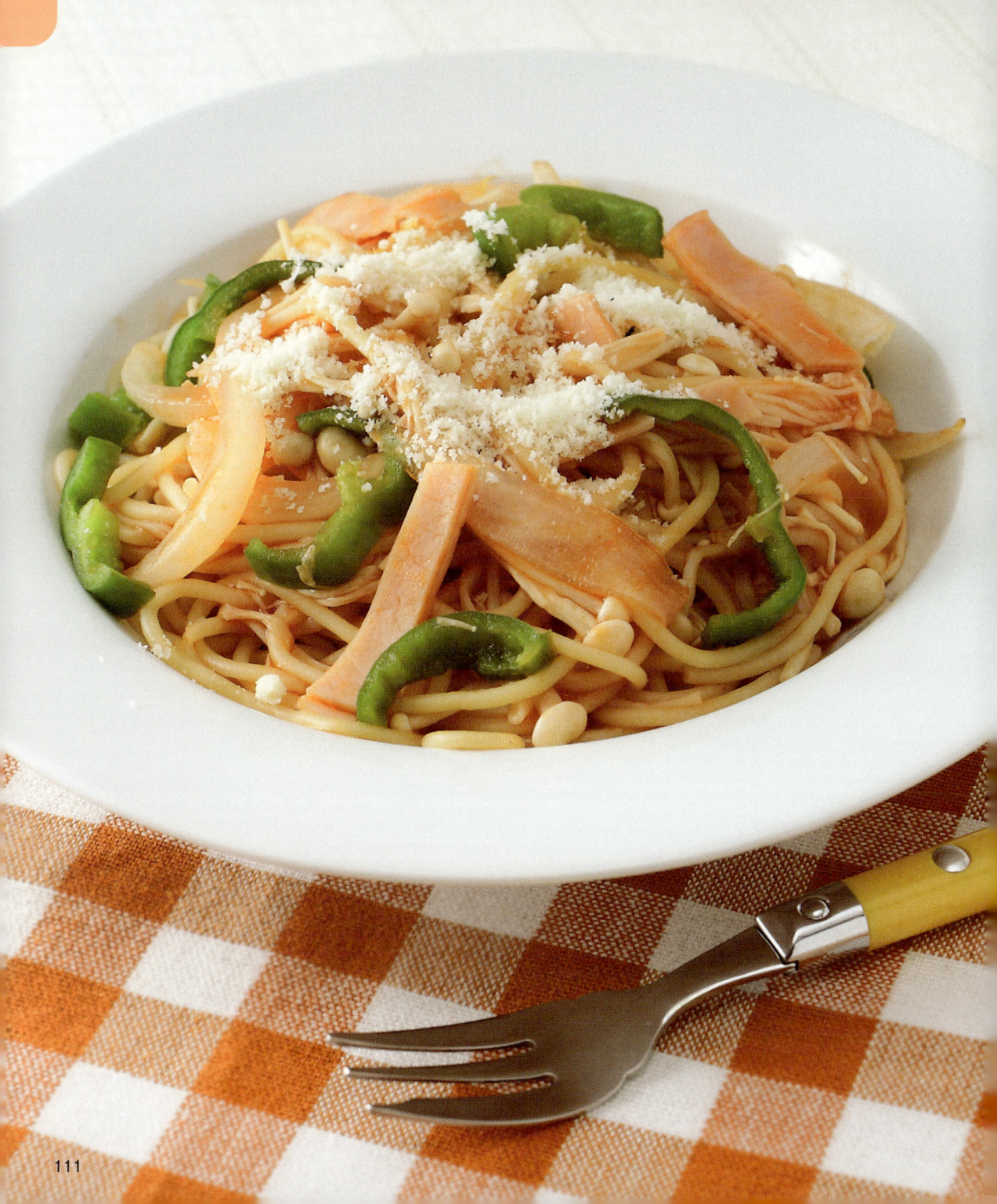

# トマトとツナのパスタ

**1人分**
- エネルギー **379** kcal
- 塩分 **1.0** g
- 食物繊維 **7.6** g

スパゲッティーの量を減らし、えのきたけで増量。うまみ成分をたっぷり含んだトマトのソースで薄味でもおいしく食べられます。ツナ缶はノンオイルを使いカロリーダウン

## 材料（2人分）

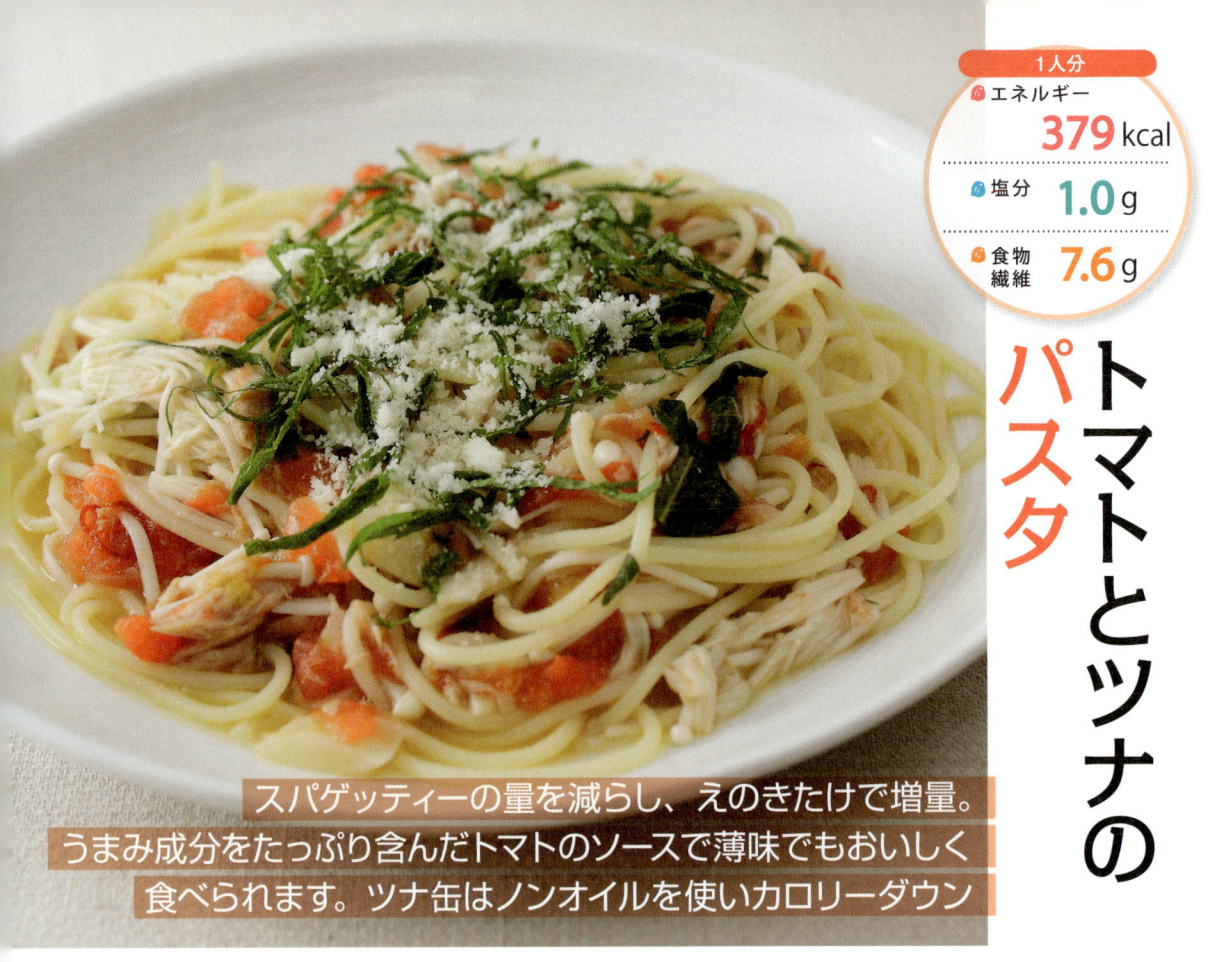

- A
  - スパゲッティー（乾） ……… 120g
  - えのきたけ ……… 大1袋（約200g）
- B
  - オリーブ油 ……… 小さじ2
  - にんにく（みじん切り） ……… 1かけ
  - 赤唐辛子（輪切り） ……… 適宜
- トマト（乱切り） ……… 2個（300g）
- ツナ缶（ノンオイル） ……… 小1缶
- 青じそ（せん切り） ……… 10枚
- 粉チーズ ……… 大さじ2

＊スパゲッティーをゆでるときは、湯500ccに対して塩小さじ1を入れてください。

## 作り方

1. **A**のスパゲッティーを袋の表示時間通りにゆでる。
2. フライパンに**B**を入れて火にかけ、トマトをさっと炒めたらふたをして煮る。
3. トマトがくたっとなったら、ツナをスープごと入れて混ぜる。
4. スパゲッティーがゆで上がる直前にえのきたけを入れて、一緒にゆでてざるに上げる。
5. **4**を**3**に混ぜ器に盛り、青じそをのせ、粉チーズをかける。

### 調理のポイント

フライパンににんにくと赤唐辛子とオリーブ油を入れてから火にかけると、焦がすことなく上手に香りを引き出せます。

**えのきたけ**　1袋（100g）に含まれる食物繊維は3.9g、エネルギー量は22kcalです。色、太さ、つるりとした食感でめん類と一体化するので、スパゲッティー以外でも増量食材としておすすめ。

パスタ

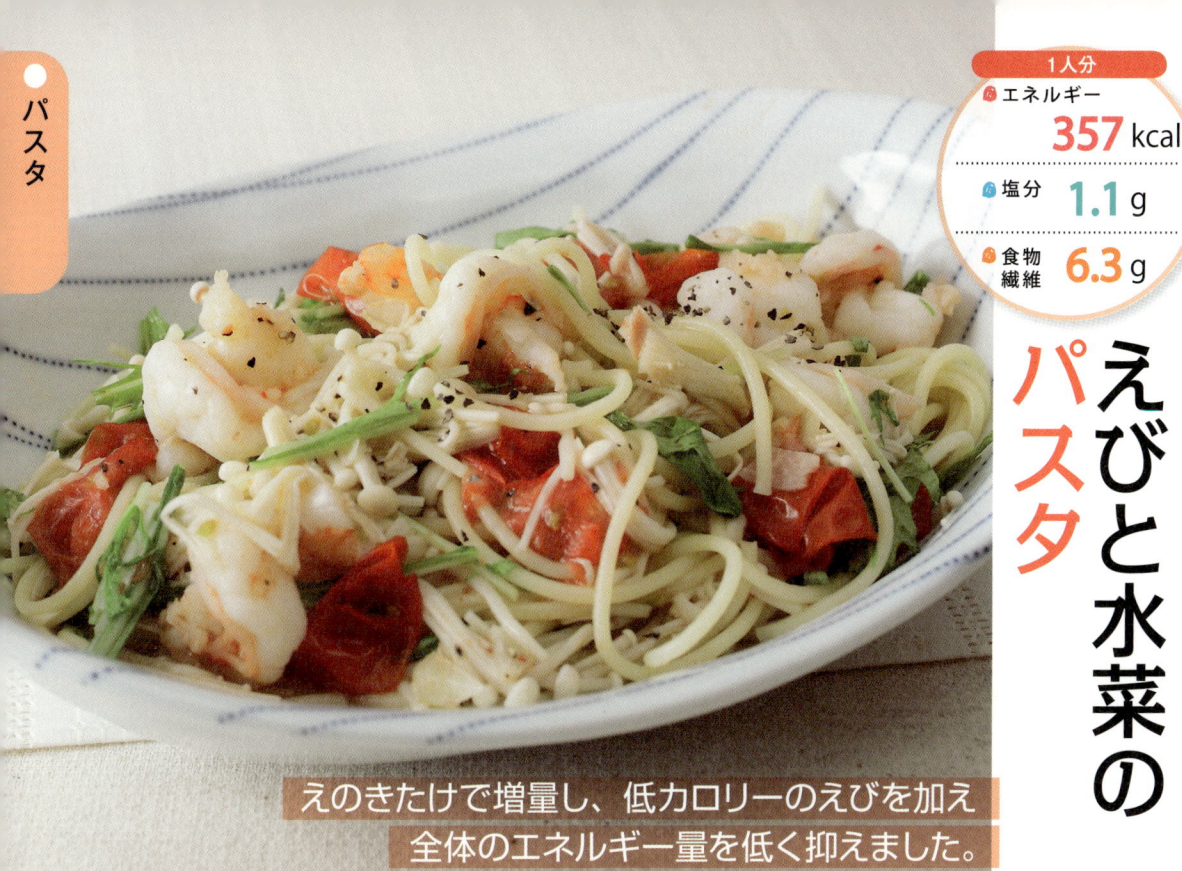

## えびと水菜のパスタ

| 1人分 | |
|---|---|
| エネルギー | **357** kcal |
| 塩分 | **1.1** g |
| 食物繊維 | **6.3** g |

えのきたけで増量し、低カロリーのえびを加え全体のエネルギー量を低く抑えました。
水菜のしゃきしゃきした歯応えで早食いの防止になります

### 材料（2人分）

- A
  - スパゲッティー（乾） ……… 120g
  - えのきたけ ……… 1袋
- B
  - えび（殻と背わたを取る）
    8尾（100g）（またはむきえび 100g）
  - 塩・こしょう ……… 各少々
- C
  - オリーブ油 ……… 小さじ2
  - にんにく（みじん切り） ……… 1かけ
- ミニトマト（くし切り） ……… 150g
- 水菜（ざく切り） ……… ½束（100g）
- 粗挽きこしょう ……… 適宜

＊スパゲッティーをゆでるときは、湯500ccに対して塩小さじ1を入れてください。

### 作り方

1. Aのスパゲッティーを袋の表示時間通りにゆでる。
2. Bのえびに軽く塩、こしょうをふる。
3. フライパンにCを入れて火にかけ、ミニトマトとえびを炒め、1のゆで汁少々（分量外）を加えて蒸し焼きにする。
4. スパゲッティーがゆで上がる直前にえのきたけを入れ、スパゲッティーと一緒にゆでてざるに上げる。
5. 4を3に入れてからめ、水菜を混ぜる。器に盛って、粗挽きこしょうをふる。

**調理のポイント**
水菜を加えたら火を止め、余熱でしんなりさせるくらいでちょうどいい歯応えになります。ミニトマトの代わりに大きいトマトでも。

**えび** ブラックタイガーの、殻をむいた正味100gのエネルギー量は、82キロカロリー。コレステロールの含有量は150mgと若干多めですが、食べ過ぎなければ問題ありません。

# 肉うどん

ついつい早食いになってしまうめん類。
三つ葉やとろろ昆布、干ししいたけなど、
噛み応えがあり食物繊維を豊富に含む食材を
たっぷり加えることで、食べ応えがあり、
栄養バランス、量ともに満足できる一品にしました

**1人分**
- エネルギー 378 kcal
- 塩分 3.0 g
- 食物繊維 5.2 g

## 材料（2人分）

| | |
|---|---|
| 豚もも薄切り肉（一口大） 150g | 冷凍うどん 2玉 |
| A 水 500cc | かつお節 1パック（5g） |
| 　塩 小さじ½ | 三つ葉（ざく切り） 1袋（100g） |
| 　しょうゆ 大さじ1 | とろろ昆布 10g |
| 　みりん 大さじ2 | ゆずの皮（せん切り） あれば |
| 　干ししいたけ（手で砕く） 4枚 | |

## 作り方

1. 鍋に**A**（干ししいたけは軸を取り、手で砕いて入れる）を入れて火にかけ、沸騰したら豚肉を入れる。
2. アクを取ったらうどんを入れる。
3. うどんに火が通ったら、かつお節と三つ葉の軸の部分を入れて火を止める。
4. 器に盛って、三つ葉の葉っぱの部分ととろろ昆布、あればゆずの皮を入れて出来上がり。

### 調理のポイント

干ししいたけは軸を取り、手で砕いて入れるだけで、うまみがアップし、食べ応えもアップ。三つ葉は加熱するとかさが減るので、思い切ってたっぷり入れてください。

**とろろ昆布** 1つまみ（約5g）のエネルギー量は6kcalで、塩分0.3g、食物繊維1.4gを含みます。ぬめり成分のフコイダンは、血中コレステロール値を下げる効果が期待できます。

うどん

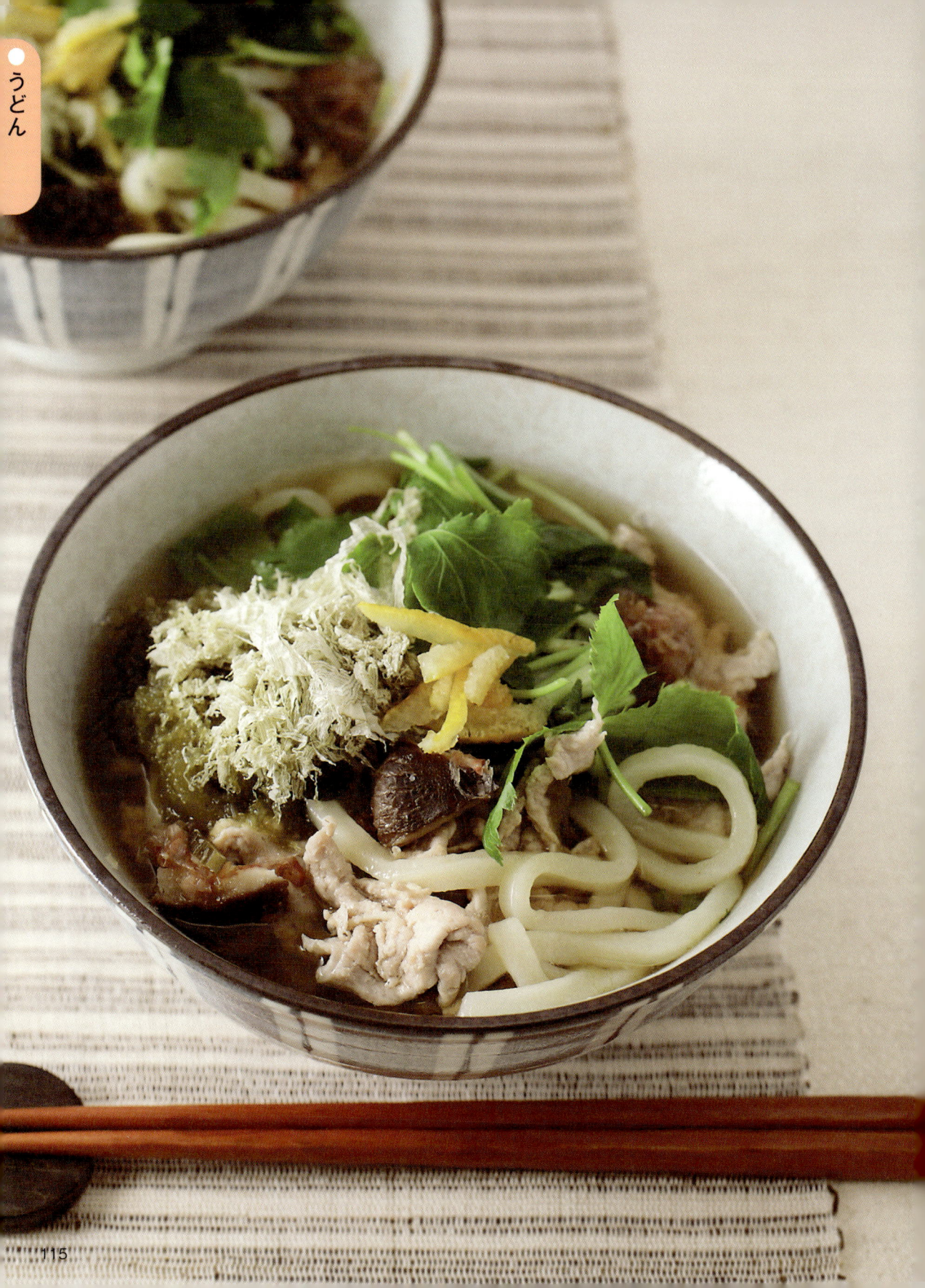

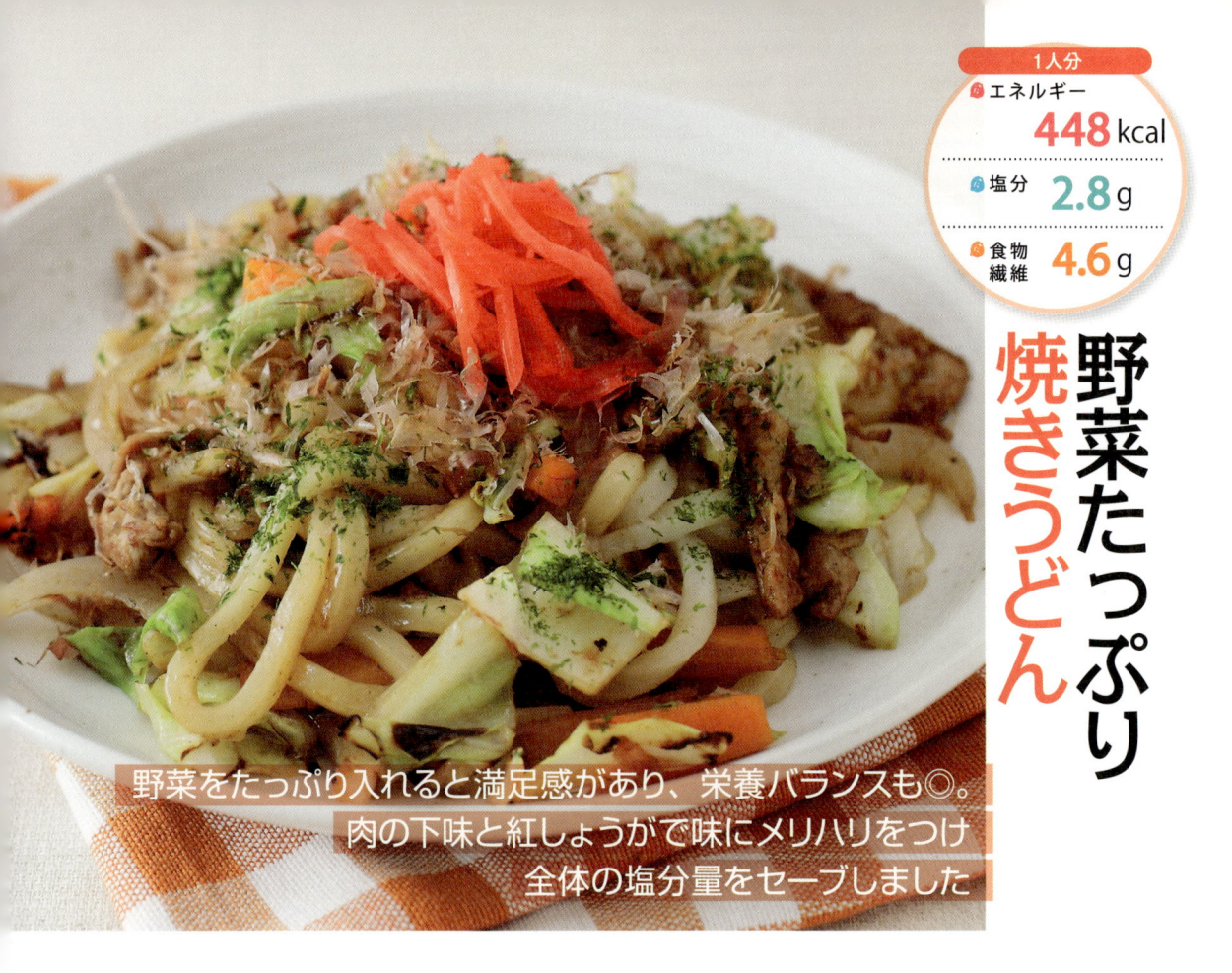

| 1人分 | |
|---|---|
| エネルギー | 448 kcal |
| 塩分 | 2.8 g |
| 食物繊維 | 4.6 g |

# 野菜たっぷり焼きうどん

野菜をたっぷり入れると満足感があり、栄養バランスも◎。
肉の下味と紅しょうがで味にメリハリをつけ
全体の塩分量をセーブしました

## 材料（2人分）

- A
  - 豚もも薄切り肉（一口大） 150g
  - 片栗粉 小さじ1
  - しょうゆ 小さじ1
- 玉ねぎ（くし切り） ½個
- にんじん（薄い短冊切り） ½本
- キャベツ（ざく切り） ⅛個
- 冷凍うどん 2玉
- ウスターソース 大さじ2
- かつお節 1パック（5g）
- ごま油 小さじ2
- 青のり 適宜
- 紅しょうが 10g

## 作り方

1. Aの豚肉はしょうゆと片栗粉をもみ込んでおく。冷凍うどんは、電子レンジにかけて解凍しておく。
2. フライパンにごま油を入れて火にかけ、豚肉、玉ねぎ、にんじん、キャベツを炒め、ふたをして蒸し焼きにする。
3. うどんを入れてさらに炒め、ウスターソースで味を調え、かつお節を入れてひと混ぜする。器に盛って、青のりをかけ、紅しょうがをのせる。

### 調理のポイント

野菜をさっと炒めたらふたをして蒸し焼きにすることで、少ない油でも上手に野菜に火を通すことができます。
かつお節を混ぜることで、少ない調味料が全体によく回ります。

**紅しょうが** 5gで塩分0.4g。酢の効果でうまみがアップ。食べすぎには注意ですが、ちらし寿司、お好み焼きなどに少し混ぜれば味にメリハリがつき、減塩効果が期待できます。

うどん

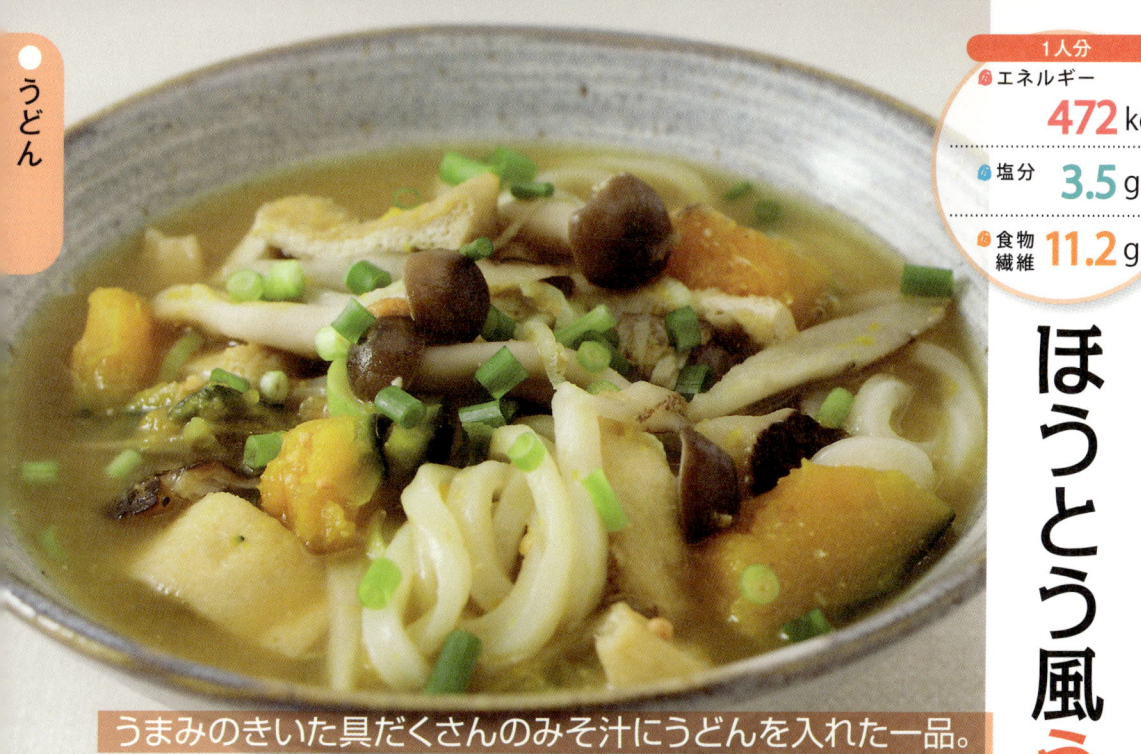

| 1人分 | |
|---|---|
| エネルギー | **472** kcal |
| 塩分 | **3.5** g |
| 食物繊維 | **11.2** g |

# ほうとう風うどん

うまみのきいた具だくさんのみそ汁にうどんを入れた一品。
食物繊維の多い野菜をたっぷり加えることで
食後の血糖値の上昇が穏やかになり、
しっかり噛むことで早食い防止にもなります

## 材料（2人分）

A
- 水 ……………………… 3カップ
- 昆布（1cm×10cm）……… 1枚
- 煮干（手で砕く）………… 10尾

B
- 干ししいたけ（手で砕く）… 4枚
- ごぼう（ささがき）…… ½本（100g）
- しめじ（小房に分ける）… 1パック（100g）
- かぼちゃ（1cm厚さのいちょう切り）
  ……………………… 1/16個（100g）
- 油揚げ（短冊切り）……… 1枚

- 青ねぎ（小口切り）……… 4〜5本
- 冷凍うどん ……………… 2玉
- みそ ……………………… 大さじ3

## 作り方

1. 鍋に**A**（昆布はキッチンばさみで細切りに、煮干は手で砕く）を入れて火にかけ、沸騰したら弱火にして5分くらい煮て、穴あきおたまで昆布と煮干を取り出す。

2. 干ししいたけは軸を取り、かさの部分を手で砕いて入れ、残りの**B**を入れて煮る。

3. 野菜が柔らかくなったら、うどんを入れてふたをし、うどんがほぐれたらみそを溶き入れ、最後に青ねぎを散らす。

### 調理のポイント

昆布、煮干、干ししいたけと3つのうまみをしっかりきかせることで、薄味でもおいしく食べられます。
食べるときに七味唐辛子やおろししょうがなど、辛味のあるものを加えると、さらに薄味を感じにくくなります。

**かぼちゃ** 100g（1/16個）に含まれる食物繊維は3.5g。エネルギー量は91kcalです。免疫を高めるβカロテン、ビタミンC、血行促進効果が期待できるビタミンEが豊富。

# 梅とろろそば

めん類を食べるときに注意したいのが塩分量。
少ないめんつゆでおいしく食べるために、
とろろの中に梅肉を混ぜ、
酸味とうまみで物足りなさをカバーしました。
えのきたけを一緒にゆでると、
めんの量が少なくても満足できます

**1人分**
エネルギー **445** kcal
塩分 **2.8** g
食物繊維 **7.1** g

## 材料（2人分）

A［そば（乾） ……………………… 200g
　　えのきたけ ……………… 1袋（100g）
梅干（減塩） ……………………… 1個
長いも …………………… 10cm（200g）
青じそ（細切り） ………………… 10枚
めんつゆ（ストレートタイプ） … 1カップ

## 作り方

1. ポリ袋に梅干を入れて、袋の上からつぶす。
2. 同じ袋に皮をむいた長いもを入れてめん棒でたたく。
3. **A**のそばを袋の表示時間通りにゆで、ゆで上がる直前にえのきたけを入れる。
4. 氷水で冷やし、水気を切って器に盛る。
5. **2**の袋の口を縛り、端を切ってそばの上に絞り出す。
6. 青じそを散らして、めんつゆをかけて出来上がり。

### 調理のポイント

ポリ袋の中で梅干をつぶし、長いもはたたいてつぶせば、洗い物が少なくてすみます。
梅干は減塩タイプのものを使ってください。

**そば** 干しそば原材料配合割合（小麦65：そば粉35）100gをゆでると260gになり、エネルギー量は296kcal、塩分は0.3g、食物繊維は3.9gです。原材料のそば粉の割合によってエネルギー量、塩分量、食物繊維量は違ってきます。

そば

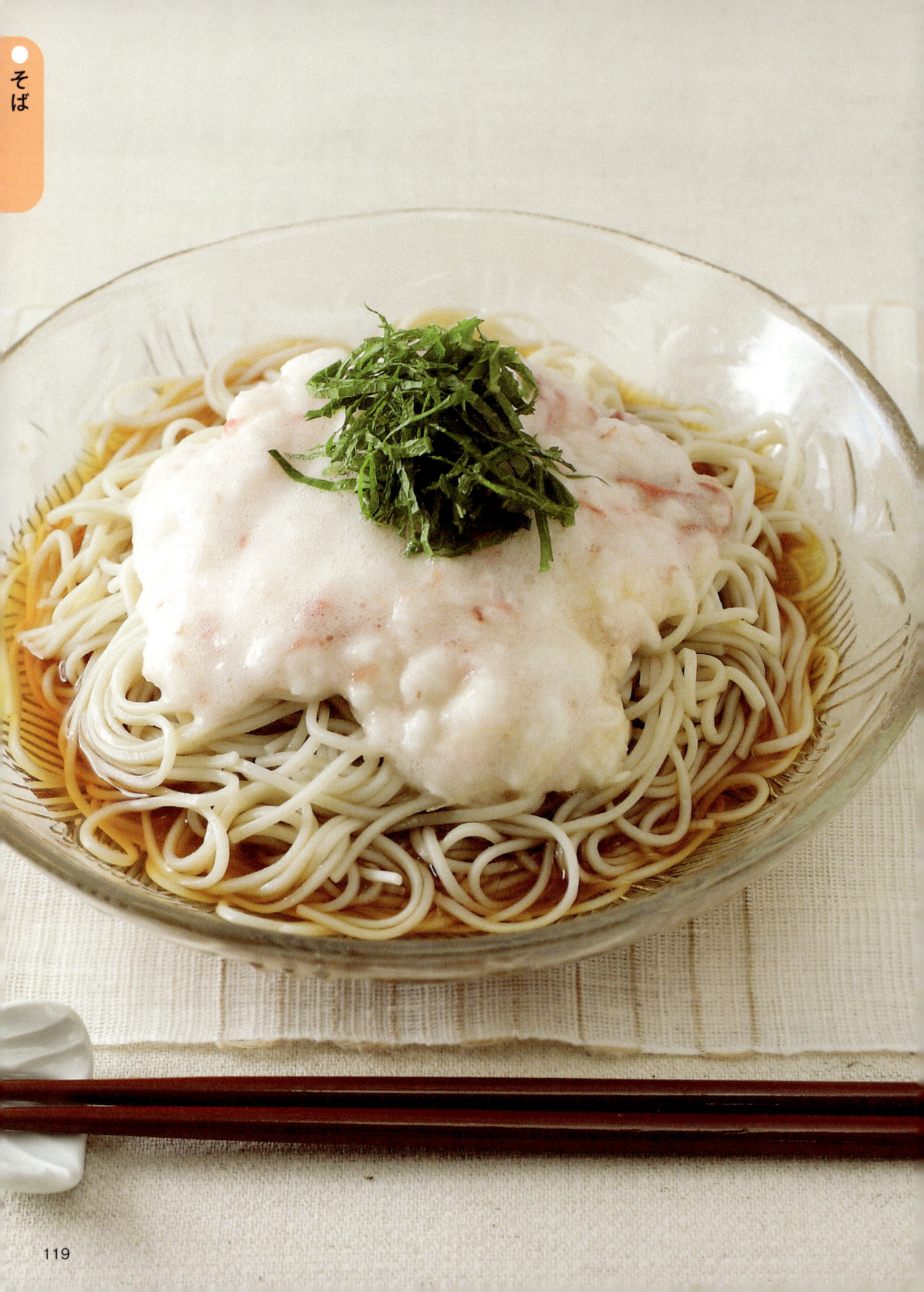

| 1人分 | |
|---|---|
| エネルギー | 524 kcal |
| 塩分 | 2.7 g |
| 食物繊維 | 5.7 g |

# そばサラダ

歯応えのある大根ときゅうりを混ぜ、エネルギー量を抑えつつ食べ応えをアップさせました。味のついたハムや錦糸卵を加えることで少ないめんつゆでもおいしく食べられます

## 材料（2人分）

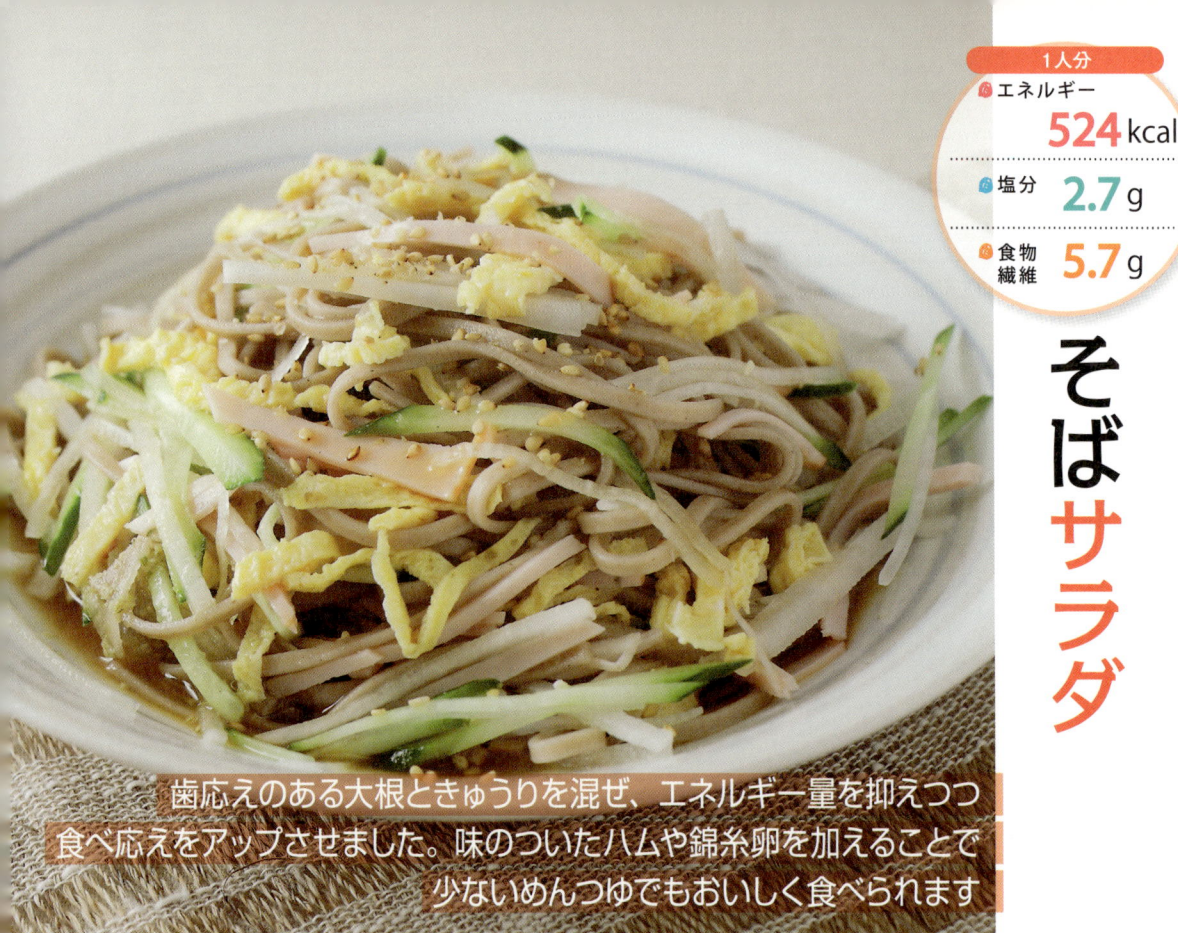

- そば（乾）……………………… 200g
- 大根（せん切り）……… 10cm（200g）
- きゅうり（せん切り）……………… 1本
- ボンレスハム（せん切り）
  　……………………… 4枚（80g）
- A ┌ 卵 …………………………… 2個
  　├ 塩 ………………………… 少々
  　└ ごま油 ………………… 小さじ1
- 白ごま …………………………… 適量
- めんつゆ（ストレートタイプ）
  　……………………………… 100cc

## 作り方

1. Aで錦糸卵を作る。
2. そばを袋の表示時間通りにゆでて水でしめたら、氷水で冷やし、水気を切る。
3. 大根、きゅうり、ハムと1を混ぜる。
4. 器に盛ってめんつゆをかけ、ごまをふれば出来上がり。

### 調理のポイント

野菜は大根やきゅうり以外にも、かいわれ大根やレタスのせん切りなど、歯応えのいいものを混ぜると早食い防止になります。
ハムは脂肪の少ないボンレスハムを使うとカロリーダウンできます。

**めんつゆ** めんつゆ（ストレートタイプ）50ccの塩分は1.7gです。また、濃縮2倍タイプなら大さじ1で塩分は1.1gになります（メーカーによって塩分量に誤差あり）。

そば

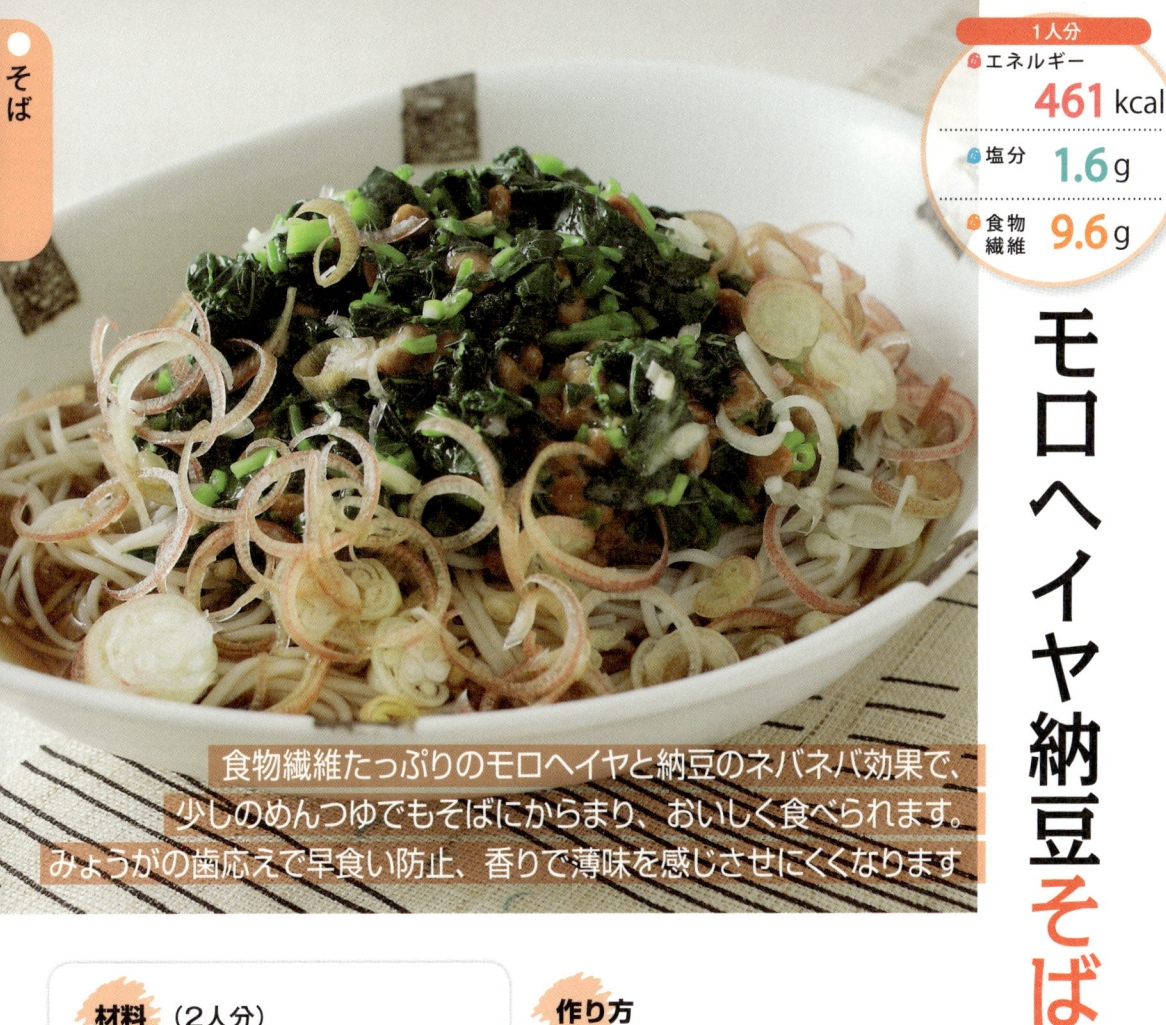

**1人分**
エネルギー **461** kcal
塩分 **1.6** g
食物繊維 **9.6** g

# モロヘイヤ納豆そば

食物繊維たっぷりのモロヘイヤと納豆のネバネバ効果で、少しのめんつゆでもそばにからまり、おいしく食べられます。みょうがの歯応えで早食い防止、香りで薄味を感じさせにくくなります

## 材料（2人分）

- そば（乾） 200g
- モロヘイヤ（ゆでてざく切り） 1束（100g）
- 納豆 2パック（80g）
- みょうが（小口切り） 3個（30g）
- めんつゆ（ストレートタイプ） 100cc

## 作り方

1. モロヘイヤはさっとゆでて、水気を切りざく切りにする。
2. 納豆に添付のたれとモロヘイヤを混ぜる。
3. そばは袋の表示時間通りにゆでて、氷水で冷やし、水気を切って器に盛る。
4. 2をめんの上にのせて、みょうがを散らして、めんつゆをかける。

### 調理のポイント

モロヘイヤは軸のほうも細かく刻んで入れることで、プチプチとした食感がアクセントになり早食い防止になります。納豆は添付のたれをあらかじめ混ぜて下味をつけておくと、少ないめんつゆが全体にからみやすくなります。

**モロヘイヤ** ½束（50g）の食物繊維は3g、エネルギー量は19kcal。ネバネバ成分はムチンやマンナンなどの水溶性食物繊維の一種で、血糖値の上昇を穏やかにし、コレステロール排出を促す効果が期待できます。

# LESSON 6 汁物をおいしく減塩するレッスンです

みそ汁やスープは、塩分のとりすぎになると思われがちですが、ほんのちょっとしたコツを押さえることで、薄味でもおいしく、低カロリーで野菜たっぷりの副菜になります。
ここでは、「薄味でもおいしく作るコツ」をマスターしましょう。

## 1● うまみたっぷりのだしを作る

だしにうまみを効かせることで、薄味でもおいしいと感じます。実は、あらかじめ浸けたりこしたりしなくても、簡単にだしをとる方法があります。

それは、昆布もかつお節も具として使って、全部食べてしまうこと。昆布は、豊富なミネラルと食物繊維を含んでいますし、かつお節はたんぱく源でもあるので、食べてしまえば簡単で、なおかつ体にもいいのです。

これらの食材を手軽に使うためのコツがあります。

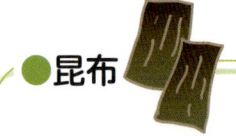

### ●昆布

だし昆布を買ってきたら、1cm×10cmくらいの短冊状に切って、中が見える保存容器に入れ、すぐに手の届くところに置いてください。汁物、煮物などを作るとき、この短冊状の昆布を1枚取り出し、キッチンばさみで細く切りながら入れるだけ。

細く切ることで、早く柔らかくなり、具として全部食べやすくなるのです。

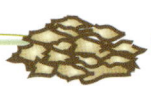

### ●かつお節

小袋パックになったかつお節が手軽です。みそ汁や煮物など、具が柔らかくなったら最後にかつお節を入れて、ひと混ぜするだけ。それ以上煮る必要はありません。

最後に入れることで、香りのよい本格的なだしになり、かつお節も全部食べられます。

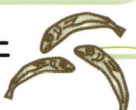

### ●煮干

煮干は、冷凍庫で保存しておくと、新鮮な状態で長期保存できます。使うときは、はらわただけ取って、手で細かく砕いて入れると、すべて具として食べられます。

### ●干ししいたけ

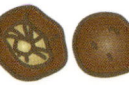

乾いたまま軸を手で折り、かさの部分を手で砕いて、煮物や汁物に入れると簡単です。あらかじめゆっくり戻しておく方法もありますが、このやり方でも、砕くことですぐに干ししいたけが柔らかくなるので、気軽に使えます。

## 2 具だくさんにする

　具だくさんにするのは大切なポイントです。野菜をたっぷり入れることで、野菜のうまみをプラスでき、また、だし汁に溶けだしたカリウムを無駄なく食べることができるので、からだに入った塩分の排出が促されます。
　具だくさんにすることで一椀に入る汁そのものの量を減らせるのもいいところです。

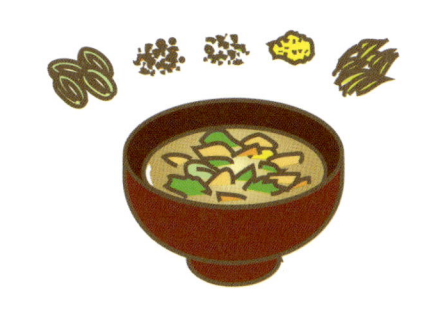

## 4 ふたをして煮る

　少ない水分量で上手に作るコツは小さい鍋を使い、具を煮るときは、こまめにふたをすること。口径の大きな鍋でふたを開けて煮ると、あっという間に水分が蒸発してなくなってしまうので注意してください。

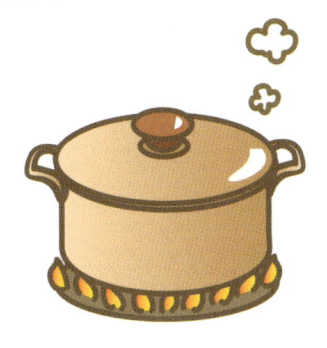

## 3 水分量は2人で300cc

　薄味にしても、汁の量が多くなるとたくさんの塩分が口に入ることになります。反対に、汁の量を少なくすることで、口に入る塩分を少なくすることができるのです。
　水分の量と調味料の目安は次のとおりです。

みそ汁（2人分）
水　　　　300cc
みそ　　　大さじ1

吸い物、スープ（2人分）
水　　　　300cc
塩　　　　1つまみ
しょうゆ　小さじ2

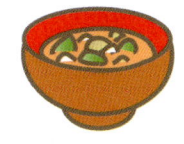

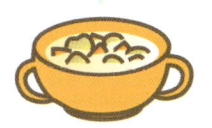

この量で、1人分の塩分量は約1g強です。

## 5 香り、辛味のあるものを最後にプラス

　ねぎ、七味唐辛子、粉山椒、おろししょうが、ゆずの皮、カレー粉など、香りや辛味のあるものをプラスすることで、薄味でもおいしく食べられます。

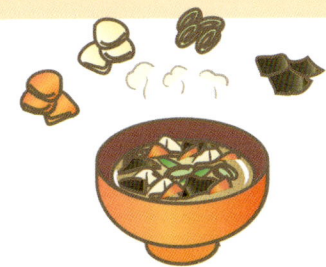

## 彩り野菜スープ

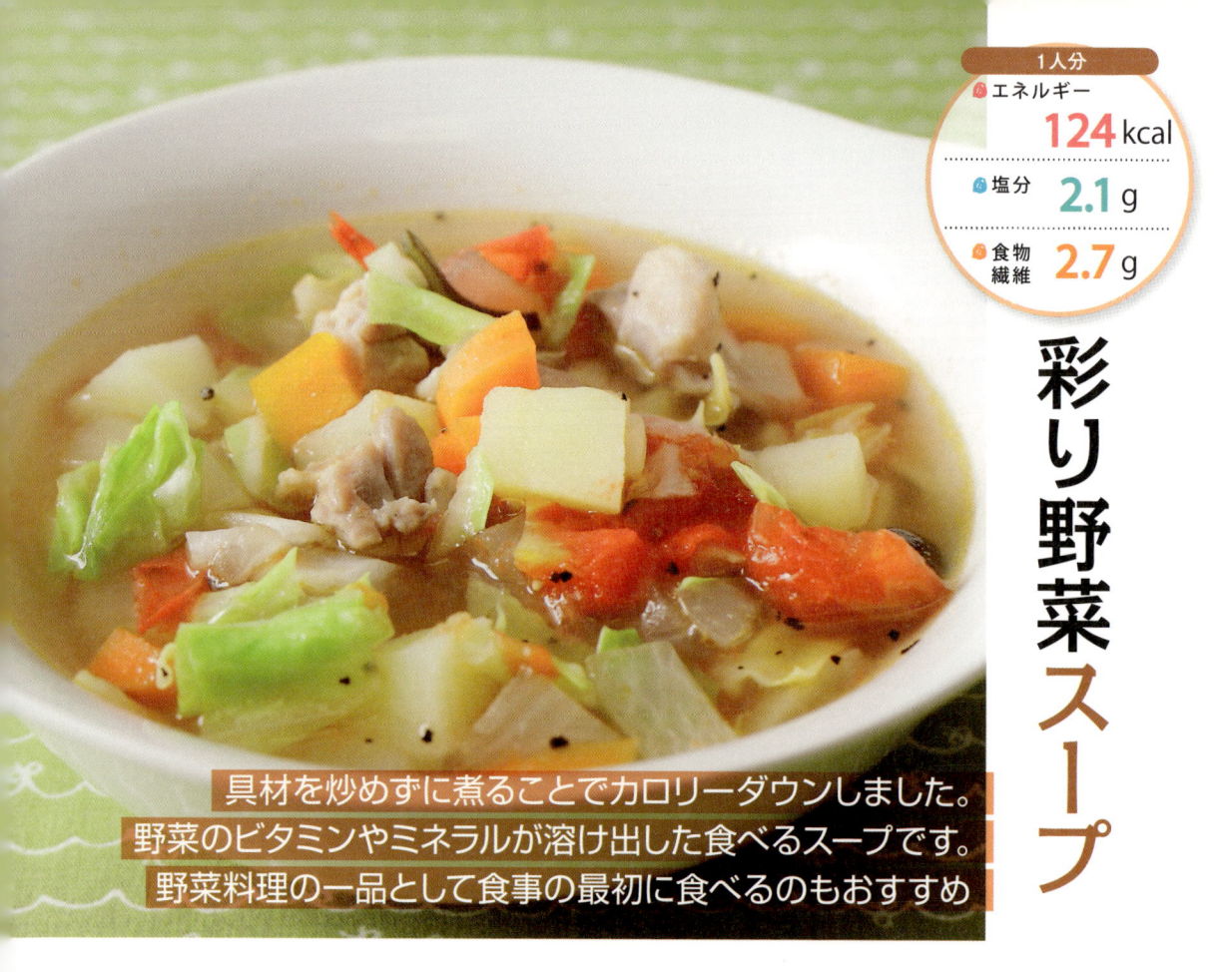

| 1人分 | |
|---|---|
| エネルギー | **124** kcal |
| 塩分 | **2.1** g |
| 食物繊維 | **2.7** g |

具材を炒めずに煮ることでカロリーダウンしました。野菜のビタミンやミネラルが溶け出した食べるスープです。野菜料理の一品として食事の最初に食べるのもおすすめ

### 材料（作りやすい分量／6人分）

- A
  - 鶏もも肉 ……… 1枚
  - 塩 ……… 小さじ1
- B
  - 水 ……… 4カップ
  - 昆布細切り（1cm×10cm） ……… 1枚
  - 塩 ……… 小さじ1
- にんじん（角切り） ……… 1本
- 玉ねぎ（角切り） ……… 1個
- トマト（乱切り） ……… 2個
- キャベツ（ざく切り） ……… ⅓個
- じゃがいも（角切り） ……… 1個
- こしょう ……… 適宜
- 薄口しょうゆ ……… 少々
- 粗挽きこしょう ……… 少々

### 作り方

1. **A**の鶏肉は一口大に切って、塩をもみ込んでおく。
2. 厚手の鍋に**B**（昆布はキッチンばさみで細く切る）と野菜を入れて火にかける。沸騰したら、**1**の鶏肉を入れる。
3. 鶏肉の色が変わったら、ふたをして5分ほど煮て、火を止め20分ほどおく。再び火をつけて薄口しょうゆとこしょうを入れて、粗挽きこしょうをかける。

＊野菜はあるものをなんでも入れてください。

### 調理のポイント

鶏肉は塩をもみ込んで5分ほどおき、スープが沸騰したところに入れるのがおいしく作るポイント。塩の保湿効果で鶏肉がしっとり柔らかいまま、スープにうまみが溶け出します。

**じゃがいも** 中1個（100g）に食物繊維は1.3g、エネルギー量は76kcal。ナトリウム排出を促し、血圧を安定させるカリウムが豊富。水溶性のカリウムはスープやみそ汁に入れると無駄なくとれます。

汁物

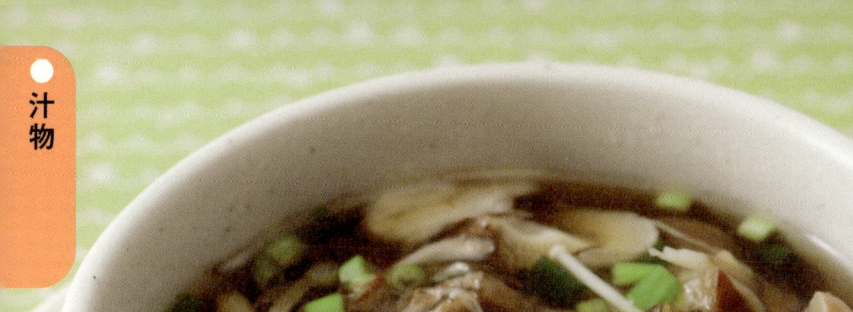

| 1人分 | |
|---|---|
| エネルギー | **42** kcal |
| 塩分 | **1.3** g |
| 食物繊維 | **5.7** g |

# きのこのスープ

ローカロリーで食物繊維が豊富なきのこがたっぷり入っているので、食事の最初にとると食べすぎ防止、血糖値の上昇も穏やかにできます。きのこのうまみ成分で薄味でもおいしく食べられます

## 材料（2人分）

- A
  - 水 …………………… 300cc
  - 昆布（1cm×10cm） …… 1枚
  - 干ししいたけ（手で砕く） 2枚
- えのきたけ・しめじ
  - ……… 各1パック（合わせて200g）
- しょうゆ ………………… 小さじ2
- 塩 ………………………… 少々
- かつお節 ………… 1パック（5g）

## 作り方

1. 鍋にA（昆布はキッチンばさみで細く切り、干ししいたけは軸を取り、手で砕く）を入れ、ふたをして火にかける。
2. 沸騰したら食べやすく切ったきのこを入れ、再びふたをしてさっと煮る。
3. 塩としょうゆで味を調える。
4. 最後にかつお節を入れて出来上がり。

### 調理のポイント！

きのこは数種類入れることで、うまみがぐんとアップします。

**干ししいたけ** 2枚（約5g）に食物繊維2.1g、エネルギー量は9kcalです。軸は手で取り除き、かさの部分は手で砕いて汁物に入れるだけ。食物繊維とうまみを手軽にアップできる優れものです。

# かき玉スープ

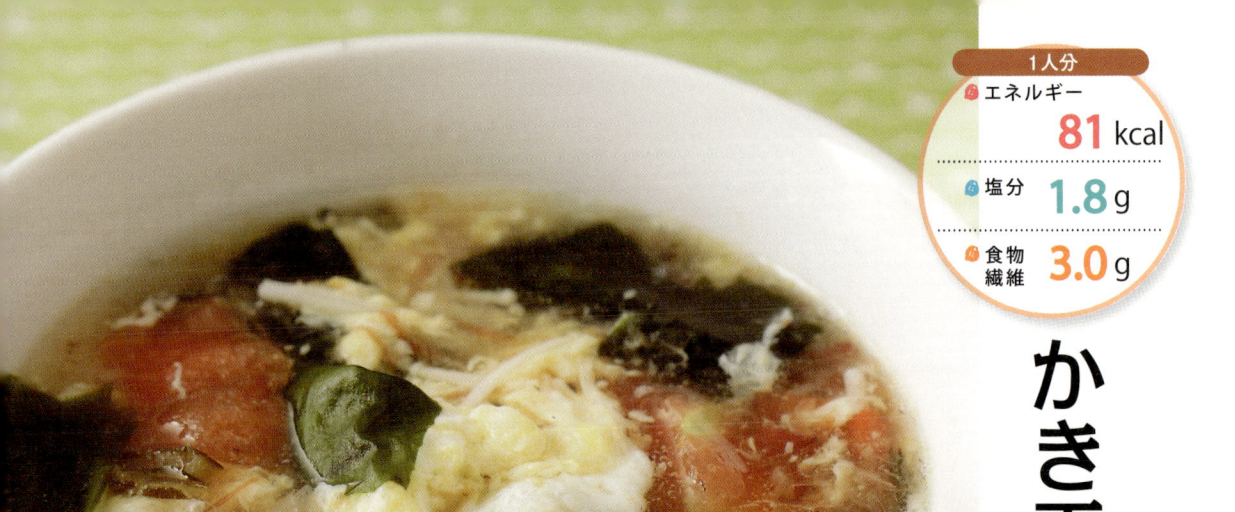

**1人分**
- エネルギー 81 kcal
- 塩分 1.8 g
- 食物繊維 3.0 g

昆布とかつおのだしがきいた本格スープ。細切りの昆布、かつお節をそのまま食べるので、こす手間いらず。えのきたけとわかめでさらにうまみと食物繊維をアップさせました

## 材料（2人分）

- A
  - 水 ……………………… 300cc
  - 昆布（1cm×10cm）……… 1枚
  - しょうゆ ……………… 小さじ2
  - 塩 ………………………… 少々
- B
  - カットわかめ …… 2つまみ（5g）
  - トマト（ざく切り）…… 小1個（100g）
  - えのきたけ（食べやすい長さ）…… ½袋（50g）
- かつお節 …………… 1パック（5g）
- 卵 …………………………… 1個
- 水溶き片栗粉 ……………… 適宜

## 作り方

1. 鍋に**A**（昆布はキッチンばさみで細く切る）を入れ、ふたをして火にかける。
2. 沸騰したら**B**を入れる。
3. 野菜に火が通ったらかつお節を入れる。
4. 水溶き片栗粉でとろみをつけ、溶きほぐした卵を回し入れて出来上がり。

### 調理のポイント

かつお節を入れるタイミングは、水溶き片栗粉を入れる前。とろみをつけたあとに加えると、うまくうまみが出なくなります。

**水溶き片栗粉** 片栗粉を同量の水で溶いたものを使います。スープにとろみをつけることで満腹感が生まれ、味をしっかり感じるので薄味でもおいしく食べられます。

汁物

| 1人分 | |
|---|---|
| エネルギー | **52** kcal |
| 塩分 | **1.5** g |
| 食物繊維 | **3.6** g |

# 青菜のみそ汁

おひたしを作るより簡単。冷蔵庫に残った青菜類を取り合わせて入れると立派な野菜料理になります。食事の最初に食べると満腹感が得られて、血糖値の上昇も穏やかにできます

## 材料（2人分）

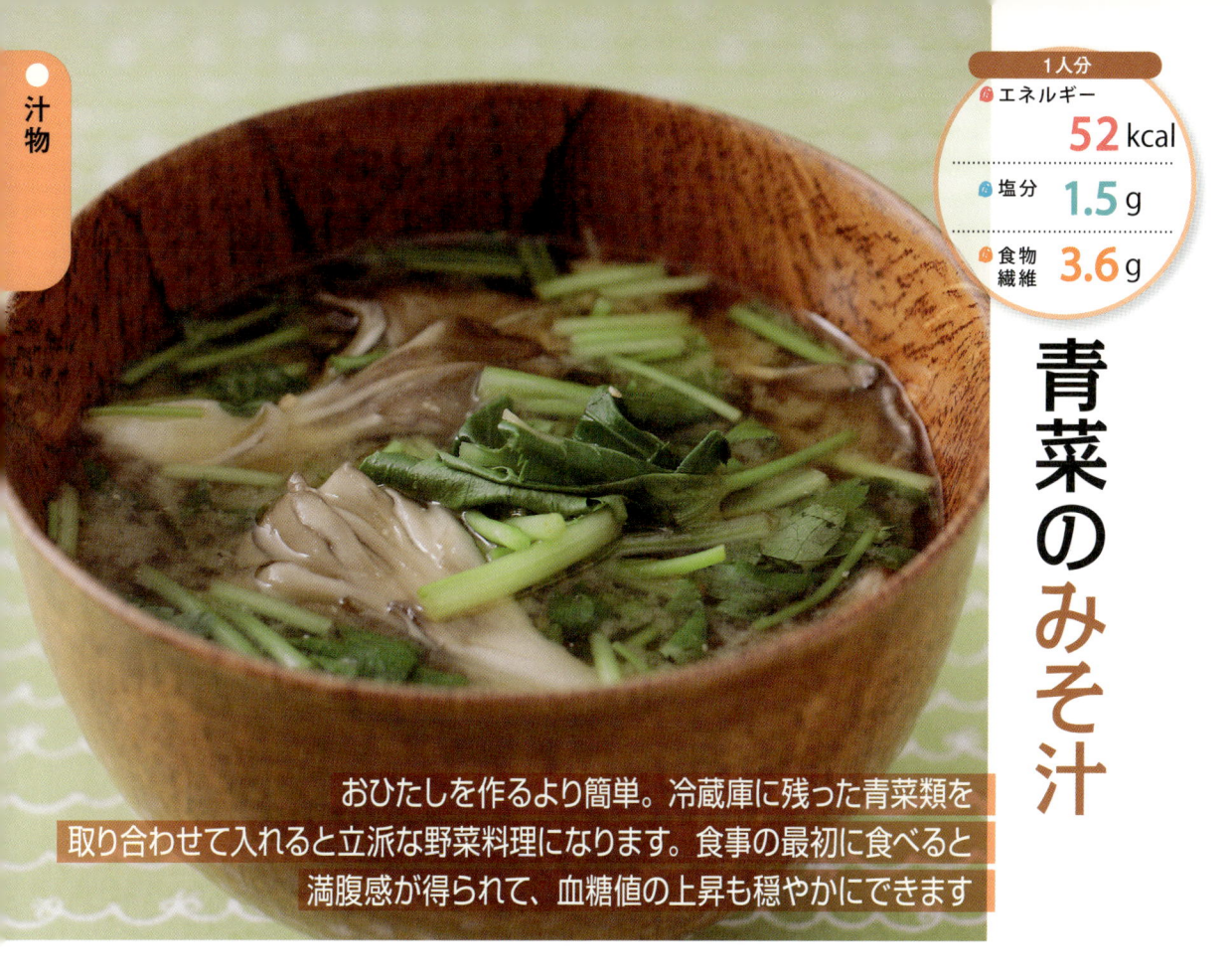

- A
  - 水 ……………………………… 300cc
  - 昆布（1cm×10cm） ……………… 1枚
  - 煮干 …………………………………… 5尾
- まいたけ（小房に分ける） …… 1パック（100g）
- 三つ葉（ざく切り） ……………… 3束（100g）
- みそ …………………………………… 大さじ1

## 作り方

1. 鍋にA（昆布はキッチンばさみで細く切り、煮干は手で砕く）を入れ、ふたをして火にかけ、沸騰したら弱火にして5分ほど煮る。
2. 穴あきおたまで煮干を取り出し、まいたけを入れさっと煮たら、みそを溶き入れる。
3. 最後に三つ葉をたっぷり入れて出来上がり。

### 調理のポイント

手で砕いた煮干を水の中に入れ、弱火でゆっくり温度を上げていくといいだしがとれます。
青菜は、ほうれん草のようなアクの多いもの以外はなんでも入れられます。

**煮干** 5尾（10g）で塩分が0.4g。たくさん入れるとうまみが濃くなりますが、塩分も増えます。きのこや海藻などと組み合わせてうまみをアップさせるのがコツ。

# LESSON 7

## 定番料理をおいしくヘルシーにするレッスンです

ほんのちょっとした工夫で、塩分やカロリーを抑え、ヘルシーな料理に変えられるのが家庭料理のいいところ。
食卓に登場する頻度が高く、人気のある定番料理を中心に、家庭で作るからこそできる「減塩とカロリーダウンのコツ」をマスターしましょう。

## 焼き物

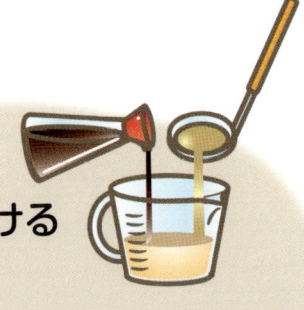

### 食べるときにかける調味料に注意

ハンバーグやチキンソテーなどは、デミグラスソースやバターソースなど、こってりしたソースをかけることが多いですが、脂肪分が多く、カロリーも高めなのが気になるところ。

焼き魚は、食べるときにたっぷりしょうゆをかけてしまうと、塩分のとりすぎになりがち。

そこで、おすすめなのが、しょうゆを倍量のだしで割った、だしじょうゆ、レモン汁やかんきつ類の果汁で割った自家製ポン酢しょうゆ。もちろん市販のポン酢しょうゆもおすすめです。

しょうゆに比べ塩分量は半分になるのに、だしのうまみやかんきつ類の香りでうまさが引き立つので、薄く感じずおいしく食べられます。大根おろしをたっぷり添えるのもおすすめです。

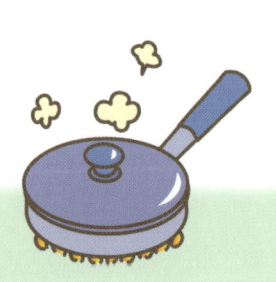

## 炒め物

### ふたをして蒸し焼きに

野菜炒めをヘルシーにするコツは、ふたをして蒸し焼きにすること。

フライパンに油を入れて熱したら、食べやすく切った野菜を入れてさっと油が回る程度に炒めます。あとはふたをして火を弱めるだけ。

野菜が持っている水分のおかげで野菜に火が通り、しんなりしてかさが減って食べやすくなります。

ポイントは、ぴったり閉まるふたを使うこと。油の量は小さじ1程度で、フライパンいっぱいの野菜を炒めることができます。

## シチュー・カレー類

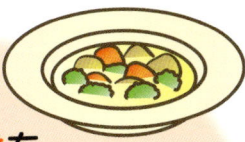

### 脂肪の少ない具材を

　肉の場合、脂肪の少ない部位を使うのがおすすめ。豚肉や牛肉の場合、脂肪の少ない部位は、煮込むとかたくなるので、薄切り肉を使って、短時間で仕上げることで、ぱさつきを防げます。

　煮込んでおいしい鶏もも肉は、皮を取ることでカロリーダウンできます。カロリーの低い、たら、えびなどのシーフードもおすすめです。

### 野菜はたっぷり

　たっぷり野菜を入れるのが、ヘルシーにするコツ。野菜をたっぷりにすることで、ボリュームもアップして満足感が得られるのと、口に入るルーの量が減ることになるので、塩分、エネルギー量ともに減らすことができます。

## 丼物

### 具とごはんを別々に

　ごはんに具をかける丼物は、具の味つけがどうしても濃くなりがちなのと、知らず知らずのうちにたくさんごはんを食べてしまうのが難点。

　そこで、丼物の場合、最初からごはんにかけてしまわず、ごはんと具を別々に盛りつけるのがコツ。

　ごはんにしみ込む味の濃い煮汁の塩分が大幅にカットでき、おかずの一品として食べれば、薄味でもおいしく食べられます。

　また、別々に盛りつけることで、ごはんの量が把握でき、食べすぎ防止にもなります。食べるときは、少しずつごはんの上に具をのせて、丼気分を味わうのもおすすめ。

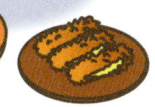

## 揚げ物

### 素揚げ→から揚げ→フライ→天ぷら

　揚げ物は高カロリーなので注意して食べる必要があります。衣の量が多くなればなるほど、口に入る油の量が増えるので、この順でカロリーが高くなります。家庭で揚げ物をすると、ついついあれもこれもと、たくさん揚げてしまいがち。たくさん揚げれば、つい食べてしまいますから、揚げすぎないのも、食べすぎ防止のコツです。

### 具は低カロリーのものを

　揚げる具材は、低カロリーのものを選ぶのがコツ。脂肪の少ない食材でも、揚げることでしっとり柔らかく食べられます。

### レモンをかけましょう

　揚げることで、油のコクがプラスされ、薄味でもおいしく食べられるのが揚げ物のいいところ。

　ソースやしょうゆ、カロリーの高いマヨネーズやタルタルソースなどはつけずに、そのまま食べるのがおすすめ。物足りなければ、レモン汁をかける習慣を。

### 味つけは一点集中

　野菜炒めは、肉や魚を一緒に炒めるとうまみがアップします。そのとき、野菜を先に炒めて、いったん取り出してから肉や魚を炒めてしっかり味をつけるのがコツ。肉や魚にあらかじめ小麦粉や片栗粉をまぶしておくと、調味料が無駄なくからまります。

　最後に炒めた野菜を戻し入れます。野菜に味をつけなくても、肉と一緒に食べることでおいしく食べられるというわけです。全体に味をつけるより、調味料の量はかなりカットすることができます。

# ハンバーグ

食物繊維たっぷりで低カロリーのえのきたけのみじん切りを、ひき肉に足してみました。食感はほとんど変わらず食べ応えは十分。きのこのうまみがプラスされるので、おいしく食べられます

**1人分**
- エネルギー 292 kcal
- 塩分 3.1 g
- 食物繊維 5.0 g

## 材料（2人分）

- A
  - えのきたけ（みじん切り） 1袋
  - 長ねぎ（みじん切り） 1本
  - 片栗粉 大さじ1
- 豚ひき肉 150g
- 卵 1個
- 塩 小さじ½
- こしょう 少々
- ごま油 小さじ1
- ポン酢しょうゆ 大さじ2
- 大根おろし 100g
- 水菜（ざく切り） ½束

## 作り方

1. Aをよく混ぜる。
2. 1に豚ひき肉、卵、塩、こしょうを混ぜて練る。
3. 食べやすく丸め、ごま油を入れて熱したフライパンでこんがり焼く。
4. 水少々（分量外）を入れてふたをし、蒸し焼きにして中まで火を通す。
5. 火が通ったら、水菜を敷いた器に盛り、大根おろしをのせ、ポン酢しょうゆをかけて出来上がり。

### 調理のポイント

きのこ類ならなんでも代用できますが、えのきたけはみじん切りにするのが簡単で、肉と混ざりやすいのでおすすめです。
みじん切りにしたえのきたけとねぎに片栗粉をまぶしてからひき肉と混ぜることで、生地が水っぽくなりません。

**豚ひき肉** 豚ひき肉は牛ひき肉に比べ、冷めてもしっとり柔らかいのが特徴。赤身のひき肉を使うとカロリーダウンできます。

定番料理

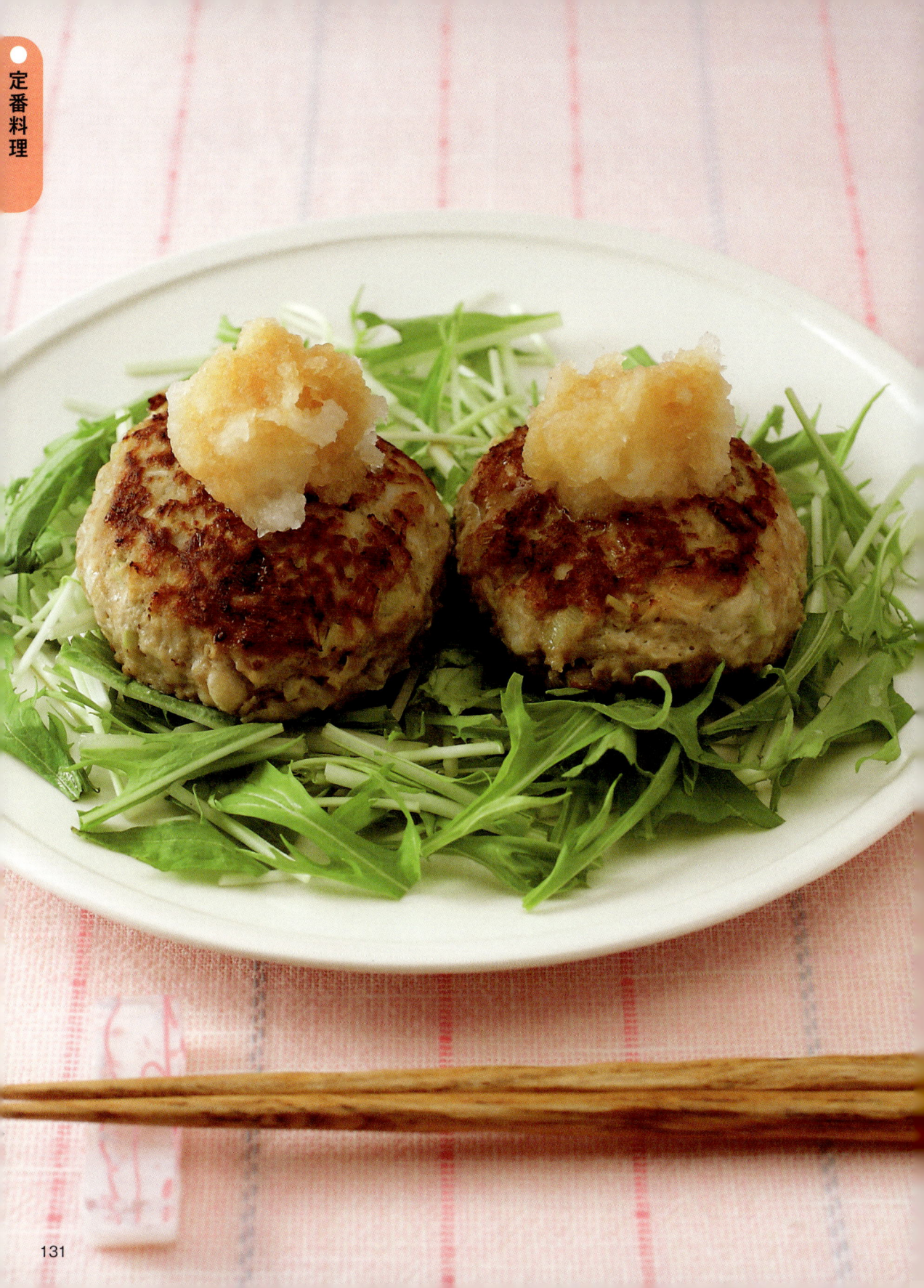

## カレーライス

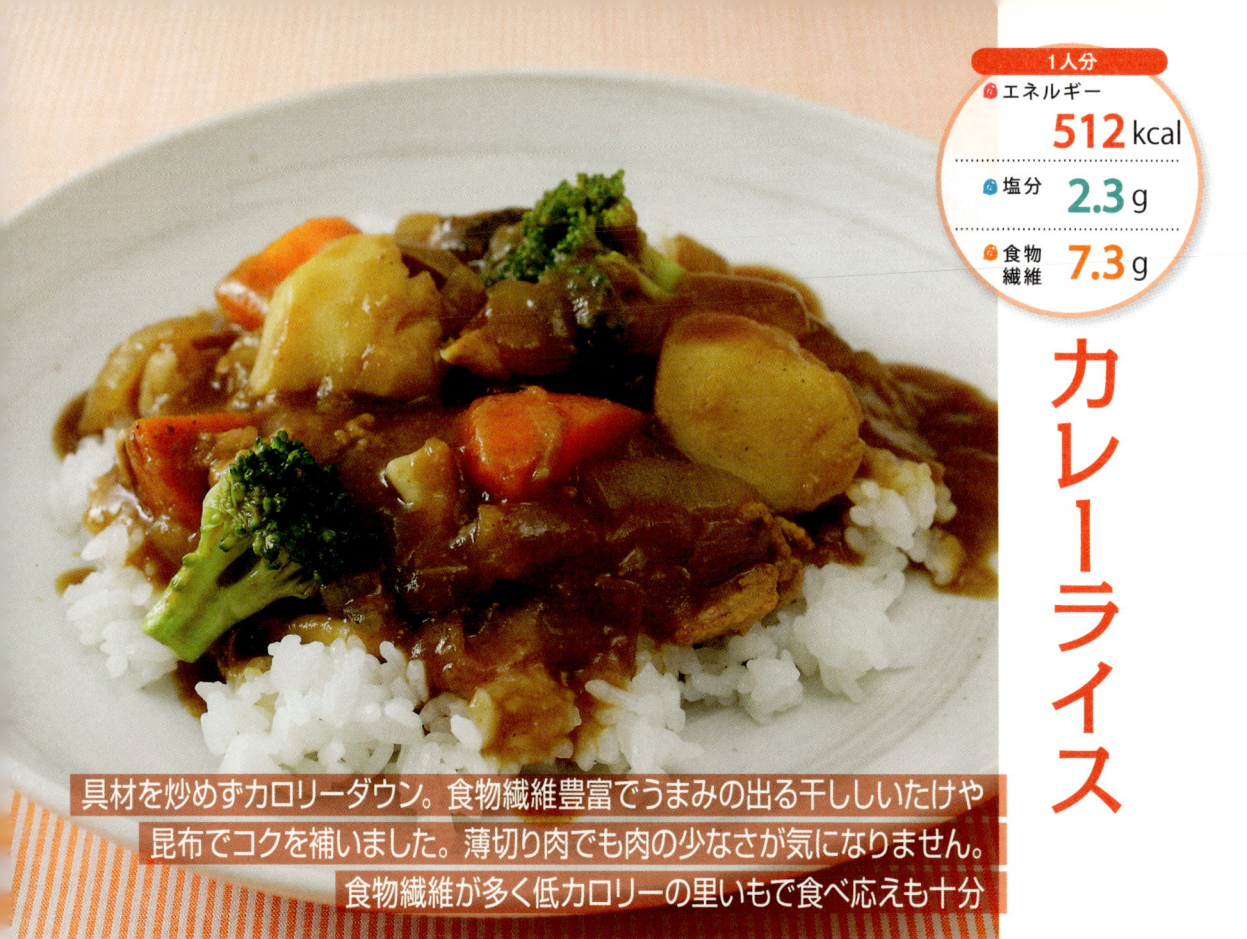

**1人分**
- エネルギー **512** kcal
- 塩分 **2.3** g
- 食物繊維 **7.3** g

具材を炒めずカロリーダウン。食物繊維豊富でうまみの出る干ししいたけや昆布でコクを補いました。薄切り肉でも肉の少なさが気になりません。
食物繊維が多く低カロリーの里いもで食べ応えも十分

※カレーのエネルギー　260kcal　塩分　2.3g　食物繊維　6.9g

### 材料（6皿分）

- A
  - 水 　　　　　　　　　　　　4カップ
  - 昆布細切り（1cm×10cm）　1枚
  - 干ししいたけ　　　　　4枚（10g）
- 豚もも薄切り肉（一口大）　250g
- 玉ねぎ（くし切り）　　　2個（400g）
- にんじん（乱切り）　　　1本（100g）
- 里いも（一口大）　　　　4個（300g）
- まいたけ（小房に分ける）　1パック（100g）
- ブロッコリー（小房に分ける）　小1株（200g）
- カレールー　　　　小1箱（約120g）
- ごはん　1人当たり茶碗に軽く1杯（150g）

### 作り方

1. 厚手の鍋に**A**（昆布はキッチンばさみ細く切り、干ししいたけは軸を取り、手で砕く）を入れて火にかける。
2. 沸騰したら、豚肉を入れ、ブロッコリーときのこ以外の野菜もすべて入れてふたをして煮る。5分くらい煮たら火を止め、そのまま20分おいて余熱で野菜に火を通す。
3. 再び火をつけブロッコリーときのこを入れ、最後にルーを入れて2〜3分煮る。ごはんにかけて出来上がり。

**調理のポイント！**

野菜をたっぷり加えることで、ごはんにかけるカレーの量を減らすことができます。
特に、きのこ類はカロリーを上げずにボリュームとうまみをアップするのでおすすめ。
豚肉は煮汁が沸騰してから入れるのがコツです。

**カレールー**　製品によってエネルギー量がかなり違うので、表示をよく見て脂肪分が少なく低カロリーのものを選ぶのがおすすめ。

定番料理

# ミートソーススパゲッティー

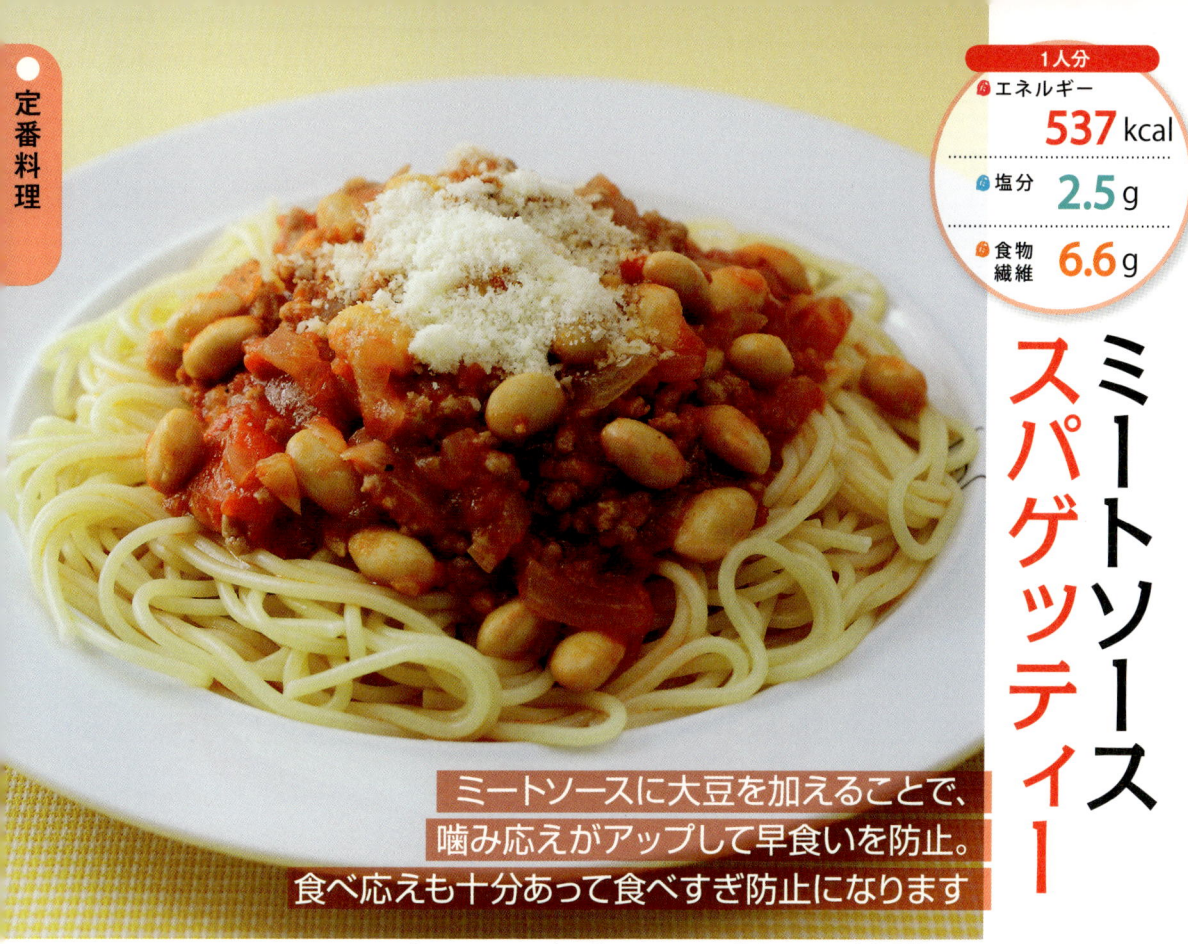

| 1人分 | |
|---|---|
| エネルギー | **537** kcal |
| 塩分 | **2.5** g |
| 食物繊維 | **6.6** g |

ミートソースに大豆を加えることで、噛み応えがアップして早食いを防止。食べ応えも十分あって食べすぎ防止になります

※ミートソースのエネルギー　235kcal　塩分　1.7g　食物繊維　4.4g

## 材料（4人分）

- A
  - 豚ひき肉 ……………………… 200g
  - 塩・こしょう ………………… 各少々
- B
  - 玉ねぎ（みじん切り） … 1個（200g）
  - にんにく（みじん切り） ……… 1かけ
  - トマト水煮缶 ……………………… 1缶
- C
  - ケチャップ …………………… 大さじ4
  - しょうゆ ……………………… 小さじ1
  - 粗挽きこしょう ……………… 好みで
- 大豆水煮缶 ……………… 1缶（110g）
- 粉チーズ ………………………… 大さじ2
- スパゲッティー（乾）（ゆでる）
  …………………………… 1人当たり80g

## 作り方

1. フライパンに**A**を入れ、混ぜてから火をつけて炒める。
2. ひき肉の色が変わったら、**B**の玉ねぎとにんにくを入れて炒め、トマトの水煮缶も入れる。ふたをして弱火で10分ほど煮る。
3. **C**を加えて味を調えたら、大豆を加えてさらに2～3分煮る。
4. ゆでたスパゲッティーにかけ、粉チーズをふる。

※残った分は冷凍保存できます。

### 調理のポイント

市販の大豆水煮缶を使うと手軽です。
最初から入れて煮込むと煮崩れることがあるので、最後に入れて歯応えを残すように煮るのがコツです。

---

**大豆**　水煮缶、ドライパックなど、加熱の仕方や大豆の産地によってエネルギー量は若干変わりますが、100g当たりのエネルギー量は140～180kcalで、食物繊維は約7gです。

# 豚肉のしょうが焼き

食物繊維が豊富で低カロリーなこんにゃくを薄切り肉で巻くことで、ボリュームアップして、少ない肉でも満足できる一品にしました。こんにゃくが豚の脂身の食感に似ていて、噛み応えがあるので早食いや食べすぎの防止にもなります

**1人分**
- エネルギー 243 kcal
- 塩分 1.6 g
- 食物繊維 3.8 g

## 材料（2人分）

A
- 豚もも薄切り肉 … 150g
- こんにゃく（1cm厚さに切る） … 1枚
- 塩・こしょう … 各少々
- 小麦粉 … 大さじ1

- キャベツ … 適宜
- ごま油 … 小さじ2

B
- しょうゆ … 大さじ1
- みりん … 大さじ1
- 砂糖 … 小さじ1
- しょうが（すりおろし）… 1かけ

## 作り方

1. **A**のこんにゃくに軽く小麦粉をまぶしてから豚肉で巻き、塩、こしょうをふってさらに小麦粉をまぶす。
2. フライパンにごま油を入れて火にかけ、**1**を入れて両面をこんがりと焼く。
3. 混ぜあわせた**B**を入れて全体にからめたら出来上がり。
4. 器に盛ってキャベツのせん切りを添える。

### 調理のポイント

こんにゃくに小麦粉をまぶすことで、肉がしっかりくっつきます。
肉のまわりに小麦粉をつけることで、たれがしっかりからまります。
なるべく薄い肉を使うほうが、たくさん作れます。

**しょうが** おろししょうがは、できればおろしたてを使いましょう。皮ごとすりおろすと香りが引き立ちます。香りと辛味成分で薄味のものでもおいしく食べられます。

定番料理

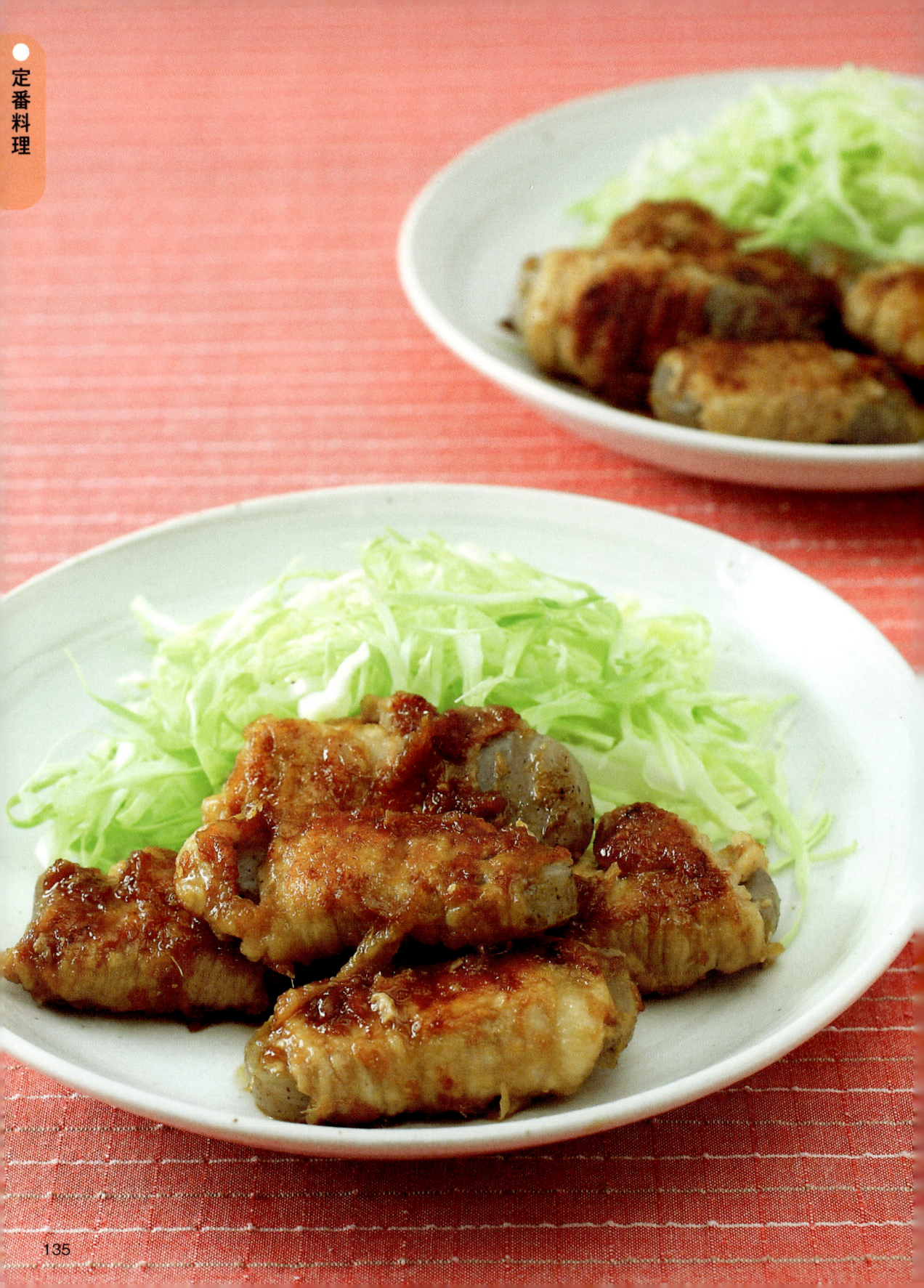

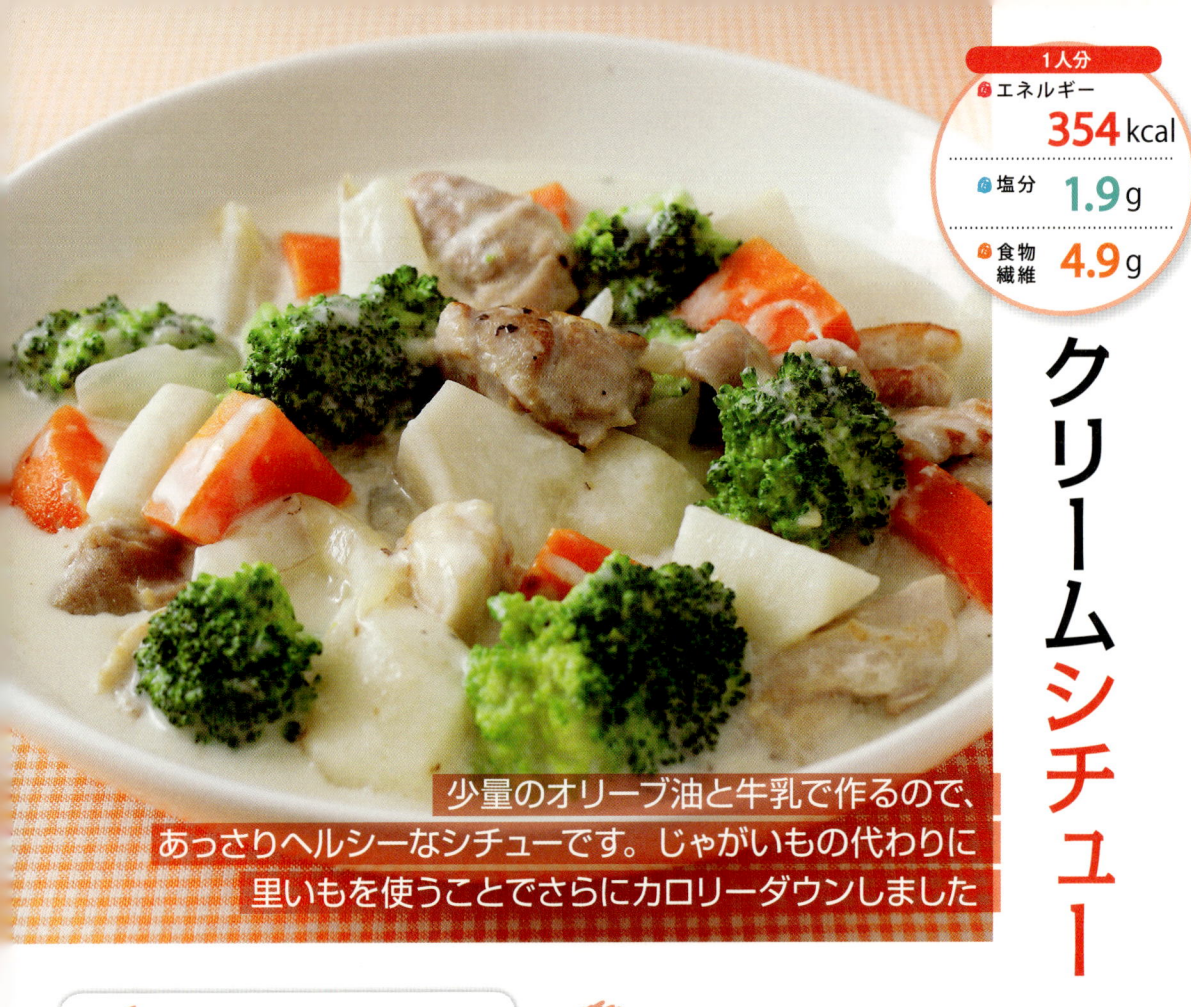

**1人分**
エネルギー **354** kcal
塩分 **1.9** g
食物繊維 **4.9** g

# クリームシチュー

少量のオリーブ油と牛乳で作るので、あっさりヘルシーなシチューです。じゃがいもの代わりに里いもを使うことでさらにカロリーダウンしました

## 材料（2人分）

- A
  - 鶏もも肉（皮なし） 1枚（200g）
  - 塩・こしょう 各少々
- B
  - 玉ねぎ（くし切り） ½個（100g）
  - にんじん（いちょう切り） ½本（50g）
  - 里いも（一口大） 2個（150g）
  - ブロッコリー（小房に分ける） ½株
- C
  - 塩 小さじ½弱
  - 牛乳 300cc
- オリーブ油 小さじ1
- 小麦粉 大さじ1
- バター（好みで） 小さじ1

## 作り方

1. Aの鶏肉は一口大に切り、塩、こしょうをもみ込む。
2. フライパンにオリーブ油を入れて鶏肉を焼き、Bの野菜を入れてさっと炒めたら、小麦粉をふり入れてさっと炒める。
3. 粉っぽいところがなくなったらCを入れ、時々かき混ぜながらふたをして煮る。
4. 野菜が柔らかくなったら、最後に好みで風味づけのバターを入れて出来上がり。

### 調理のポイント

鶏肉と野菜を炒めたところに小麦粉をふり入れてさっと炒め、あとは牛乳を加えて煮込むだけで自然なとろみがつきます。バターのコクがほしいときは、火を止めてから最後に入れるとほんの少しのバターで風味がアップします。

**牛乳、豆乳** 牛乳（普通牛乳）100ccでエネルギー量は69kcal、塩分は0.1g、低脂肪にすると100ccで48kcal、塩分は0.2g。無調整豆乳では100mlで46kcal、塩分は0g、調整豆乳では64kcal、塩分は0.1gです。

定番料理

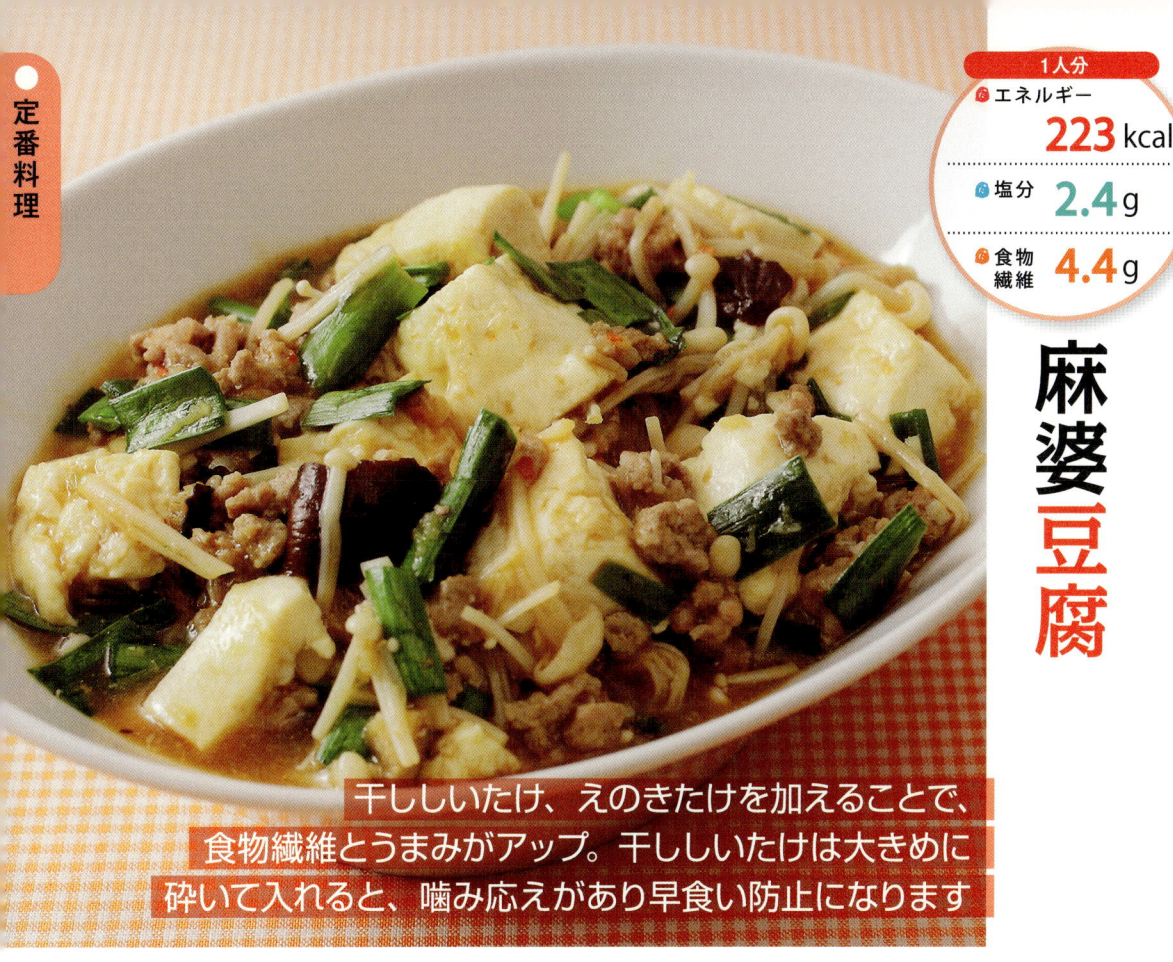

| 1人分 | |
|---|---|
| エネルギー | 223 kcal |
| 塩分 | 2.4 g |
| 食物繊維 | 4.4 g |

# 麻婆豆腐

干ししいたけ、えのきたけを加えることで、食物繊維とうまみがアップ。干ししいたけは大きめに砕いて入れると、噛み応えがあり早食い防止になります

## 材料（2人分）

- A
  - 豚ひき肉　　　　　　　　100g
  - にんにく・しょうが
    　（みじん切り）　　　各1かけ
  - 豆板醤　　　　　　　　小さじ½
- B
  - 水　　　　　　　　　　　200cc
  - 干ししいたけ（手で砕く）　2枚（5g）
  - オイスターソース　　　　大さじ2
- 木綿豆腐（一口大）　　½丁（150g）
- えのきたけ（ざく切り）　　1袋（100g）
- 水溶き片栗粉　　　　　　　　　適宜
- にら（ざく切り）　　　　　½束（50g）

## 作り方

1. フライパンにAを入れてよく混ぜてから火をつけて炒める。
2. ひき肉の色が変わったら、B（干ししいたけは軸を取り、手で砕く）を入れ沸騰したら、豆腐とえのきたけを入れふたをして弱火で煮る。
3. 豆腐が温まったら、水溶き片栗粉でとろみをつける。
4. 最後ににらを入れてひと混ぜして出来上がり。

### 調理のポイント

干ししいたけは乾いた状態で軸を折り、かさの部分を手で砕きながら直接入れれば、戻さなくてもすぐに煮えます。にらは大きめにざく切りにして、火を止めて余熱で火を通すことで、しゃきしゃきした食感が残っておいしく仕上がり、早食い防止にもなります。

**オイスターソース**　大さじ1のエネルギー量は約26kcal、塩分は2.3gです。濃厚なうまみがあるので、上手に使えば手軽にコクをプラスでき、薄味でもおいしく仕上げられます。

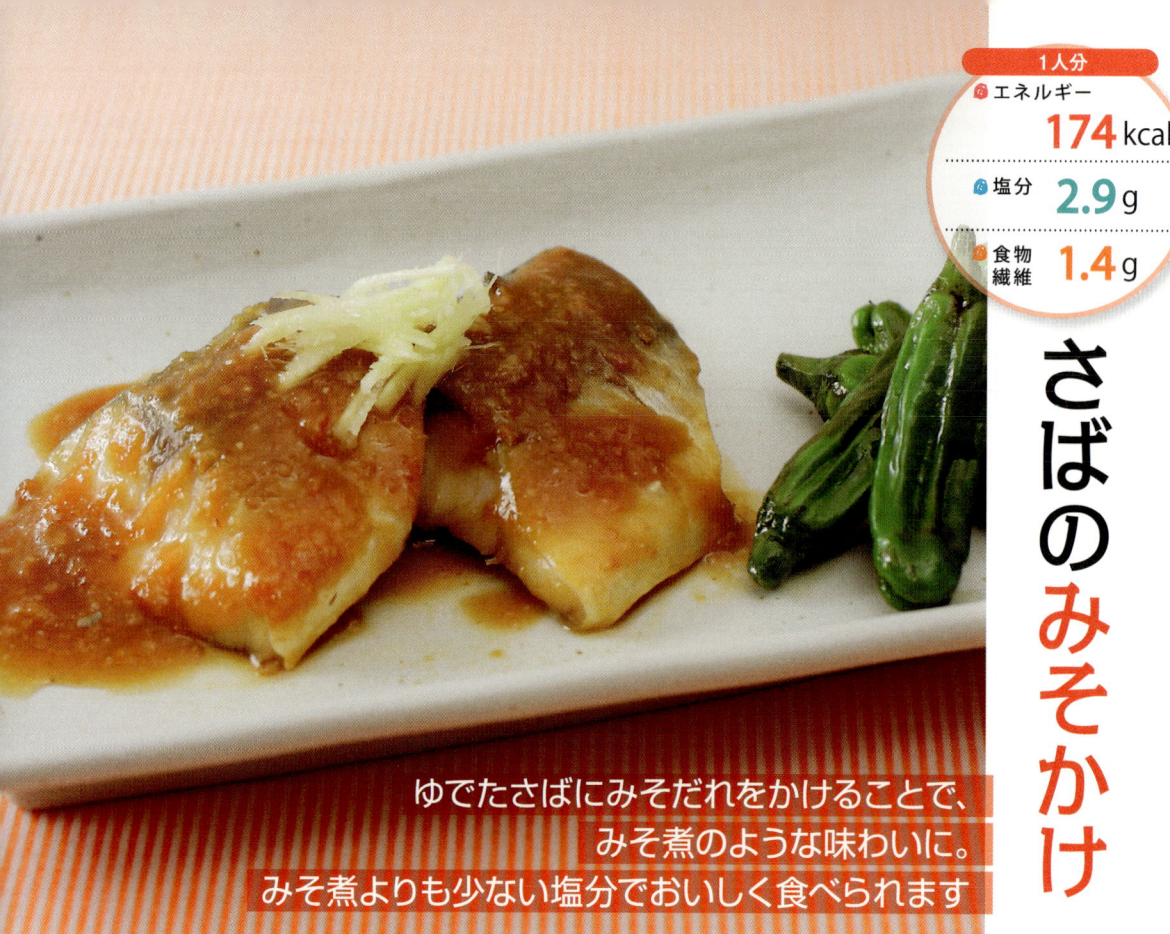

## さばのみそかけ

**1人分**
- エネルギー **174** kcal
- 塩分 **2.9** g
- 食物繊維 **1.4** g

ゆでたさばにみそだれをかけることで、みそ煮のような味わいに。みそ煮よりも少ない塩分でおいしく食べられます

### 材料（2人分）

| | | |
|---|---|---|
| さば（二枚おろし） | | 半身 |
| A | 水 | 1カップ |
| | 塩 | 小さじ1 |
| B | みそ | 大さじ2 |
| | みりん | 大さじ2 |
| | 砂糖 | 小さじ1 |
| | 水 | 大さじ2 |
| | しょうが（せん切り） | 1かけ |
| しし唐辛子 | | 8本 |
| しょうが（せん切り） | | 適宜 |

### 作り方

1. さばは食べやすく切り、**A**の塩水に5分ほど浸ける。
2. 耐熱容器に**B**を入れ、電子レンジに1分かける。
3. フライパンに湯を沸かし、**1**のさばをゆでる。
4. キッチンペーパーに取り出し、軽く水気を拭いて器に盛り、**2**のみそだれをかけてせん切りのしょうがをのせる。
5. さっと焼いたしし唐辛子を添えて出来上がり。

**調理のポイント**

さばをゆでるときは、沸騰したところに入れて、ぐらぐら沸騰させずにゆでるのがコツ。
ゆでることで身がふんわり柔らかく仕上がりますが、魚焼きグリルで焼いてからみそだれをかけてもおいしいです。

**さば** 半身（約200g）のエネルギー量は404kcal。血液をサラサラにし、血中コレステロール値を正常に保つ効果が期待できる不飽和脂肪酸EPAやDHAを豊富に含みます。水煮缶詰は手軽に食べられるのでおすすめ。

定番料理

# 鮭のハーフフライ

| | 1人分 |
|---|---|
| エネルギー | 227 kcal |
| 塩分 | 0.6 g |
| 食物繊維 | 0.6 g |

片面だけにパン粉をつけて揚げ焼きにすると、フライの食感を楽しみつつ、通常のフライよりカロリーダウンすることができます

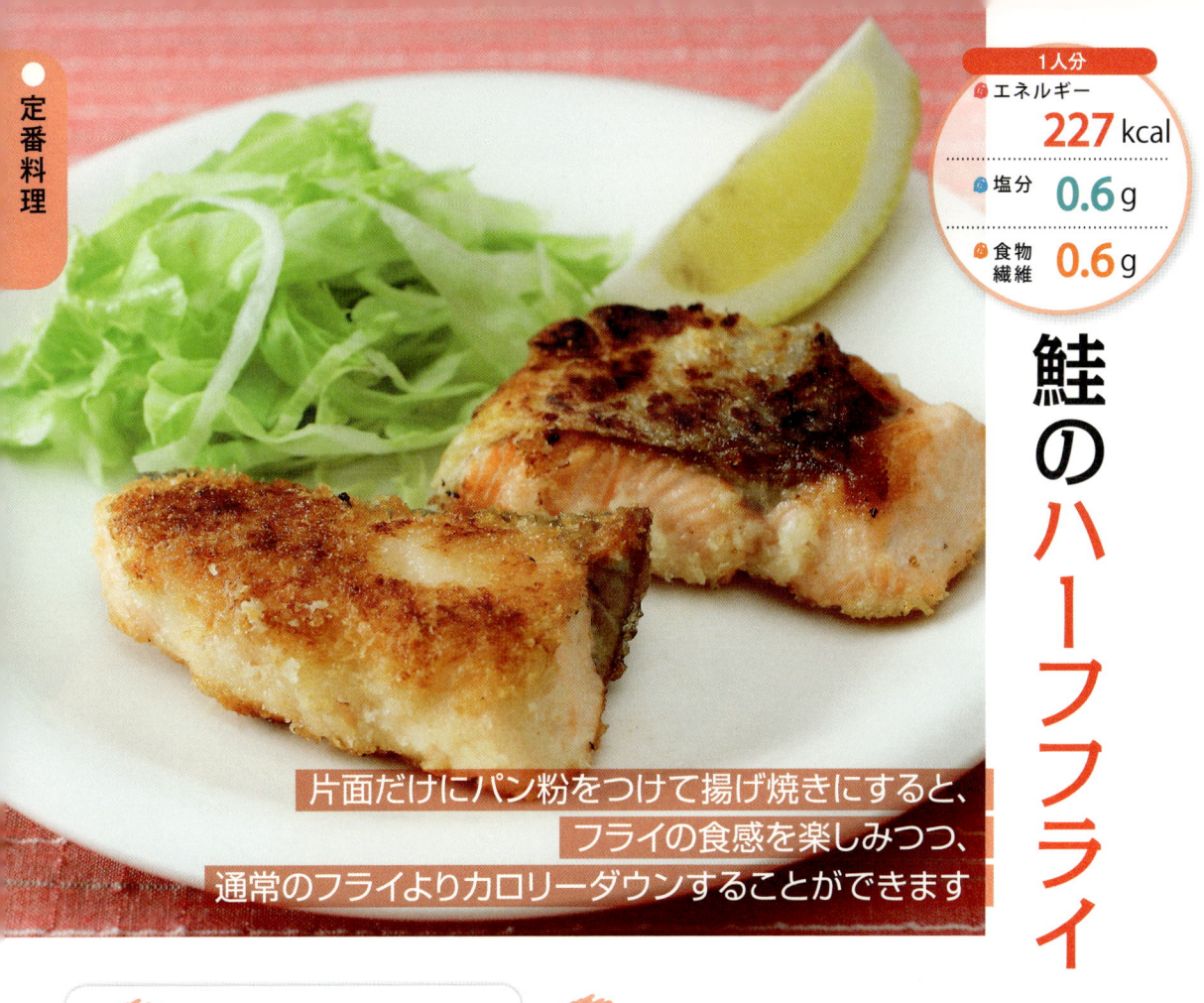

## 材料（2人分）

- A
  - 生鮭　　　　　2切れ（200g）
  - 塩・こしょう　　　　各少々
- B
  - 小麦粉　　　　　　　大さじ1
  - 粉チーズ　　　　　　大さじ1
  - 水　　　　　　　　　大さじ2
- パン粉　　　　　　　　大さじ4
- サラダ油　　　　　　　小さじ2
- レタス　　　　　　　　¼玉
- レモン　　　　　　　　¼個

## 作り方

1. Aの鮭は塩、こしょうをふって5分ほどおく。
2. Bを混ぜ合わせたものを身のほうに塗り、さらにパン粉をつける。
3. フライパンにサラダ油を引いて、パン粉をつけたほうからこんがり焼く。ひっくり返して、皮のほうもパリッとなるまで焼く。
4. 器に取り出して、レタスのざく切りとくし形に切ったレモンを添えて出来上がり。

### 調理のポイント！

小麦粉に粉チーズと水を混ぜたものをのり代わりにしてパン粉をつけると、サクサクした香ばしい食感に仕上がります。鮭の皮は弱火でふたをせずじっくり焼くと、パリッと香ばしく焼き上がります。

**パン粉**　乾燥パン粉大さじ4（約12g）のエネルギー量は45kcal。生パン粉より乾燥パン粉のほうが油を吸う量が少ないのでおすすめです。

# LESSON 8

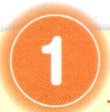

## 甘い物を賢くおいしく食べるレッスンです

甘い物を制限するのは、つらいもの。かといって食べたいだけ食べれば、カロリーオーバーにもなります。
そこで、「賢くヘルシーに、かつおいしく甘い物を食べるコツ」をマスターしましょう。

### 1 時間を決めて

　だらだら食べるのが、最もよくない食べ方。食べる量も把握できないし、甘い物を食べた満足感や喜びも感じにくいからです。
　甘い物を食べるタイミングとして、最もおすすめなのは食後。空腹のときに甘い物を食べると、急激に血糖値が上がりますが、食後だと、糖質の吸収が穏やかになるからです。
　間食として甘い物を食べるときは、夜は避け、時間を決めて、きちんと座って、おやつを食べる時間そのものを楽しみながら食べること。たくさんの量を食べなくても、満足感が得られます。

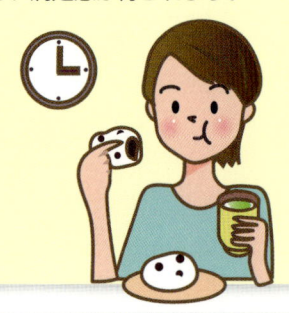

### 2 洋菓子 VS 和菓子

　油脂や生クリームを使った洋菓子は、量が少なく見えても、意外とカロリーがあります。選ぶなら、生クリームが控えめで、フルーツをふんだんに使ったものやゼリー類などを。
　和菓子は、もちを使ったものはカロリー高めです。あんこは、食物繊維をたっぷり含んでいますが、血糖値を上げやすい食べ物です。
　いずれにしても小さめのものをゆっくり楽しみながら食べるのが、おいしくヘルシーに食べるコツ。

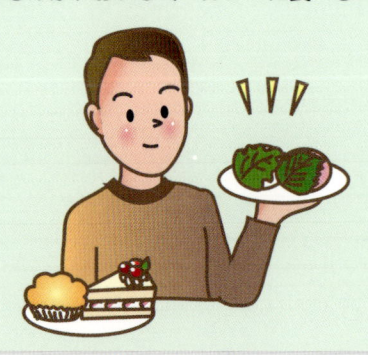

## ③ 紅茶やコーヒーは砂糖なしで飲む習慣を

　紅茶やコーヒーに入れる砂糖のカロリーは、意外に侮れません。できればノンシュガーで飲む習慣を。
　また、甘いジュース類はもちろん、果汁飲料に含まれる果糖の量にも注意が必要です。飲みすぎに注意です。

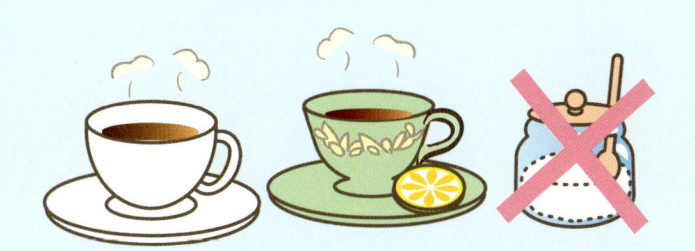

## ⑤ 甘味は一点集中

　手作りのおやつは、甘さや量を加減できるのでおすすめです。
　寒天やゼリー類は、低カロリーでおすすめのおやつ。寒天やゼリー自体に甘味をつけず、食べるときに蜜やシロップを上からかけることで、しっかりした甘さを感じつつ、砂糖の量を減らすことができます。

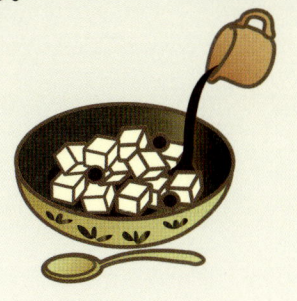

## ④ 果物やいも類をおやつに

　果物やいも類は、自然な甘味があり、また、ビタミンやミネラル、食物繊維も豊富です。おやつというと、クッキーやせんべいや、おまんじゅうなどを思い浮かべがちですが、ぜひ果物やいも類なども、おやつにしてみてください。

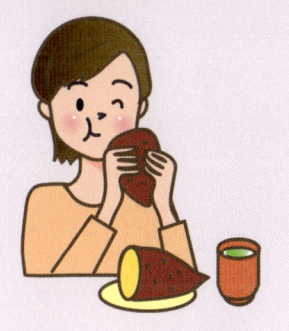

## ⑥ 食べたら運動する習慣を

　甘い物は、気持ちを穏やかにしてくれる効果があります。
　無理にがまんしてイライラしたり、ますます食べたくなったりするよりは、適度に食べて、運動することで消費するほうが健康的です。

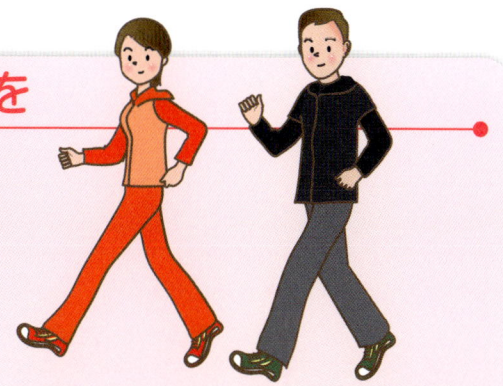

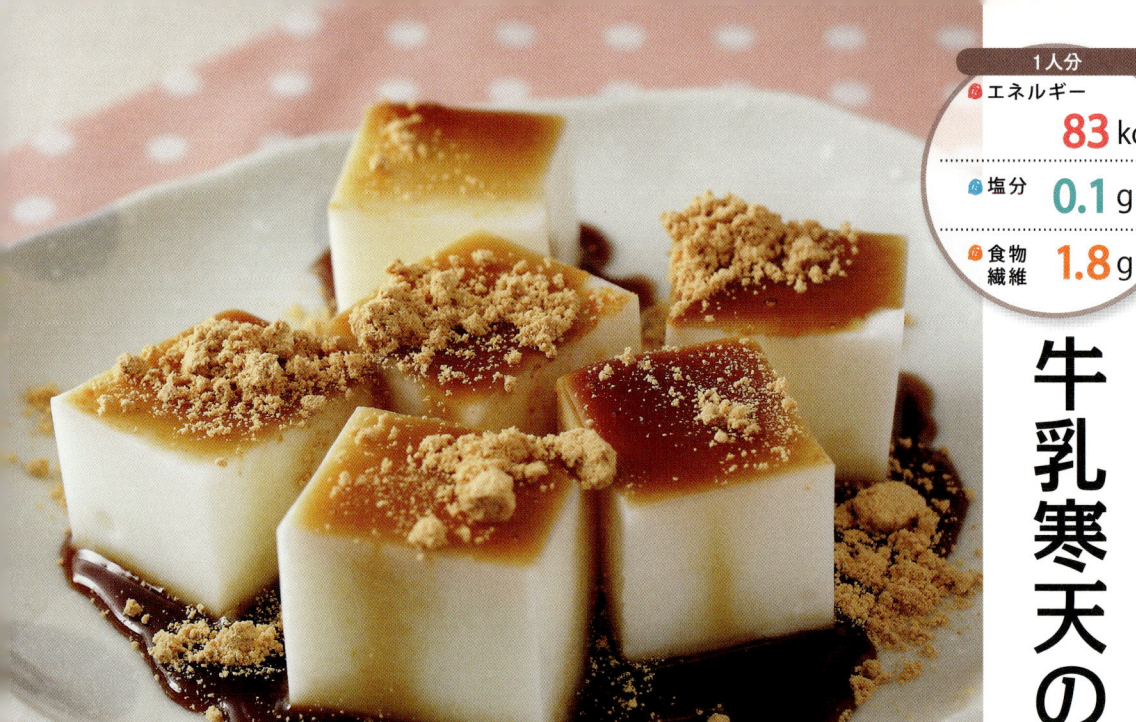

## 牛乳寒天のくず餅風

| 1人分 | |
|---|---|
| エネルギー | 83 kcal |
| 塩分 | 0.1 g |
| 食物繊維 | 1.8 g |

食物繊維たっぷりで低カロリーの寒天。
牛乳寒天には甘味を加えず、黒蜜をかけて少しの甘味で満足感を。
きなこをかけることで黒蜜が寒天にからみます

※牛乳寒天のエネルギー　35kcal　塩分　0.1g　食物繊維　0.8g

### 材料 （4人分）

- A [ 水 ……………………… 300cc
     粉寒天 …………… 1袋（4g）]
- 牛乳 ……………………… 200cc
- きなこ・黒蜜 …………… 各大さじ4

### 作り方

1. 鍋にAを入れて火にかけ、時々かき混ぜながら煮溶かす（必ず一度沸騰させる）。
2. 完全に溶けたら火を止めて牛乳を入れ、型に流して冷やし固める。
3. 食べやすく切って器にのせ、きなこと黒蜜をかけて出来上がり。

### 調理のポイント！

粉寒天は水に入れてよく溶かしてから火にかけ、沸騰したら弱火にしてかき混ぜながら1～2分火にかけ、しっかり煮溶かすのがコツです。

**寒天**　粉寒天1袋（4g）に食物繊維が約3g含まれています。棒寒天の場合は、手でちぎって水に浸し、水気を絞ってから煮溶かせば粉寒天と同様に使えます。

甘い物

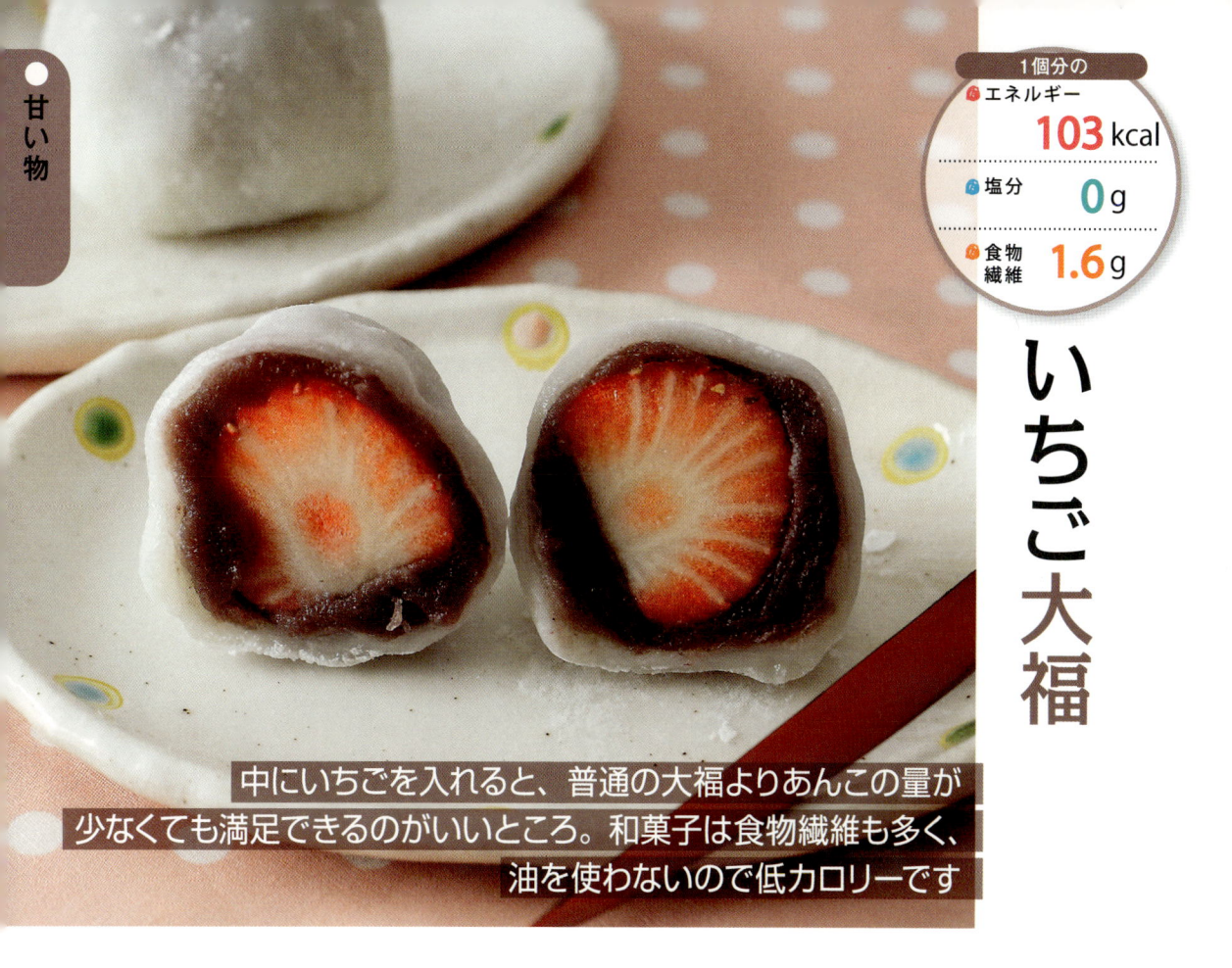

**1個分の**
エネルギー **103** kcal
塩分 **0** g
食物繊維 **1.6** g

# いちご大福

中にいちごを入れると、普通の大福よりあんこの量が少なくても満足できるのがいいところ。和菓子は食物繊維も多く、油を使わないので低カロリーです

## 材料（4個分）

- A
  - 白玉粉 ……………………… 50g
  - 砂糖 ……………………… 大さじ2
  - 水 ………………………… 大さじ4
- こしあん（市販品） ……………… 80g
- いちご ………………………………… 4個
- もちとり粉（またはコーンスターチ） ……………………………………… 少々

## 作り方

1. Aをボウルに入れてよく混ぜ、軽くラップをかけて2分電子レンジにかける。
2. 全体をよくかき混ぜ、再びラップをして1分電子レンジにかける。もちとり粉を広げたバットに取り出して少し冷ます。
3. いちごはへたを取り、4等分したあんこで包む。
4. 2を4等分し、3を包んで出来上がり。

### 調理のポイント

白玉粉に砂糖と水を混ぜて電子レンジにかけるだけなので簡単です。
加熱直後は熱いので、少し冷ましてからあんこを包んでください。

**こしあん** 市販のこしあん20gのエネルギー量は31kcal、食物繊維は1.4gです。あずきそのものはカリウムが豊富なので、血圧の安定効果が期待できる食品です。

# りんごと豆のコンポート

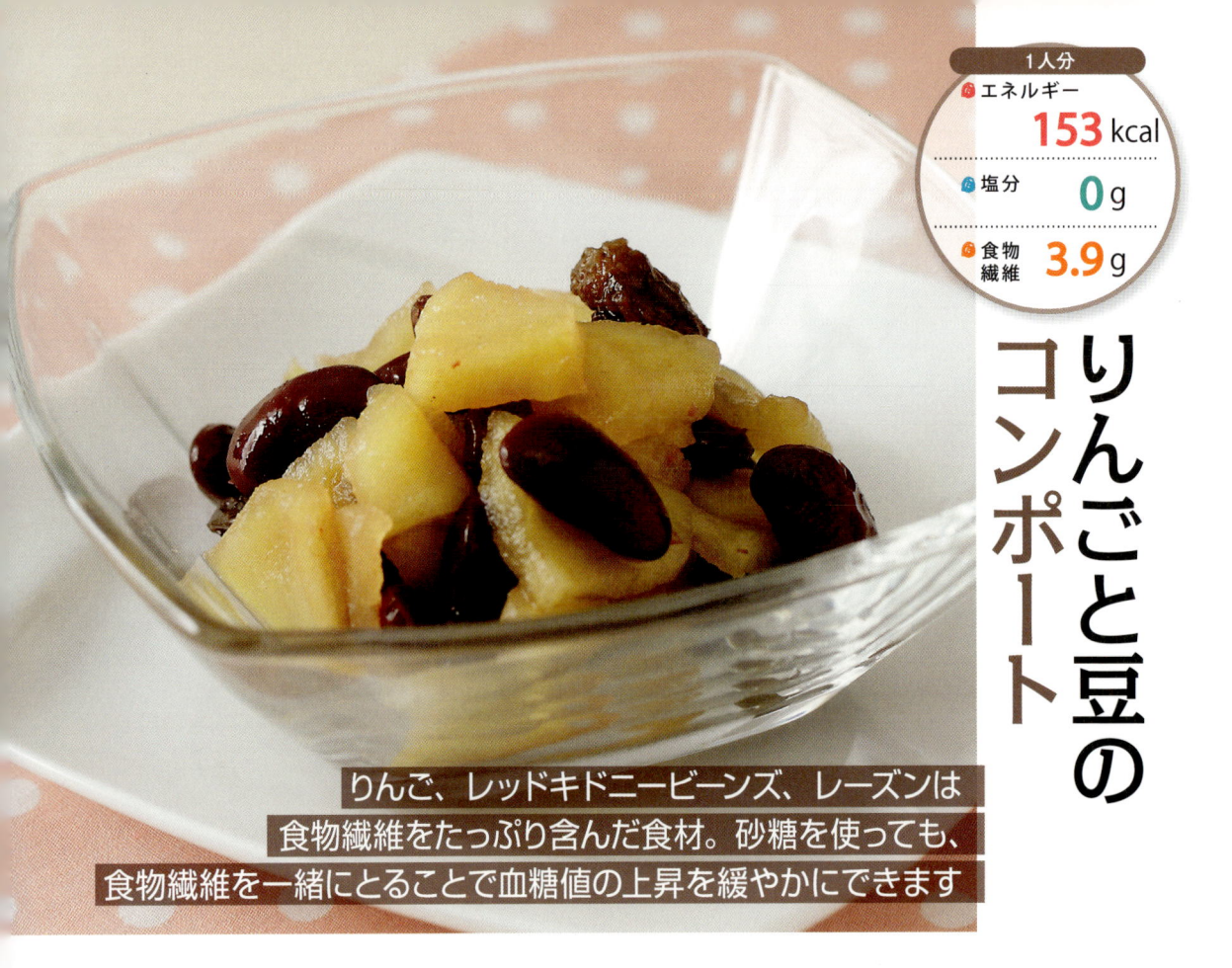

**1人分**
- エネルギー 153 kcal
- 塩分 0 g
- 食物繊維 3.9 g

りんご、レッドキドニービーンズ、レーズンは食物繊維をたっぷり含んだ食材。砂糖を使っても、食物繊維を一緒にとることで血糖値の上昇を緩やかにできます

## 材料（4人分）

- A
  - りんご（いちょう切り） 1個（300g）
  - 砂糖 大さじ4
- レッドキドニービーンズ 1缶（約120g）
- レーズン 大さじ4

## 作り方

1. Aのりんごは皮と芯を取っていちょう切りにし、鍋に入れて砂糖をまぶし5分ほどおく。
2. りんごから水分が出てきたら、レッドキドニービーンズを入れ、ふたをして弱火で煮る。
3. りんごが柔らかくなったら、レーズンを入れ、ひと混ぜして出来上がり。

＊ヨーグルトに混ぜても。

### 調理のポイント

生のりんごに砂糖をまぶしてりんごの水分を引き出し、その水分で豆を煮るので、少しの砂糖でも十分甘いデザートになります。
レッドキドニービーンズは、水煮缶詰が売られていますが、金時豆で代用してもかまいません。

---

**りんご** ½個（150g）のエネルギー量は81kcal、食物繊維は2.3gです。血圧を安定させるカリウム、エネルギー代謝に必要なクエン酸やリンゴ酸を豊富に含んでいます。

甘い物

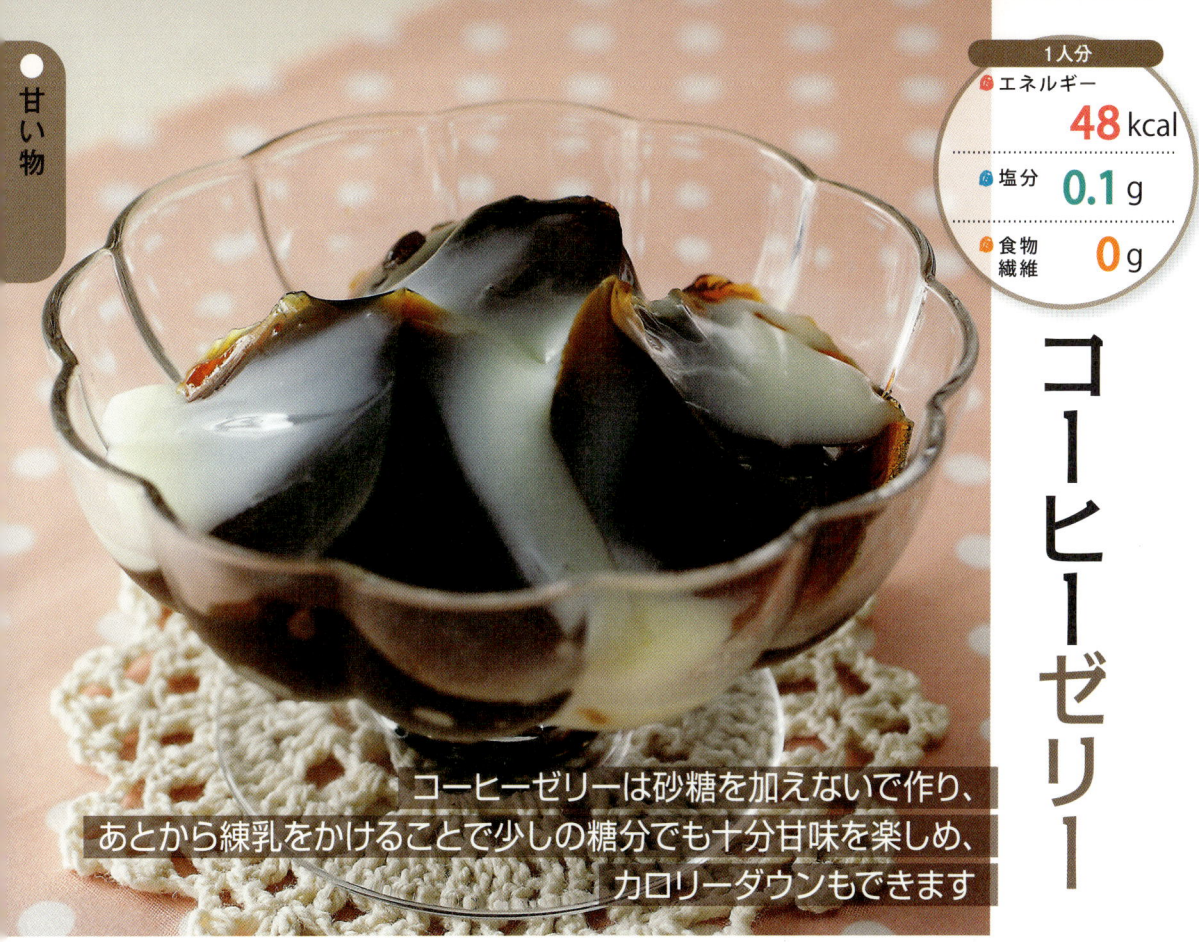

# コーヒーゼリー

1人分
- エネルギー **48** kcal
- 塩分 **0.1** g
- 食物繊維 **0** g

コーヒーゼリーは砂糖を加えないで作り、あとから練乳をかけることで少しの糖分でも十分甘味を楽しめ、カロリーダウンもできます

※コーヒーゼリーのエネルギー　15kcal　塩分　0g　食物繊維　0g

## 材料（4人分）

A ┌ 水 ……………………… 50cc
　└ 粉ゼラチン …………… 2袋（10g）
湯 ……………………………… 600cc
インスタントコーヒー ………… 大さじ3
練乳 …………………………… 大さじ2

## 作り方

1. Aの水に粉ゼラチンをふり入れて、よく混ぜ5分ほどおく。
2. 湯にインスタントコーヒーを入れてよく混ぜたら、1を入れて溶かす。
3. 型に入れて冷やし固める。
4. 器にのせ、練乳をかける。

### 調理のポイント！

粉ゼラチンを戻すときは、粉ゼラチンに水を加えるのではなく、水に粉ゼラチンを入れるときれいに溶けます。

**粉ゼラチン** 10gのエネルギー量は34kcal、食物繊維は0g。主成分はたんぱく質で、たんぱく質分解酵素を含む生のパイナップルやキウイフルーツなどと混ぜると固まりません。

## 基本知識

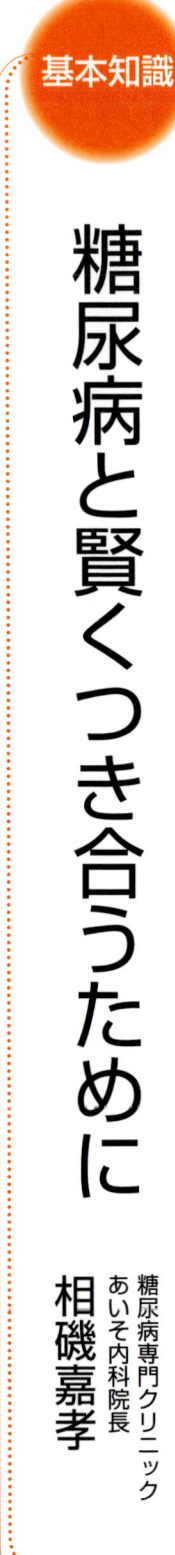

# 糖尿病と賢くつき合うために

糖尿病専門クリニック
あいそ内科院長
相磯嘉孝

平成14年からの5年間で、糖尿病の患者さんとその予備群は約590万人も増えています。その糖尿病の本当の怖さは、進行することにより現れる合併症にあります。それだけに、糖尿病の初期段階、あるいは予備群のときから適切な対処、特に、毎日の食事を改善することが大切です。正しい食生活によって「治ったのと同じ状態」まで改善することが可能です。

## 糖尿病とその予備群は約2210万人

### 成人の5人に1人が糖尿病かその予備群！

糖尿病は、高血圧と並んで「国民病」といっても過言ではありません。

厚生労働省の「平成19年国民健康・栄養調査結果」によると、糖尿病が強く疑われる人（糖尿病）は約890万人、糖尿病の可能性が否定できない人（予備群）は約1320万人で、合計約2210万人にも達します。特に、成人では約5人に1人が、糖尿病かその予備群とみられています。

また、国際糖尿病連合では、全世界の糖尿病患者がこのまま増えれば、20年後には現在の1.5倍にあたる4億3800万人を超えると推計しています。20～79歳では患者の割合が2010年の6.6％から、20年後には7.8％に増えると予測し、「大流行」という表現で深刻な事態に陥ると警告しています。

### 食生活の乱れ、慢性的な運動不足が関係する2型糖尿病が増えている

糖尿病は、大きく2つのタイプに分けられます。

1型糖尿病は、インスリンを分泌する膵臓の細胞（ランゲルハンス島β細胞）が壊され、インスリンが分泌されないことが原因で起こります。インスリンは、ブドウ糖がエネルギー源として使われる際に欠かせないホルモンです。

このタイプは、子どもの頃に発症することが多いのですが、どの年齢でも発症する可能性があります。患者全体に占める割合は5％以下で、生活習慣や年齢にかかわらず発症し、毎日、注射でインスリンを補給する薬物療法を続けることになります。

一方、わが国で糖尿病という場合、2

146

**基本知識**

## ●糖尿病は急速に増えている●

| | 平成9年 | 平成14年 | 平成19年 |
|---|---|---|---|
| | 約1370万人 | 約1620万人 | 約2210万人 |
| 糖尿病予備群 | 680 | 880 | 1320 |
| 糖尿病 | 690 | 740 | 890 |

(万人)

## ●2型糖尿病の原因●

### 運動不足
運動習慣のある人とない人を比較すると、インスリンの作用に差があることがわかっている

### 内臓脂肪型肥満
体脂肪がおなかの臓器にたまるタイプの肥満の人は、糖尿病を発症する可能性が高くなる

### 過度のストレス
過度のストレスが長い期間にわたってかかると、インスリン抵抗性が強くなることがわかっている

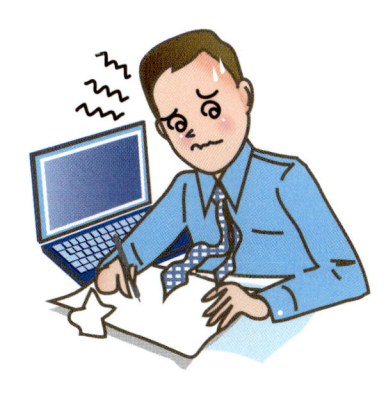

### 食べすぎ・飲みすぎ
食べすぎたり飲みすぎたりすると、大量のインスリンが分泌される。そうした食習慣を長く続けていると、やがて膵臓が疲弊してインスリンの分泌量が減少したり、インスリン抵抗性（作用低下）により血糖値の上昇につながる

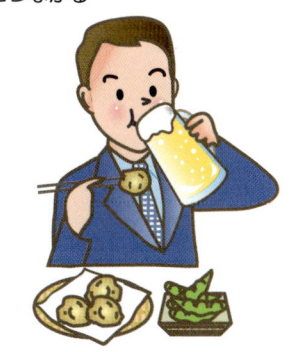

### 加齢
40歳をすぎる頃から、血糖値が上昇する人が増えてくる

### 遺伝的要素
親や兄弟などの近親者に糖尿病の人がいて、上記のような生活習慣を続けていると、発症する可能性が高くなるといわれている

型糖尿病を指すことが多いようです。2型糖尿病は、インスリンの分泌量が低下して起きるものと、作用が低下する「インスリン抵抗性」が現れるものとがあります。このインスリン分泌作用の低下のために血液中のブドウ糖が細胞内にうまく取り込まれず、血糖値を適正にコントロールできないタイプが2型糖尿病です。

2型糖尿病の原因は、生活環境が豊かになったことによる食べすぎや飲みすぎ、運動不足、内臓脂肪型肥満の増加にあります。そのほかにも、加齢、過度のストレス、遺伝的要素などが関係していると考えられています。

# 血糖値についてもっと知ろう

## 血糖値はインスリンなどのホルモンによってある一定の範囲に保たれている

血糖値とは、血液中のブドウ糖量（濃度）のことをいいます。ごはんやパン、果物、砂糖といった食物に含まれる糖質は、消化酵素によってブドウ糖に分解され、腸から吸収されて肝臓を経由し血液中に供給されます。私たち人間は、細胞内でブドウ糖と酸素を燃焼させてエネルギーを作り出しています。

食事によって血糖値が上昇すると、膵臓からインスリンが血液中に分泌されます。インスリンは、ブドウ糖がエネルギー源として効率よく使われるためのサポートをして、血糖値を下げます。また、使われなかったブドウ糖をグリコーゲンという形で肝臓に保存したり、脂肪細胞に蓄えたりします。

一方、血糖値が下がりすぎると、グルカゴンなどのホルモンが分泌され、肝臓のグリコーゲンを分解して、血液中に供給します。

このように、インスリンやグルカゴンは、血糖値を一定の範囲（70〜130mg/dℓ）に保つ重要な働きをしているのです。

## 血糖値を下げるホルモンはインスリンしかない

ブドウ糖の摂取量と消費量のバランスがとれている状態なら、インスリンの分泌量も適度で、血糖値は正常に保たれます。ところが、前項で説明した2型糖尿病の原因である食べすぎや運動不足が続くと、食後の血糖値が急激に上昇するため、必要とされるインスリンが増加し、膵臓はそれをまかなうためにフル回転でインスリンを作り続けなくてはならなくなります。

こうした状態が長く続くと、やがてインスリンを製造する膵臓の能力が落ち、インスリンの分泌量が減ったり、作用が低下したりして血糖値の上昇を招くことになります。

血糖値を下げる作用をもつホルモンは、インスリンしかありません。ですから、インスリンの分泌量が減少したり、作用が低下したりすると、血糖値は上昇しやすくなります。

「糖尿病は一生付き合っていかなくてはいけない病気」といわれるのは、そうした事情があるのです。

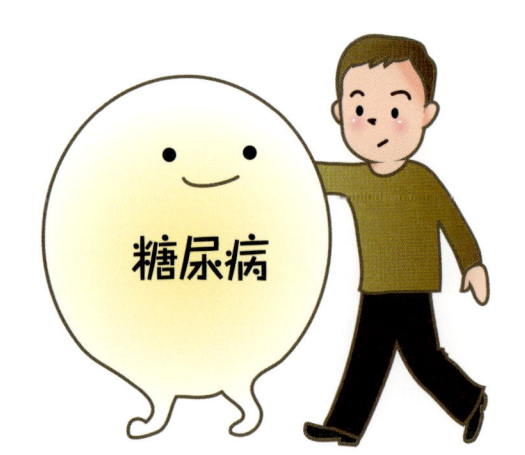

148

基本知識

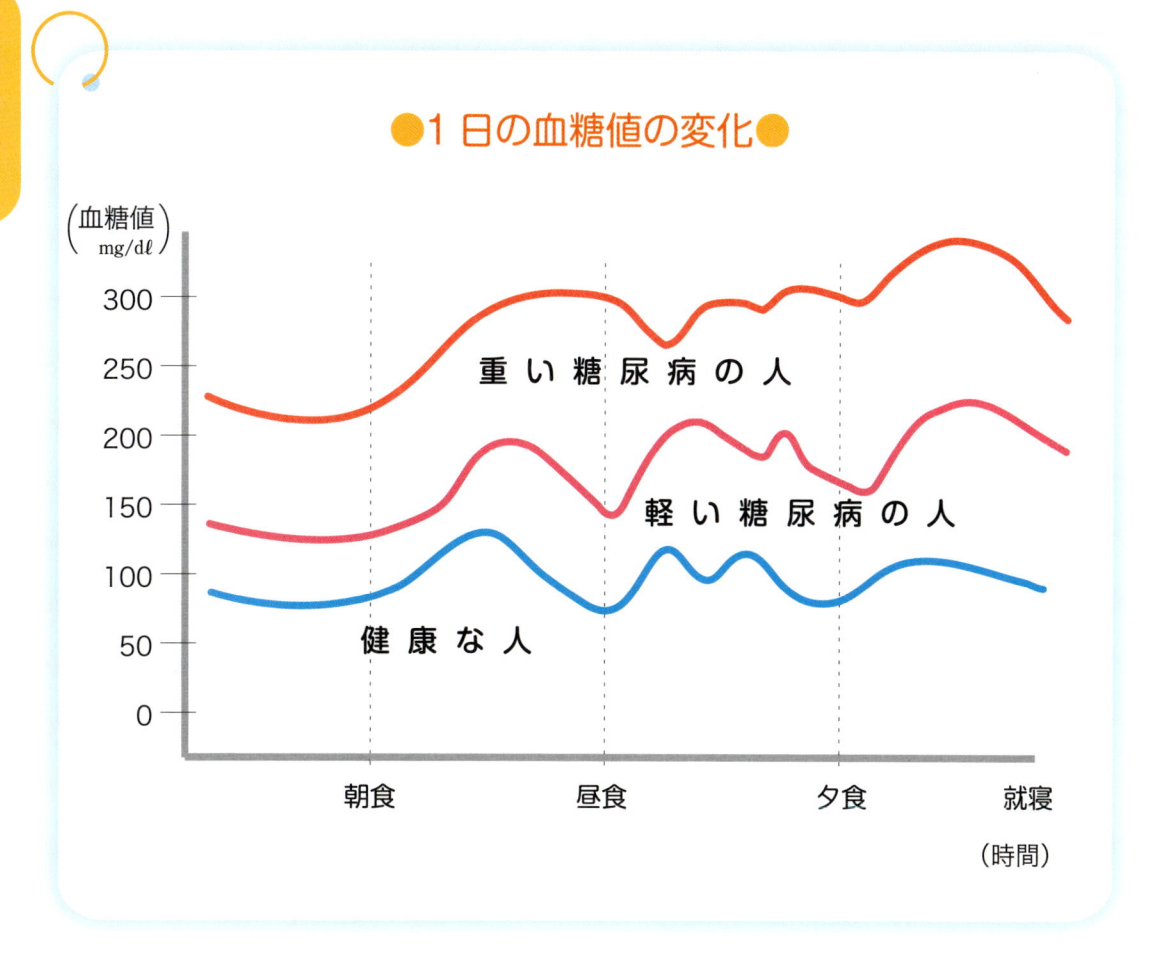

## ● 1 日の血糖値の変化 ●

（血糖値 mg/dℓ）

300
250
200
150
100
50
0

重い糖尿病の人
軽い糖尿病の人
健康な人

朝食　　昼食　　夕食　　就寝
（時間）

**重い糖尿病の人**
普段でも血糖値が 300mg/dℓを超えていて、のどが渇く、トイレの回数、尿の量が多くなる、からだがだるいなどの特徴的な症状が出る

**軽い糖尿病の人**
これといった自覚症状は現れないが、血糖値が 200mg/dℓを超えている時間帯が長くなる

**健康な人**
食事と食事の間の血糖値は 70～110mg/dℓくらいを保ち、食後に血糖値が上がるが、140mg/dℓ程度にとどまる

# はじめのうちはほとんど自覚症状がない

## 糖尿病の初期のうちは自覚症状が出ない

糖尿病の自覚症状は、初期のうちにはほとんど現れないといっていいでしょう。そのために、健康診断などで、「血糖値が高い」と指摘されても、「自覚症状がないから、大したことはない」と自分勝手に決めつけてしまいがちです。こうした予備群の時期に、きちんと検査を受けて生活を改善していれば、糖尿病になるリスクは低くなります。

ところが、「自分は大丈夫」と、そのまま放置していると知らず知らずのうちに予備群から糖尿病へと移行してしまうのです。

糖尿病が進行したときの症状には、のどが渇く（口渇）、排尿の回数や尿量が増える（多尿）、からだがだるくなる（全身の倦怠感・疲労感）、食欲があるのにやせてくるなどがあります。

口渇、多尿、全身の倦怠感・疲労感といった自覚症状が出てくる頃には、血糖値は300mg/dlを超えた状態になって

いることもあり、すでに糖尿病を発症していると考えてください。

## 自覚症状が現れる頃には糖尿病が相当に進行している

糖尿病になると、インスリンの分泌が少なくなったり、作用が低下することで、ブドウ糖をエネルギー源として効率よく使えなくなります。

血液中にだぶついたブドウ糖は、肝臓でグリコーゲンに変えられて貯蔵されたり、中性脂肪に変換されて脂肪組織に蓄えられます。それでも余ったブドウ糖は、水分と一緒に尿として体外に排泄されるために、排尿の回数や尿量が増えるのです。

## 放置して食べているのにやせてくる

さらに、糖尿病が進行すると、食欲が

あってよく食べるのにやせてくるという自覚症状が出てきます。

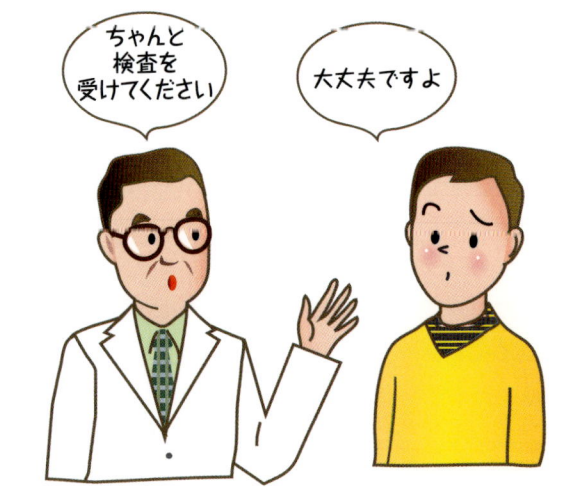

このように、「自覚症状がないのは健康の証し」と安易に決めつけて放置し、生活を改善しないでいると、知らず知らずのうちに合併症などを併発し、取り返しのつかない状態に陥ってしまうのが、糖尿病の本当の怖さです。

基本知識

●糖尿病の代表的な自覚症状●

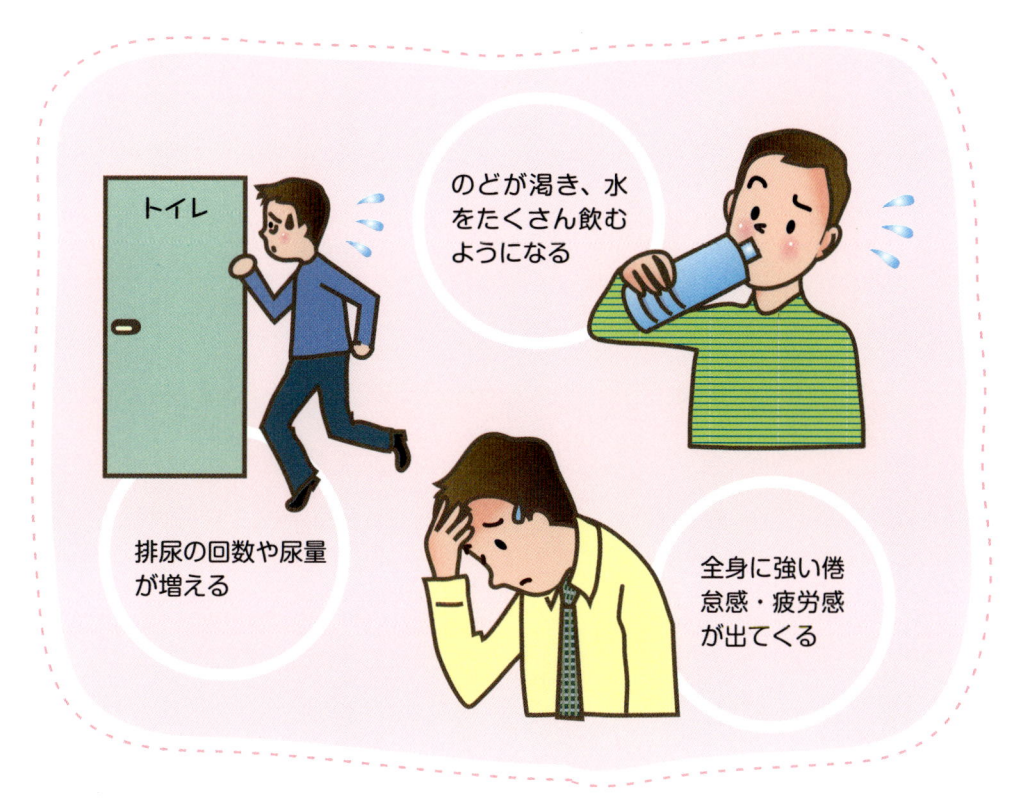

のどが渇き、水をたくさん飲むようになる

排尿の回数や尿量が増える

全身に強い倦怠感・疲労感が出てくる

さらに進行すると

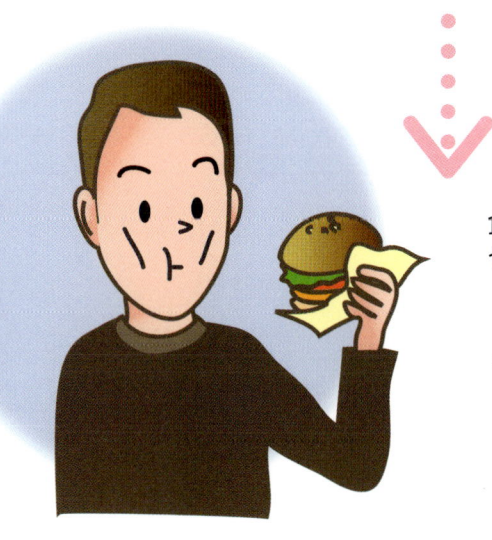

食欲があってよく食べるのに、やせてくる

＊口渇や多尿、全身の倦怠感・疲労感といった自覚症状は、初期のうちにはほとんど出ないと考えたほうがいいでしょう。そのため、自覚症状が出ていなくても、「血糖値が高い」と指摘されたら、早めに医療機関を受診するようにしましょう。

# 血糖値が高いと言われたら

## 糖尿病かどうかの検査はどうする？

ある日突然、2型糖尿病になるわけではありません。食べすぎや慢性的な運動不足といった悪い生活習慣を長い間続けていると、徐々に血糖値が高くなってきます。このように正常でもなく、かといって糖尿病でもない「境界型」という時期を経て、糖尿病が発症します。

健康診断などで血糖値が高いと言われたときは、そのまま放置せずに、なるべく早く医療機関を受診するようにしましょう。

糖尿病を早期に発見するために重要なのが、尿糖検査と血糖検査です。

まず、尿糖検査で、尿中に糖が出ているかどうかを調べます。ただし、尿糖が出ていても血糖値が正常な人もいれば、尿糖が出ていなくても血糖値が高い人もいます。

そこで、糖尿病の確定診断をするためには、血糖検査をする必要があります。

## 血糖検査を別々の日に1回ずつ行って最終的な診断が下される

糖尿病であるかどうかは、採血をして行う早朝空腹時血糖と随時血糖の検査、75gのブドウ糖を飲んだ2時間後の血糖値を測定する75g経口ブドウ糖負荷試験（OGTT）によって判定します。

正常な人の早朝空腹時血糖値は、70〜110mg/dlの範囲内にあり、もっとも高くなる食後でも140mg/dl程度までしか上がりません。一方、早朝空腹時血糖値が126mg/dl以上、または随時血糖値が200mg/dl以上だと、糖尿病の疑いが強くなります。

また、最近、日本糖尿病学会が新たに提案している診断基準では、過去1〜2か月の平均的な血糖値の状態を示すHbA1cが6.1％以上であることとしています。

ただし、確定診断をするには、別の日にもう一度、早朝空腹時血糖値、随時血糖値、75gOGTTの検査を行います。検査値のいずれかが再度基準を超えていることが確認された場合に糖尿病（糖尿病型）と診断されます。

正常型でも、糖尿病型でもない場合には境界型と診断されますが、このタイプがいわゆる糖尿病予備群です。

境界型の場合、それまでの生活習慣を続けていると、糖尿病型に移行することがあります。境界型から糖尿病型に移行する割合は、1年間に約3〜5％という報告があります。

「境界型だから、まだ大丈夫」と、そのまま放置していると、糖尿病に移行する確率も高まります。

境界型と診断されたら、早めに医療機関を受診して、適切な食事療法や運動療法の指導を受けることが大切です。そのうえで、食べすぎや飲みすぎ、早食いやまとめ食いなどの食習慣を改善し、運動を習慣化することで肥満を解消し、糖尿病に移行するのを防ぐことが重要です。

糖尿病に移行しなくても、境界型が長く続くと、糖尿病の合併症を引き起こすという報告もあります。

## ●糖尿病の判定のプロセス●

| ❶ 早朝空腹時血糖値 | 126mg/dℓ以上 |
| ❷ 75g経口ブドウ糖負荷試験（2時間値） | 200mg/dℓ以上 |
| ❸ 随時血糖値 | 200mg/dℓ以上 |

↓

❶、❷、❸のいずれかが確認されると糖尿病を疑って、別の日に再検査を行う。そこでも❶、❷、❸のいずれかが確認されたときに糖尿病と診断される。ただし、以下のいずれかがある場合は、1回目の検査が「糖尿病型」であれば、その時点で糖尿病と診断される。

- 糖尿病に典型的な症状（口渇、多飲、多尿、体重減少）がある
- 確実な糖尿病網膜症（156頁）がみられる
- 過去に「糖尿病型」を示す検査データがある

日本糖尿病学会編「2008-2009　糖尿病治療ガイド」をもとに作成

## ●空腹時血糖値および75g経口ブドウ糖負荷試験による判定基準●

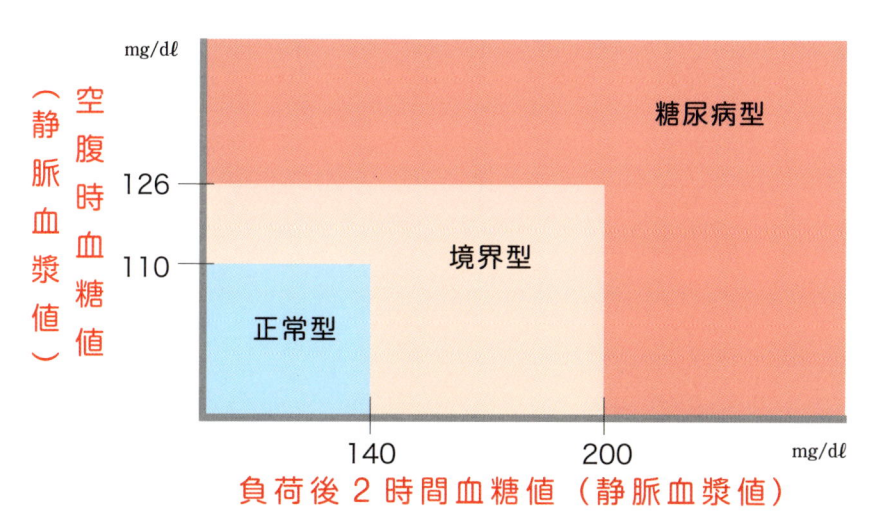

縦軸：空腹時血糖値（静脈血漿値）mg/dℓ — 110、126
横軸：負荷後2時間血糖値（静脈血漿値）mg/dℓ — 140、200

領域：正常型、境界型、糖尿病型

日本糖尿病学会編「2008-2009　糖尿病治療ガイド」をもとに作成

# 糖尿病になったら良好な血糖コントロールが大切

## 良好な血糖コントロールのための血液検査が不可欠

糖尿病になってしまったら、医師や管理栄養士などの医療スタッフから指導を受け、食事療法や運動療法をきちんと実行して、病状が進行しないようにすることが重要になってきます。そのためには、常に血糖の状態を把握し、適切な血糖コントロールをすることが大切になってきます。

良好な血糖コントロールのためには、常に自分のからだの状態を把握している必要があります。その点、病院に行かなくても自分で手軽にできるのが、専用の試験紙で行う尿糖検査です。尿糖検査をすることで、血糖コントロールがどのような状態にあるか、おおよその見当がつきます。というのも、血糖値の変動があまり大きくない人では、尿糖値と血糖値がある程度関連しているためです。

「毎日、朝食後に尿糖をはかる」など、検査する時間を決め、いつも同じ状態ではかるようにするといいでしょう。

## 最近1～2か月の血糖の平均値がわかるHbA1c検査

こうした家庭での尿糖検査で、大まかな血糖コントロールの状態を知ることができますが、正確に病態を把握するためには、定期的に血糖検査をする必要があります。また、血糖値以外にも、過去の一定期間の血糖の平均値を測定する方法として、HbA1c、グリコアルブミンといった値をはかる検査法があります。

血液中の赤血球の成分であるヘモグロビンが、ブドウ糖と結合してグリコヘモグロビンになります。HbA1cは、グリコヘモグロビンのひとつです。血糖値が高いほどヘモグロビンがブドウ糖と結合しやすくなり、HbA1cの値は高くなります。HbA1cからは、最近1～2か月の血糖の平均値がわかるので、その間の血糖コントロールがうまくいっていたかどうかの有力な判断材料となります。

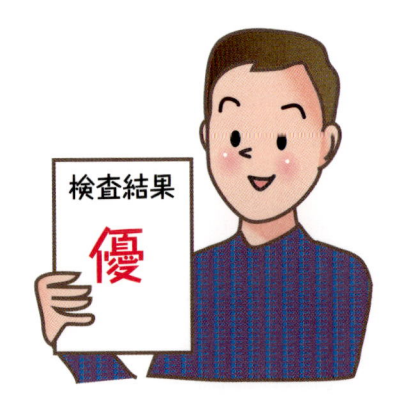

HbA1cが6.5％未満におさまっていれば、血糖コントロールが良好とされています。HbA1cの数値が1％変動することで、1日の血糖値が平均35mg/dℓ変動したことに相当します。このHbA1c値に、早朝空腹時血糖値、食後2時間血糖値を合わせて総合的に判断されます。

グリコアルブミンは、血液のたんぱく質のひとつであるアルブミンがブドウ糖と結合した状態を表す指標です。グリコアルブミンの値は、最近1～2週間の血糖値の状態を知るのに用いられます。

基本知識

### ●糖尿病の血糖コントロールの状態を知る検査●

**尿糖検査** 専用の試験紙を使って自分で手軽にできるので、血糖の大まかな状態を把握したり、自己管理に有用な検査

**HbA1c** 赤血球の成分であるヘモグロビンが、ブドウ糖と結合してできるグリコヘモグロビンを測定することで、最近1〜2か月の血糖の平均値を知ることができる

**グリコアルブミン** 血液中のアルブミンが、ブドウ糖と結合してできるグリコアルブミンを測定することで、最近1〜2週間の血糖の平均値を知ることができる

### ●血糖コントロールの状態の評価基準●

| | 優 | 良 | 不十分 | 可 | 不良 | 不可 |
|---|---|---|---|---|---|---|
| HbA1c値(%) | 5.8未満 | 5.8〜6.5未満 | 6.5〜7.0未満 | 7.0〜8.0未満 | | 8.0以上 |
| 空腹時血糖値（mg/dℓ） | 80〜110未満 | 110〜130未満 | 130〜160未満 | | | 160以上 |
| 食後2時間血糖値（mg/dℓ） | 80〜140未満 | 140〜180未満 | 180〜220未満 | | | 220以上 |

日本糖尿病学会編「2008-2009 糖尿病治療ガイド」をもとに作成

# 糖尿病の本当の怖さは合併症にある

## 高血糖の状態が続くとさまざまな合併症が起きる

糖尿病の初期には自覚症状が出ないことが多いので、適切な治療や経過観察をせずに放置してしまう人が少なくありません。糖尿病をそのまま放置していると、さまざまな合併症が起きてきます。

糖尿病になってまず起きる合併症としては、血糖値が急激に高くなり意識障害を起こす糖尿病昏睡があります。

また、免疫力が落ちて、感染症にかかりやすくなったり、重症化することもあります。

## 糖尿病性の「腎症」「網膜症」「神経障害」が三大合併症

何より深刻なのが、高血糖の状態が数年から数十年経過して起きる合併症です。

なかでも「糖尿病腎症」「糖尿病網膜症」「糖尿病神経障害」を発症するリスクが高く、これらを三大合併症と呼んでいます。

糖尿病腎症では、高血糖のために腎臓の毛細血管が障害され、血液に含まれる老廃物を十分にろ過することができなくなります。進行すると腎不全を引き起こし、血液をろ過するための人工透析を受けるしかなくなります。

人工透析を受けるようになる人は、毎年1万3000人以上にのぼりますが、糖尿病が原因と考えられる患者さんの割合がいちばん多くなっています。

また、高血糖の状態が持続すると、目のいちばん奥にある網膜上の細い（細小）血管が傷めつけられてしまいます。初期には、ごく小さなこぶのような毛細血管瘤や小さな出血が網膜上にできたり、細小血管の一部が詰まって血流が悪くなるために白斑が現れます（単純網膜症）。

この段階では、視力低下などを自覚することはありません。

単純網膜症を放っておくと、網膜の細小血管の出血がひどくなり、その血管の機能を補うために新しい血管ができます。

しかし、新生血管はとてももろく破れやすいので、できては破れることを繰り返し、網膜症がさらに進行してしまいます（増殖網膜症）。増殖網膜症がひどくなると、失明のリスクが非常に高くなります。ちなみに、成人途中失明の原因のトップが、糖尿病による網膜症です。

## 初期段階から現れ頻度の高い神経障害

高血糖状態が続くと、末梢神経に変性が生じてさまざまな神経障害が現れてきます。からだの末梢から始まるのが一般的で、手足の先がしびれたり、痛みが出たり、冷たく感じたりします。また、ひざから下が痛くなるという症状も現れます。

神経障害で特に注意を要するのは、神経線維の損傷によって痛みやしびれを感じなくなることです。痛みを感じないために、靴ずれや皮膚のけがなどの傷に気づかないことがあります。また、自律神経が障害されることで、排尿障害、便秘・下痢、勃起障害などを起こすこともあり

**基本知識**

## 高血糖状態が長く続くことで太い動脈も傷んでくる

高血糖状態が長く続くと、太い血管にも障害が出てきます（大血管障害）。例えば、動脈の血管壁の傷んだところにコレステロールなどがたまり、血管が狭くなったり、もろくなったりする動脈硬化が起こります。動脈硬化が進行すると、脳梗塞や心筋梗塞などの命にかかわる重篤な病気を引き起こすリスクが高まります。

動脈硬化は老化現象のひとつですから、健康な人でも加齢とともに起きますが、糖尿病の患者さんの場合、健康な人に比べて10年以上も早く起こると考えられています。

こうした合併症を防ぐには、血糖値を上手にコントロールすることが大切になってきます。そのためには、生活習慣の改善、特に食生活を見直し、食べすぎによるエネルギーの過剰摂取、塩分のとりすぎなどに注意する必要があります。

### ●糖尿病による主な合併症●

- 脳梗塞・脳出血
- 網膜症　白内障　外眼筋まひ
- 顔面神経まひ
- 肺炎
- 狭心症・心筋梗塞
- 腎症
- 胃下垂
- 下痢・便秘
- 勃起障害　排尿障害
- 壊疽（えそ）
- 手足の先のしびれ感・痛み・冷感
- 皮膚の感染症

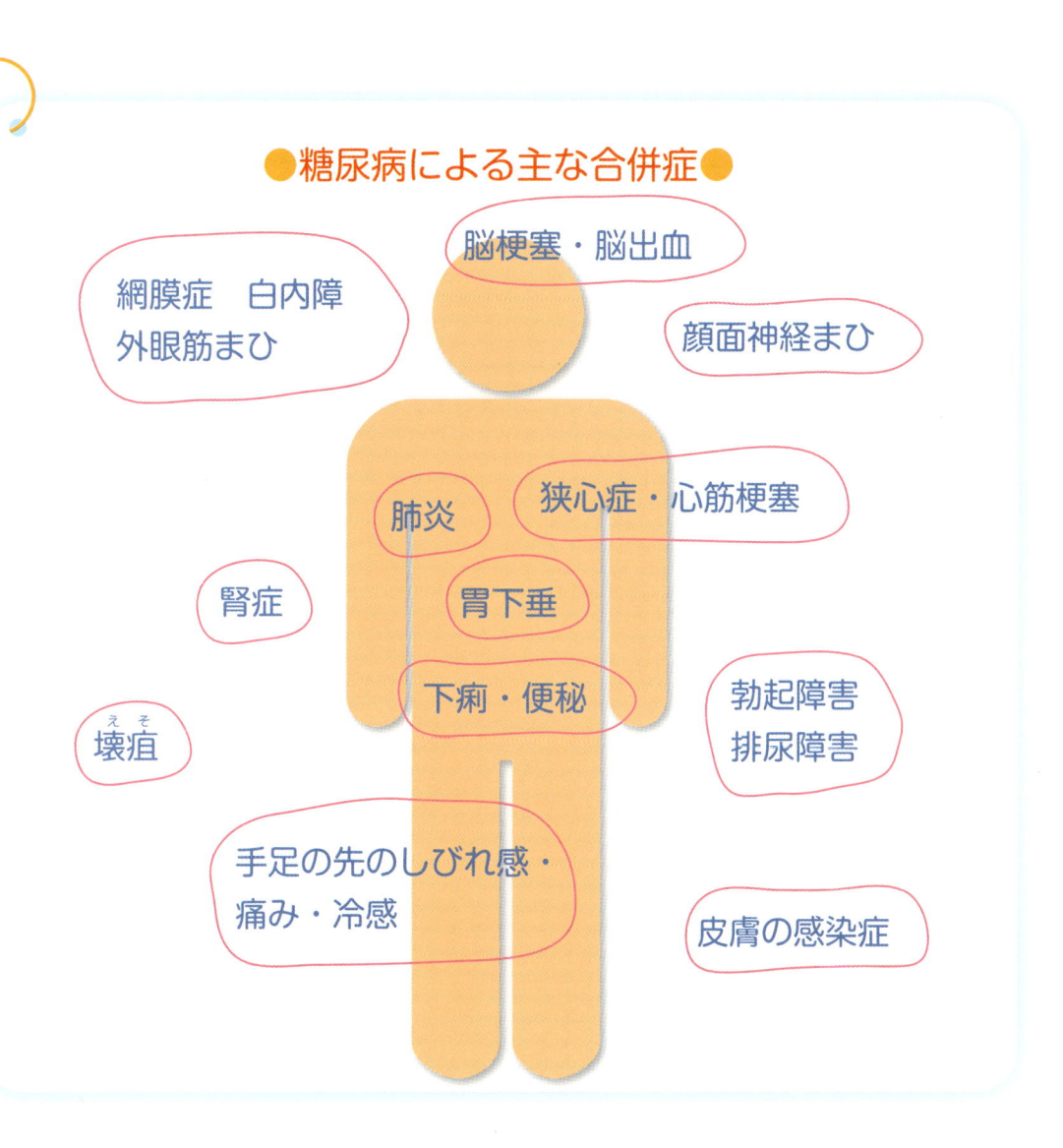

# 自分に必要なエネルギー量を知る

## 摂取と消費のエネルギー量のバランスをとることが重要

糖尿病の人の多くは、おなかいっぱいになるまで食べないと満足できないといった過食傾向にあるようです。摂取エネルギー量が消費エネルギー量を上回ると、血液中の余分なブドウ糖は中性脂肪に変換されて脂肪組織に蓄えられ肥満を招き、血糖値を上げることになります。

まずは、自分が太っているのかどうかを知ることが大切です。現在、肥満度の判定基準として国際的に使われているのがBMIという体格指数です。BMIは、体重（kg）を身長（m）の2乗で割ることで求められます。BMIが25.0以上になると肥満と判定されます。

食べすぎが糖尿病の原因のひとつと考えられていますから、肥満している人は自分の1日にとるべき摂取エネルギー量をきちんと把握する必要があります。

自分が1日に何キロカロリーの食事をしているかを、把握している人は少ないのではないでしょうか。しかし、糖尿病になってしまったら、それではすまされません。

このように言うと、「面倒くさそうだな」と思ってしまう人もいるかもしれませんが、自分に必要な1日のエネルギー量を知るのは、それほど手間のかかることはありません。

## 標準体重×身体活動量で1日の必要エネルギー量を計算

1日に必要なエネルギー量は、その人の身長、体重、仕事の内容から簡単に計算できます。

まず、あなたの身長をもとに標準体重を計算します。標準体重とは、BMIが22（生活習慣病などにかかりにくい体格指数）になる体重をいいます。身長（m）の2乗に22を掛けた数値が、あなたにとっての標準体重です。170㎝の人の場合、1.7（m）×1.7（m）×22という計算式から、標準体重は63.6kgということになります。

標準体重を出したら、仕事内容に合った身体活動量（＝体重1kg当たりのエネルギー量）を掛けます。身体活動量は、主に「デスクワークが中心で座って仕事をすることが多い」「接客業など立って仕事をすることが多い」「農作業や建設業のように力仕事が多い」の3つのレベルがあります。

170㎝でデスクワークが主な人の場合、標準体重63.6（kg）×25～30（kcal/kg）という計算式から、1日に必要な摂取エネルギー量は約1600～1900kcalであることがわかります。

● BMIによる肥満度の判定基準 ●
BMI＝体重（kg）÷身長（m）²

| BMI | 判定 |
|---|---|
| 18.5 未満 | 低体重（やせ） |
| 18.5 以上 25.0 未満 | 普通体重 |
| 25.0 以上 30.0 未満 | 肥満1度 |
| 30.0 以上 35.0 未満 | 肥満2度 |
| 35.0 以上 40.0 未満 | 肥満3度 |
| 40.0 以上 | 肥満4度 |

基本知識

## ●標準体重の計算の仕方●

身長(m) × 身長(m) ×22(理想のBMI)＝標準体重(kg)

例）身長170cmの人の場合
　　1.7(m) ×1.7(m) ×22＝63.6(kg)

◆あなたの標準体重を計算してみましょう

☐ (m) × ☐ (m) ×22＝ ☐ kg

## ●日常生活の内容と身体活動量●

| 日常生活の内容 | 身体活動量 (kcal/kg) |
|---|---|
| 軽い労作（座って仕事をすることが多い） | 25〜30 |
| 普通の労作（立ち仕事をすることが多い） | 30〜35 |
| 重い労作（農作業や建設現場などでの力仕事が多い） | 35以上 |

◆あなたが必要な1日の摂取エネルギー量を計算しましょう

例）身長170cmでデスクワークが主な人の場合
　　63.6(kg) ×25〜30(kcal)＝約1600〜1900(kcal)

☐ (標準体重) × ☐ (身体活動量)＝ ☐ kcal

# 食事療法に欠かせない3つの原則

## 食事療法を続けることで血糖値の上昇を防いで安定させる

糖尿病の治療の両輪は、「食事療法」と「運動療法」です。軽い糖尿病であれば、この2つを継続することで、良好な血糖コントロールを保つこともできます。また、ある程度進んでしまった糖尿病でも、血糖値の上昇を抑えて、安定させることが可能です。

食事療法と聞くと、食べるものを制限されたり、栄養価計算が面倒と思われがちですが、健康な人にもおすすめの低エネルギー、減塩の健康食です。

ただ、これから紹介する3つの原則をきちんと守って、食事療法を根気よく続けていくことが成功のコツといえます。

### ① 食べすぎない

自分に必要な1日のエネルギー量を守って、食べすぎないことが大切です。糖尿病の人は、インスリンの分泌量が減っていますし、作用も低下しているので、食べすぎるとなおさら血糖値が上がってしまいます。

また、食べ方を工夫して、食べすぎを防ぎましょう。食事を始めてから30分くらいたつと、脳の満腹中枢から「もうおなかいっぱいになりました」という信号が送られます。早食いをすると、この満腹中枢からの満腹信号が出るまでに食べすぎてしまいます。

もうひとつ大事なことは、おなかいっぱいになる一歩手前で食事を終えることです。このように腹八分目を心がけることで、食べすぎを予防できます。

### ② 栄養バランスのとれた食事

1日にとるべき摂取エネルギー量を守っても、ごはんやめん類などの主食や肉ばかりを食べていたのでは、食事療法の意味がありません。栄養バランスのとれた食事を心がけるようにしましょう。

目安として、ごはんなどの炭水化物は、全エネルギー量の50～60％、肉や魚などのたんぱく質は、15～20％（標準体重1kg当たり1.0～1.2g）、残りを肉の脂身や調理油などの脂質にするのが理想とされています。

また、現代の食生活ではビタミンやミネラル、食物繊維が不足しがちです。そこで、肉料理には、同量のサラダや温野菜を添えるようにしたり、毎食、野菜やきのこ、海藻の料理を1、2品食べるようにします。

### ③ なるべく決まった時間に食べる

食事をとる時間を、できるだけ規則正しくしましょう。

血糖値を上げてしまう原因のひとつに、不規則な食事の習慣があげられます。食事をする時間が不規則になると、膵臓のインスリンをつくるリズムが乱れてしまい、食後に上昇する血糖値を、うまくコントロールできなくなってしまうのです。

仕事や家事が忙しくて、食事の時間がまちまちになりがちな人でも、朝食や昼食なら決まった時間にとりやすいのではないでしょうか。

160

基本知識

例えば、朝食は朝7時に食べ、昼食は正午と決めて食べるようにしましょう。

しかたなく昼食や夕食の時間が、ずれてしまいそうなときは、決まった時間にお茶や野菜ジュースなどの低エネルギーの飲み物、干しいもやゼリーなどの食物繊維の豊富な食べ物で急場をしのぐようにします。

また、食事と食事の間があきすぎると、胃腸は、次の食事でエネルギーを最大限に吸収しようとします。

その結果、糖質の吸収が早まり、いつも以上に血糖値を急激に上昇させてしまうのです。つまり、朝食を抜くと、前夜の夕食から翌日の昼食まで半日以上あいてしまうことになり、つい必要以上に食べてしまったり、早食いになって、血糖値を上げる原因になります。

その意味でも、まずは朝食を決まった時間に食べる習慣を身につけることから始めてみましょう。

● 食事療法の3つの原則 ●

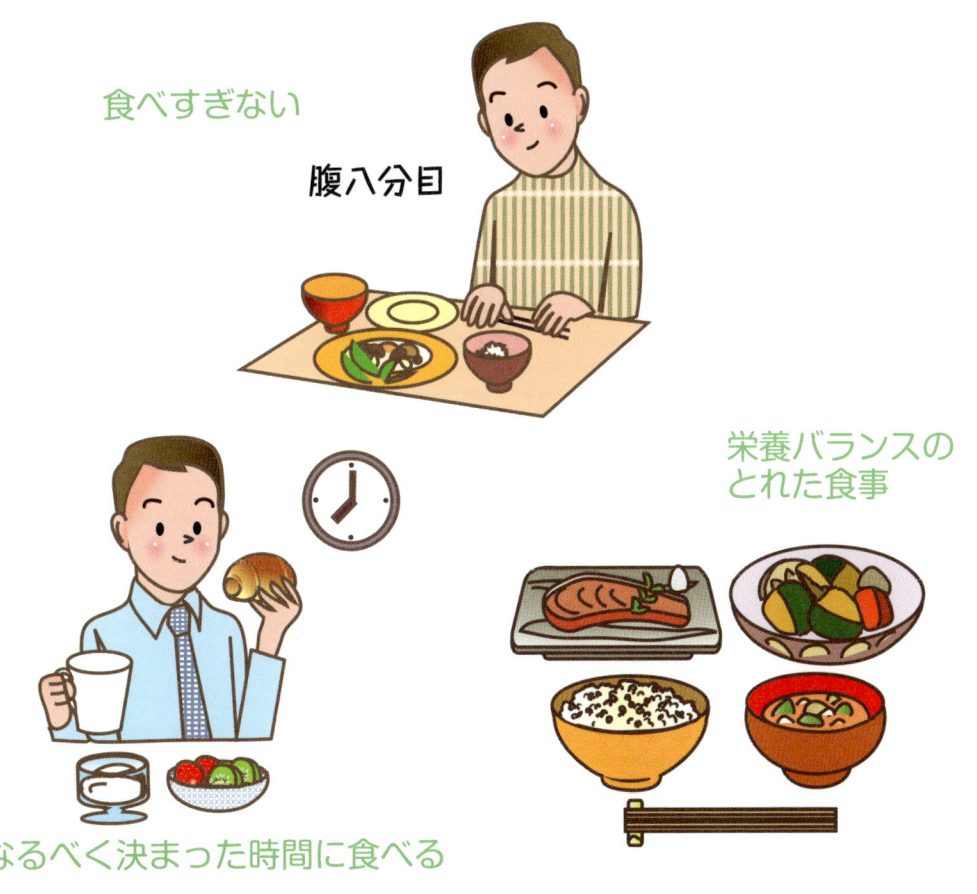

食べすぎない

腹八分目

栄養バランスのとれた食事

なるべく決まった時間に食べる

# 塩分のとりすぎに注意する

## 塩分は1日に男性で9g未満、女性で7.5g未満を目標に

糖尿病の合併症のひとつに高血圧がありますが、糖尿病の人のなかには、すでに高血圧を発症しているケースも決して少なくありません。

内臓脂肪型肥満に糖尿病と高血圧を併発しているとなると、まさにメタボリックシンドロームの典型です。メタボになると、糖尿病や高血圧単独より動脈硬化の進行を加速度的に早めることになります。

そこで、糖尿病に高血圧を合併している人の場合、1日の食塩摂取量は6g未満を目標にします。6gというとかなり薄味の食事になってしまいますが、できるだけ目標に近づけるよう調理や食べ方の工夫をしてください。

高血圧を発症していない場合、男性は1日に9g未満、女性は7.5g未満（厚生労働省「日本人の食事摂取基準2010年版」）を目標にしましょう。

## 香辛料や香味野菜、うまみたっぷりのだしを利用する

塩分は、調味料として使う食塩だけではありません。しょうゆやみそといった調味料にも含まれています。また、パンやベーコンといった加工食品などにも、目に見えない形で塩分が含まれています。

ですから、それぞれの調味料や食品に、どのくらいの塩分が含まれているかを把握するようにしましょう。そうしたことが、塩分のとりすぎを防ぐきっかけになるはずです。

塩分を控えるために、しょうゆやみそなどの調味料は減塩のものを使うのもいいでしょう。また、塩分を控えめにしてもおいしく食べられる工夫をすることも必要です。そのひとつが、かつお節や昆布、煮干などのうまみ成分の豊富な食材でとっただしを上手に使うことです。

また、こしょうや辛子、わさびなどの香辛料、しょうが、ねぎ類、にんにく、しそ、唐辛子などの香りや辛み、風味の強い香味野菜、レモンやゆず、すだち、かぼすなどのかんきつ類を上手に使った調理法を工夫するように心がけましょう。

酢を調味料として上手に使うこともおすすめします。酢は塩分をまったく含んでいません。さらに、毎日少しずつでもとり続けると、血圧を安定させたり、血液中のコレステロール値を下げる作用があるといわれています。1日15～30mlのお酢を調味料として料理のなかでとるといいでしょう。

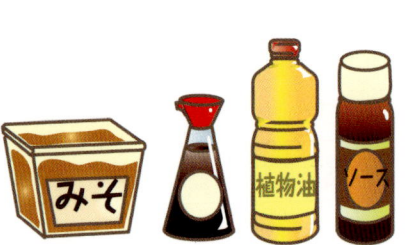

基本知識

## ●調味料や油の塩分量とエネルギー量●

| 名称 | 分量(小さじ1) 重量(g) | 分量(小さじ1) 塩分(g) | 分量(小さじ1) エネルギー量(kcal) |
|---|---|---|---|
| 食塩 | 6 | 6.0 | 0 |
| しょうゆ(濃い口) | 6 | 0.9 | 4 |
| しょうゆ(薄口) | 6 | 1.0 | 3 |
| みそ | 6 | 0.8 | 12 |
| 甘みそ | 6 | 0.4 | 13 |
| みりん | 6 | 0 | 14 |
| 酢 | 5 | 0 | 1 |
| めんつゆ(3倍濃縮) | 6 | 0.6 | 6 |
| だしの素(顆粒) | 2 | 0.8 | 4 |

| 名称 | 分量(小さじ1) 重量(g) | 分量(小さじ1) 塩分(g) | 分量(小さじ1) エネルギー量(kcal) |
|---|---|---|---|
| ウスターソース | 6 | 0.5 | 7 |
| 中濃ソース | 6 | 0.4 | 8 |
| トマトケチャップ | 5 | 0.2 | 6 |
| オイスターソース | 6 | 0.7 | 6 |
| 豆板醤 | 6 | 1.1 | 4 |
| マヨネーズ(全卵) | 4 | 0.1 | 27 |
| 植物油 | 4 | 0 | 37 |
| 有塩バター | 4 | 0.1 | 30 |
| マーガリン | 4 | 0.1 | 30 |

文部科学省「五訂増補日本食品標準成分表」をもとに作成

## ●加工食品の塩分量●

| 名称 | 目安量(分量・g) | 塩分(g) |
|---|---|---|
| 食パン | 6枚切り1枚(60) | 0.8 |
| ロースハム | 1枚(10) | 0.3 |
| ウィンナー | 1本(20) | 0.4 |
| ベーコン | 1枚(20) | 0.4 |
| 塩鮭 | 1切れ(100g) | 1.8 |
| イクラ | 大さじ1(10) | 0.2 |
| たらこ | 1/2腹(25) | 1.2 |
| あじの干物 | 小1枚(60) | 1.0 |
| 焼きちくわ | 小1本(30) | 0.6 |
| さつま揚げ | 小1枚(30) | 0.6 |
| はんぺん | 中1枚(100) | 1.5 |

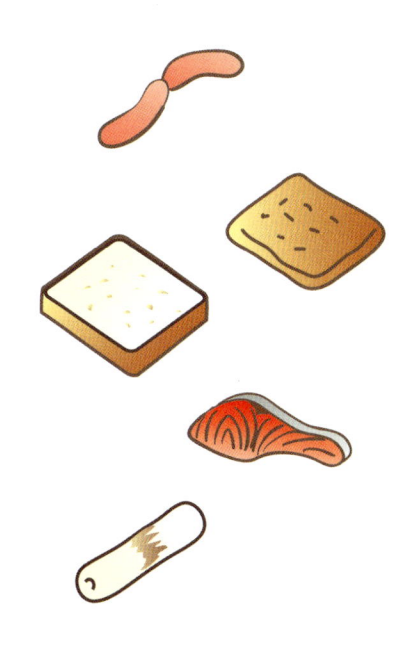

文部科学省「五訂増補日本食品標準成分表」をもとに作成

# 食物繊維は食事療法の強い味方

## 糖質の吸収を緩やかにし食後血糖値の急激な上昇を抑える

糖尿病の食事療法において、食物繊維が大きな力を発揮します。食物繊維は「第6の栄養素」といわれるほど、とても重要な栄養素です。

糖尿病のひとつの特徴は、食後血糖値が急激に上がり、なかなか低下しないことです。これは、インスリンの分泌量が少なかったり、作用が低下していたりするためです。食物繊維は、胃の中で食物に付着し、胃腸での糖質の吸収を緩やかにします。その結果、食後血糖値の急激な上昇を防いでくれます。

食物繊維は、主に植物の細胞の構成成分として存在し、水に溶ける水溶性食物繊維と、水に溶けない不溶性食物繊維があります。

主に海藻や果物、こんにゃくなどに多く含まれる水溶性食物繊維は、糖質の吸収を緩やかにするばかりでなく、コレステロールやナトリウム（食塩の主成分）の吸収を阻害して、体外に排出する働きがあります。その結果、血液中のコレステロール値を下げ、血圧の上昇を防いで安定させます。

一方、不溶性食物繊維は、主に豆類やいも類、根菜類などに多く含まれていて、便をやわらかくしたり、腸壁を刺激して腸の運動をよくして、便秘を解消してくれます。

このほかにも、食物繊維の多い食品は、噛む回数が増え、だ液の分泌を促し、胃に長い時間留まるので満腹感を得やすく、食べすぎ防止につながります。また、腸内のビフィズス菌などの有用菌を増やしたり、有害物質を便とともに体外に排出して、腸内環境を整えてくれます。

## 食生活の欧米化にともない食物繊維の摂取量が減少

このように、糖尿病ばかりでなく、高血圧や脂質異常症といった生活習慣病の改善にも威力を発揮する食物繊維ですが、食生活が欧米化するにつれて、動物性脂肪の摂取が増加する一方、穀類や豆類、いも類など、食物繊維を多く含む食品の摂取が減少しています。

1日に20〜25gとることが理想といわれていますが、厚生労働省「平成19年国民健康・栄養調査結果」によると、20歳以上の成人の食物繊維摂取量は1日に15.2gと少ない状態です。食物繊維をとる食事を心がけましょう。

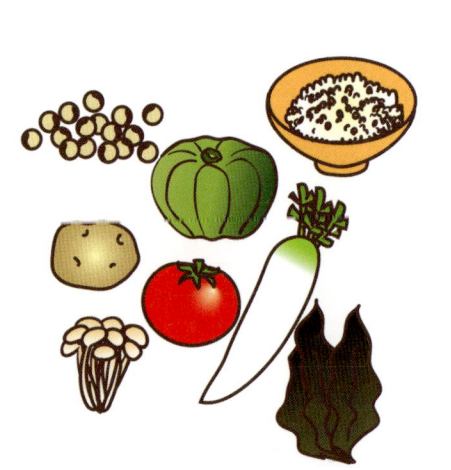

**基本知識**

# 有酸素運動で血糖コントロール

## 有酸素運動を続けることで血糖値が上がりにくくなる

日常的な運動は、食事療法と並んで治療の大事な要素です。からだを動かすとブドウ糖が筋肉に取り込まれて血糖値を下げ、血糖コントロールを良好にします。これを運動の急性効果といいます。

血糖コントロールに効果的なのは、体内に酸素を取り込んで、長い時間行うことのできる有酸素運動です。有酸素運動には、ウォーキング、ジョギング、スイミング、サイクリングなどがありますが、いつでも、どこでも気軽にでき、比較的腰やひざなどへの負担の少ないウォーキングがおすすめです。

肩の力を抜いて背すじを伸ばし、おなかとお尻を少し引き締め、あごを引いて4、5m先の地面に視線をおきます。ひじは90度近くに曲げて後ろに大きく振ります。かかとから着地してつま先で地面をけるようにして、普段歩くときより歩幅を大きく取ります。

筋力を保持し、良好な血糖コントロールのためには、できれば毎日、少なくとも週に3日、1日合計で30分も歩くようにします。忙しくて1回にまとめて30分も歩けない人は、10分のウォーキングを1日3回でもかまいません。

ただし、すでに合併症がある人は、運動することでかえって悪化することがあります。運動をするときは、まず主治医に相談して指導を受けてください。

ひざに痛みのある人や、太っていて歩いたり走ったりすると腰やひざに大きな負担がかかる人は、水中ウォーキングをおすすめします。水の中では浮力が働くので、歩いても腰やひざにかかる負担が少なくてすみます。

運動には、急性効果のほかに慢性効果があります。慢性効果とは、運動することでインスリンの作用が改善し、血糖値を上げにくくして安定させることです。

## 血糖値の上昇に関係するストレスを運動で解消

こうした運動をすると、血糖値が安定するばかりでなく、ストレス解消にもなります。ストレスは血圧を上昇させるばかりでなく、血糖値の上昇の原因にもなっています。ストレスを受けると脳下垂体という部位から副腎皮質刺激ホルモンが分泌されることによって、副腎からアドレナリンやコルチゾールというホルモンが分泌されます。

ストレスがかかると血圧が上がるのはアドレナリンの作用ですが、同時に、筋肉にブドウ糖が取り込まれるのを抑制したり、インスリン分泌を抑える作用があります。また、コルチゾールには、血糖値を上げる働きがあるのです。

さらに、ストレスを解消するために暴飲暴食をして肥満したり、ストレスによって不安障害や神経症といった心の病気になると、血糖値が上がりやすくなることがわかっています。

自分なりのストレス解消法をもつことをおすすめします。ウォーキングのような有酸素運動は、良好な血糖コントロールとストレス解消に一石二鳥です。

里いものそぼろ煮 ……………… 47
しいたけつくね ………………… 43
ハンバーグ ……………………… 130
ピリ辛肉そぼろの野菜巻き … 46
麻婆豆腐 ………………………… 137

## ● 魚介

### たら
たらのピカタ …………………… 54
たらのピリ辛煮 ………………… 56
たらのポン酢漬け ……………… 55
たらのわかめあんかけ ………… 57

### 鮭
鮭とキャベツの
　さっぱり蒸し ………………… 50
鮭の塩ねぎ煮 …………………… 51
鮭のハーフフライ ……………… 139
鮭のみそ焼き …………………… 48
鮭のみぞれ煮 …………………… 52

### さば
さばのみそかけ ………………… 138

### えび、あさり
えびと水菜のパスタ …………… 113
蒸し鍋 …………………………… 70

### 魚介加工品
青菜とじゃこの炒り煮 ………… 23
キャベツとツナの
　コールスローサラダ ………… 17
白菜とツナの蒸し煮 …………… 77

## ● 海藻

### わかめ
たらのわかめあんかけ ………… 57
わかめと卵の炒め物 …………… 96
わかめと長いもの酢の物 ……… 19
わかめのナムル ………………… 97

### ひじき
ひじきごはん …………………… 104

### 海藻加工品
牛乳寒天のくず餅風 …………… 142
ゴーヤの塩昆布和え …………… 21

## ● 豆

### 豆
いちご大福 ……………………… 143
大豆と桜えびのチャーハン
　………………………………… 102
りんごと豆のコンポート … 144

### 豆腐
きのこ豆腐 ……………………… 60
豆腐の梅照り焼き ……………… 58
豆腐の卵とじ …………………… 61
麻婆豆腐 ………………………… 137

### 厚揚げ、油揚げ
厚揚げとチンゲン菜の
　オイスターソース炒め ……… 62
厚揚げと野菜の煮物 …………… 79
小松菜の蒸し煮 ………………… 74

### 納豆
アボカド納豆 …………………… 63
モロヘイヤ納豆そば …………… 121

## ● 卵・牛乳

### 卵
かき玉スープ …………………… 126
豆腐の卵とじ …………………… 61
わかめと卵の炒め物 …………… 96
わかめと玉ねぎの卵とじ …… 94

### 牛乳
牛乳寒天のくず餅風 …………… 142

## ● ごはん・パン・めん

### ごはん
カレーライス …………………… 132
きのこごはん …………………… 92
きんぴらごはん ………………… 84
クッパ …………………………… 105
大豆と桜えびのチャーハン
　………………………………… 102
ひじきごはん …………………… 104

### パン
キャベツハムサンド …………… 108
ゴーヤバーガー ………………… 109
玉ねぎたっぷりのツナトースト
　………………………………… 106

### めん
梅とろろそば …………………… 118
えびと水菜のパスタ …………… 113
そばサラダ ……………………… 120
トマトとツナのパスタ ………… 112
ナポリタン ……………………… 110
肉うどん ………………………… 114
ほうとう風うどん ……………… 117
ミートソーススパゲッティー
　………………………………… 133
モロヘイヤ納豆そば　121
野菜たっぷり焼きうどん
　………………………………… 116

## ● 果物
アボカド納豆 …………………… 63
いちご大福 ……………………… 143
りんごと豆のコンポート
　………………………………… 144

## ● 嗜好飲料
コーヒーゼリー ………………… 145

## 食材別さくいん

### ● 野菜

#### 根菜
- 厚揚げと野菜の煮物 …… 79
- 彩り野菜スープ …… 124
- かぶの甘酢漬け …… 20
- きんぴらごはん …… 84
- ごぼうとひき肉の柳川 …… 82
- ごぼうつくね …… 85
- そばサラダ …… 120
- 大根の梅サラダ …… 18
- れんこんのきんぴら …… 22

#### 葉菜
- 青菜のみそ汁 …… 127
- 青菜とじゃこの炒り煮 …… 23
- 厚揚げとチンゲン菜のオイスターソース炒め …… 62
- 甘酢炒め …… 30
- 薄切り肉のポークチャップ …… 41
- キャベツとツナのコールスローサラダ …… 17
- キャベツの豚肉巻き …… 38
- キャベツハムサンド …… 108
- クッパ …… 105
- 小松菜の蒸し煮 …… 74
- 鮭とキャベツのさっぱり蒸し …… 50
- 鮭の塩ねぎ煮 …… 51
- 玉ねぎたっぷりのツナトースト …… 106
- 長ねぎと豚肉の重ね煮 …… 42
- 玉ねぎのさっと炒め …… 26
- 鶏胸肉とキャベツのみそ炒め …… 32
- 長ねぎの七味焼き …… 27
- 白菜とツナの蒸し煮 …… 77
- フライパン蒸しサラダ …… 72
- 水菜のサラダ …… 16
- 蒸し鍋 …… 70
- 蒸しレタス …… 25
- モロヘイヤ納豆そば …… 121
- 野菜たっぷり焼きうどん …… 116
- ゆで豚とキャベツのピリ辛和え …… 40
- わかめと玉ねぎの卵とじ …… 94
- わかめのナムル …… 97

#### 果菜
- かき玉スープ …… 126
- きのこのトマト煮 …… 90
- ゴーヤの塩昆布和え …… 21
- ゴーヤバーガー …… 109
- トマト炒め …… 34
- トマトとツナのパスタ …… 112
- 鶏胸肉の中華風マリネサラダ …… 37
- 豚しゃぶサラダ …… 66
- フライパン蒸しサラダ …… 72
- ほうとう風うどん …… 117
- ポトフ …… 78
- 焼きピーマン …… 24
- 和風ラタトゥイユ …… 76

#### 野菜加工品
- ごろごろミートボールのトマト煮 …… 44
- ピリ辛肉そぼろの野菜巻き …… 46
- ミートソーススパゲッティー …… 133

### ● いも

#### こんにゃく
- こんにゃく入りお好み焼き …… 88
- こんにゃくときのこのおかか煮 …… 89
- こんにゃくと豚肉のねぎみそ炒め …… 86
- 豚肉のしょうが焼き …… 134

#### 里いも
- 里いものそぼろ煮 …… 47
- ゆで里いも …… 69

#### 長いも
- 梅とろろそば …… 118
- わかめと長いもの酢の物 …… 19

### ● きのこ
- 青菜のみそ汁 …… 127
- きのこごはん …… 92
- きのこ豆腐 …… 60
- きのこのスープ …… 125
- きのこのトマト煮 …… 90
- きのこの肉巻き …… 93
- こんにゃくときのこのおかか煮 …… 89
- しいたけつくね …… 43
- ナポリタン …… 110
- ハンバーグ …… 130
- ゆかり焼き …… 36

### ● 肉

#### 鶏肉
- 甘酢炒め …… 30
- 彩り野菜スープ …… 124
- クリームシチュー …… 136
- トマト炒め …… 34
- 鶏肉のあつあつ南蛮漬け …… 33
- 鶏肉とキャベツのみそ炒め …… 32
- 鶏胸肉の中華風マリネサラダ …… 37
- ポトフ …… 78
- ゆかり焼き …… 36
- レンジ蒸し鶏 …… 73

#### 豚肉
- 薄切り肉のポークチャップ …… 41
- カレーライス …… 132
- きのこの肉巻き …… 93
- キャベツの豚肉巻き …… 38
- こんにゃくと豚肉のねぎみそ炒め …… 86
- 長ねぎと豚肉の重ね煮 …… 42
- 肉うどん …… 114
- 豚しゃぶサラダ …… 66
- 豚肉のしょうが焼き …… 134
- ゆで豚 …… 68
- ゆで豚とキャベツのピリ辛和え …… 40

#### ひき肉
- ごぼうつくね …… 85
- ごぼうとひき肉の柳川 …… 82
- ごろごろミートボールのトマト煮 …… 44
- こんにゃく入りお好み焼き …… 88

● 著者略歴

## 奥薗 壽子（おくぞの・としこ）

家庭料理研究家　京都出身。
繰り返し食べてもあきない家庭料理に魅せられ、「料理は楽しくシンプルに」をモットーに、いらない手間を省いたおいしい"ラクうま"料理を提唱。世の台所から絶大な支持を得ている。ズボラをキャッチフレーズにしつつも出汁をきちんと取り、野菜や乾物を有効に使う、ゴミを出さない料理家としても人気。朝日放送『たけしの本当は怖い家庭の医学』『みんなの家庭の医学』では、簡単で質の高い健康レシピを披露し、家庭料理が健康を支える大切さを発信している。

「基本知識」（146Pから165P）執筆

## 相磯 嘉孝（あいそ・よしたか）

糖尿病専門クリニック・あいそ内科院長。
京都府立医科大学卒業。東京都立豊島病院内科医長（糖尿病）を経て、1993年に糖尿病専門クリニック・あいそ内科を開設。現在、日本糖尿病学会認定医・研修指導医、日本糖尿病学会功労評議員、東京都糖尿病協会理事。著作・監修に『徹底図解　新版糖尿病』（法研）『名医の図解　糖尿病に克つ生活読本』（主婦と生活社）『おいしい！簡単！　毎日の糖尿病レシピ』（ナツメ社）など多数。

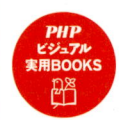

**PHPビジュアル実用BOOKS**

※参考文献
『塩分早わかり』『コレステロール・食物繊維早わかり』
『五訂増補食品成分表 2010 資料編』
（以上、女子栄養大学出版部）

---

### 奥薗壽子の超かんたん！糖尿病ごはん［激うま］レッスン

2010年3月4日　第1版第1刷発行
2016年4月18日　第1版第17刷発行

著　　者―――奥薗　壽子
　　　　　　　相磯　嘉孝
発　行　者―――安藤　卓
発　行　所―――株式会社PHP研究所
　　　　　京都本部　〒601-8411　京都市南区西九条北ノ内町11
　　　　　文芸教養出版部
　　　　　生活文化課　☎075-681-9149（編集）
　　　　　東京本部　〒135-8137　江東区豊洲5-6-52
　　　　　普及一部　☎03-3520-9630（販売）
PHP INTERFACE–http://www.php.co.jp/
印刷・製本所―――凸版印刷株式会社

©Toshiko Okuzono, Yoshitaka Aiso 2010 Printed in Japan
ISBN978-4-569-77514-2
※本書の無断複製（コピー・スキャン・デジタル化等）は著作権法で認められた場合を除き、禁じられています。また、本書を代行業者等に依頼してスキャンやデジタル化することは、いかなる場合でも認められておりません。
※落丁・乱丁本の場合は弊社制作管理部（☎03-3520-9626）へご連絡下さい。送料弊社負担にてお取り替えいたします。

---

◎装幀…………近江デザイン事務所
◎ロゴ制作……藤田大督
◎本文デザイン……志摩祐子、西村絵美（レゾナ）
◎撮影…………浦田圭子
◎スタイリング……志摩祐子（レゾナ）
◎イラスト……さのまきこ、小林裕美子
◎栄養価計算……金丸絵里加
◎栄養指導（146Pから165P）…江田美幸
◎編集協力……宍戸幸夫
　　　　　　　（トゥー・ワン・エディターズ）